W0271079

LA MÉTHODE

Montignac

illustrée

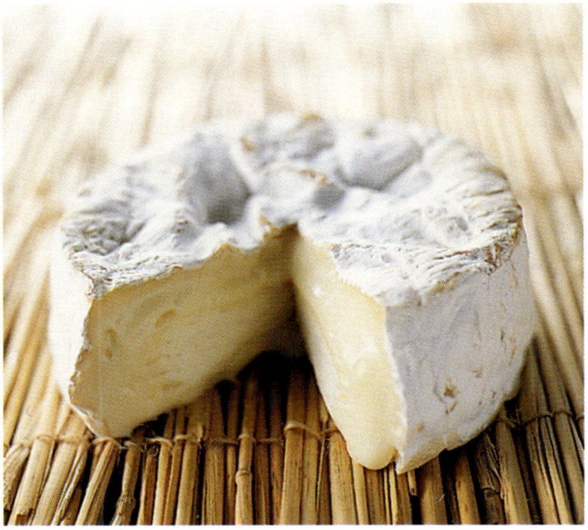

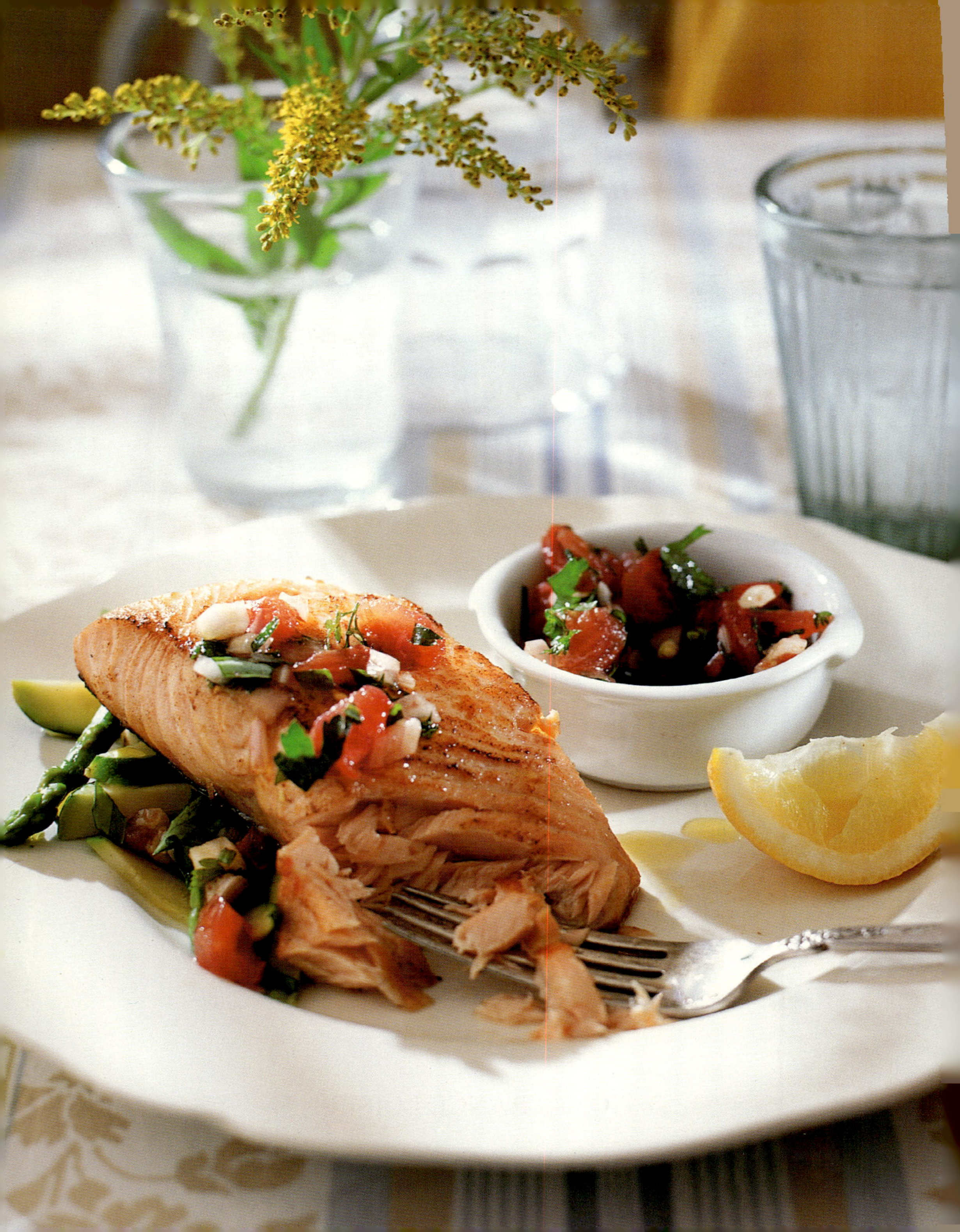

LA MÉTHODE Montignac illustrée

Michel Montignac

Pour obtenir des informations
complémentaires sur la méthode
Montignac, visitez le site Internet
www.montignac.com

ÉDITIONS FRANCE LOISIRS

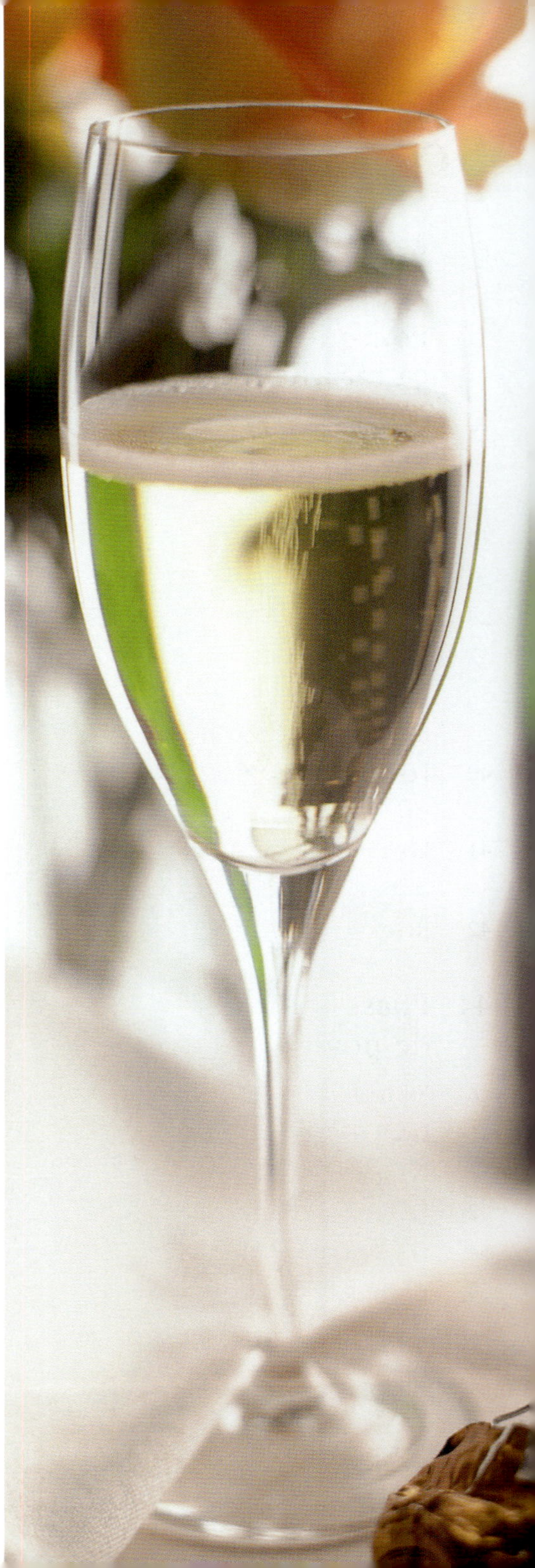

Titre original de l'ouvrage : *The Montignac Diet*

Traduction-adaptation :
Michel Montignac

Mise en pages de la présente édition :
Claude-Olivier Four

Édition du Club France Loisirs, Paris
Avec l'autorisaion des Éditions Flammarion

Éditions France Loisirs
123, bd de Grenelle, Paris
www.franceloisirs.com

ISBN : 978-2-298-00445-8
N° Édition : 48867
Dépôt légal : février 2006

Achevé d'imprimer en France
par Pollina, juillet 2007 - n° L43611

Sommaire

Avant-propos

En 1986, lorsque j'ai publié mon premier livre, l'amaigrissement n'était encore qu'une préoccupation d'ordre esthétique.

Une décennie plus tard, en 1997, l'OMS (l'Organisation mondiale de la santé) tirait le signal d'alarme en décrétant officiellement que l'obésité était devenue un facteur de risque majeur pour la santé, et que, dans la mesure où son développement était de nature épidémique dans tous les pays du monde, son éradication devait devenir un objectif de santé publique.

Les nutritionnistes s'étaient pourtant largement préoccupés du problème depuis un demi-siècle. Ils avaient même réussi à développer un sentiment de culpabilité dans les populations concernées en faisant croire que, si nous étions de plus en plus gros, c'était parce que nous mangions trop (en calories), notamment trop de graisses, et que nous ne faisions pas assez d'exercice.

Pourtant, toutes les études épidémiologiques publiées ces dernières années nous démontrent exactement le contraire. Elles révèlent en effet que, depuis 1960, toutes les populations des pays occidentaux ont diminué leurs apports caloriques de 25 à 35 %, alors que paradoxalement, pendant la même période, l'obésité a été multipliée par 400 %. Contrairement à ce que l'on avait cru, le facteur énergétique n'était donc pas déterminant dans la prise de poids.

Plusieurs centaines d'études publiées depuis vingt-cinq ans indiquent en fait que ce sont les hormones, beaucoup plus que les calories, qui sont au cœur du phénomène de l'obésité.

La véritable cause fonctionnelle de la prise de poids est en réalité l'hyperinsulinisme, une sécrétion excessive d'insuline, l'une des hormones clés du métabolisme. Mais ce problème n'est que l'ultime étape d'une succession de réactions métaboliques en chaîne, induite à l'origine par la consommation de certains aliments, et principalement les glucides à index glycémique élevé.

Depuis un peu moins d'un siècle, le « paysage nutritionnel » de nos sociétés occidentales a considérablement changé. D'abord, de nouveaux aliments, pour la plupart raffinés, inconnus de nos ancêtres, ont été progressivement et insidieusement introduits dans notre alimentation

À droite : *avec la méthode Montignac, vous pouvez maigrir tout en continuant à manger du fromage et à boire du vin.*

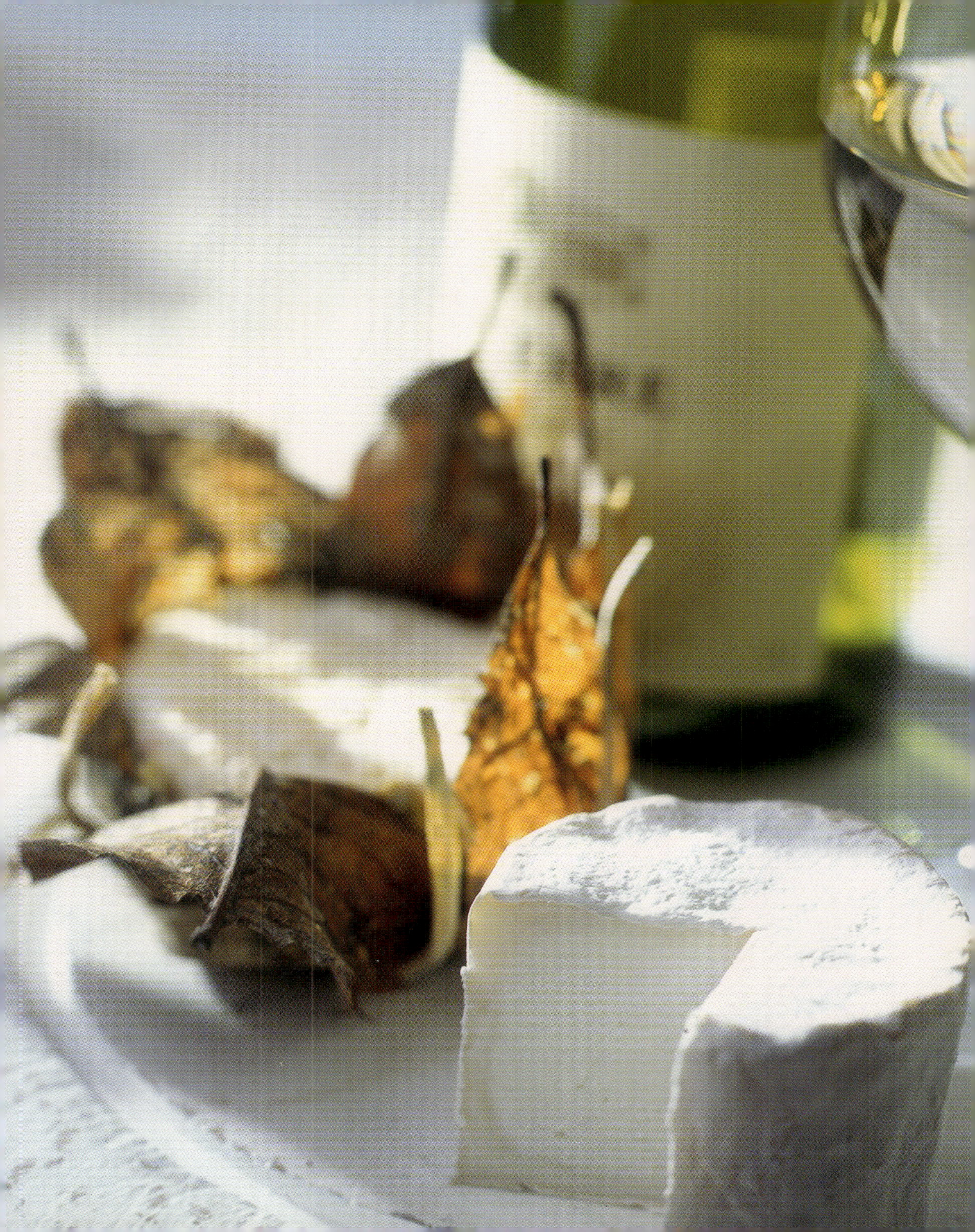

quotidienne, au point de constituer l'essentiel de nos habitudes alimentaires. Et puis, l'industrialisation des productions agricoles, comme tous les processus industriels de transformation, de conservation et de conditionnement des aliments a considérablement détérioré la qualité nutritionnelle de ce que nous mangeons.

Or c'est la nature de l'aliment (au sens physico-chimique du terme) qui est responsable du devenir métabolique de son contenu énergétique. Soit ce dernier est brûlé, soit il est mis en réserve sous forme de graisse.

De nombreux aliments que nous consommons aujourd'hui stimulent de manière préférentielle les processus métaboliques du stockage au détriment du brûlage. D'où une plus grande propension à prendre du poids malgré la diminution des apports énergétiques.

Ce phénomène concerne plus particulièrement les glucides, dont le choix se révèle déterminant dans la prévention de la prise de poids.

Malheureusement, les professionnels de la nutrition continuent à entretenir des idées fausses sur cette catégorie alimentaire, notamment à propos de la distinction entre « sucres lents » et « sucres rapides », dont il a pourtant été démontré depuis un quart de siècle qu'elle ne correspondait à aucune réalité physiologique. De même, nous savons que la classification entre « glucides simples » et « glucides complexes » est sans intérêt aucun sur le plan métabolique.

Le seul critère qui permette de faire une distinction correcte sur le plan métabolique entre les différents glucides, c'est celui de l'index glycémique. C'est en réalité une notion connue depuis plus de vingt-cinq ans dont les fondements scientifiques ont été largement confirmés par des centaines d'études.

> « Le seul critère qui permet de distinguer les glucides sur le plan métabolique, c'est celui de l'index glycémique. »

J'ai eu personnellement l'opportunité de découvrir ce concept auprès de chercheurs en diabétologie américains au début des années 1980 alors que ces derniers avaient beaucoup de mal à le faire admettre dans leur domaine, où il est d'ailleurs resté, depuis, injustement marginalisé.

Mon idée à l'époque fut de l'utiliser dans l'amaigrissement. Le résultat de mes expérimentations (entre autres sur moi-même) se révéla tout à fait exceptionnel, au point que ce concept constitua le principe fondateur de ma méthode nutritionnelle.

C'est ainsi que j'eus l'honneur d'être le premier au monde à proposer le concept des index glycémiques dans l'amaigrissement. De nombreux auteurs de livres de régimes, notamment anglo-saxons, s'en sont depuis largement inspirés mais contribuèrent trop souvent à diffuser des informations déformées, peu crédibles aux yeux d'une communauté scientifique toujours sceptique par nature.

Pendant de nombreuses décennies, ceux qui avaient des kilos en trop ont réduit leurs apports caloriques et supprimé les graisses. Devant l'échec avéré de cette approche restrictive, des leaders d'opinion se sont alors cru obligés, en s'inspirant de la théorie du docteur Atkins, de proposer des régimes dépourvus de glucides, passant ainsi d'un extrême à l'autre.

Mais ces nouveaux régimes, déséquilibrés par nature, entraînent une rapide lassitude. Plus encore, ils se révèlent dangereux en augmentant les facteurs de risques cardiovasculaires. C'est pourquoi il convient de reconnaître que la méthode Montignac est le seul régime qui soit à la fois non restrictif et parfaitement équilibré.

Il consiste en effet à choisir dans chacune des catégories alimentaires les bons glucides, les bonnes graisses et les bonnes protéines.

L'objet de ce livre est de donner à tous ceux qui ont un problème de surcharge pondérale une information simple et objective sur un concept nutritionnel original qui a depuis vingt ans largement prouvé son efficacité, en France comme dans plus d'une quarantaine de pays où la méthode Montignac est devenue un grand succès. Cette méthode est d'autant plus crédible que ses fondements ont été scientifiquement validés et que tous les travaux publiés ces dernières années n'ont fait que confirmer les hypothèses de départ. Sa présentation illustrée et volontairement ludique contribue à en faciliter la compréhension.

Je vous en souhaite donc une agréable découverte.

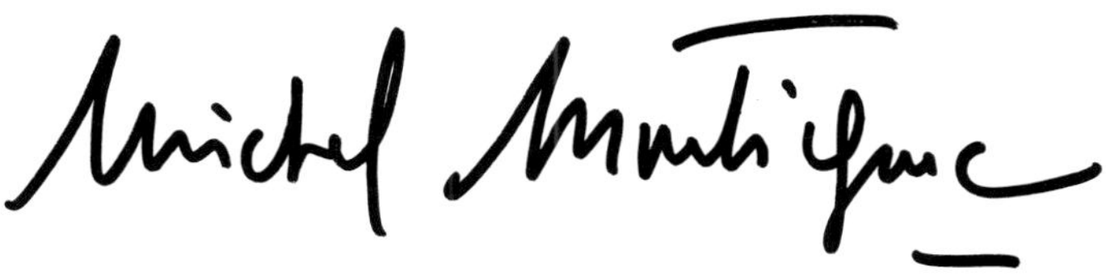

« La méthode Montignac est le seul programme d'amaigrissement qui soit à la fois non restrictif et parfaitement équilibré... »

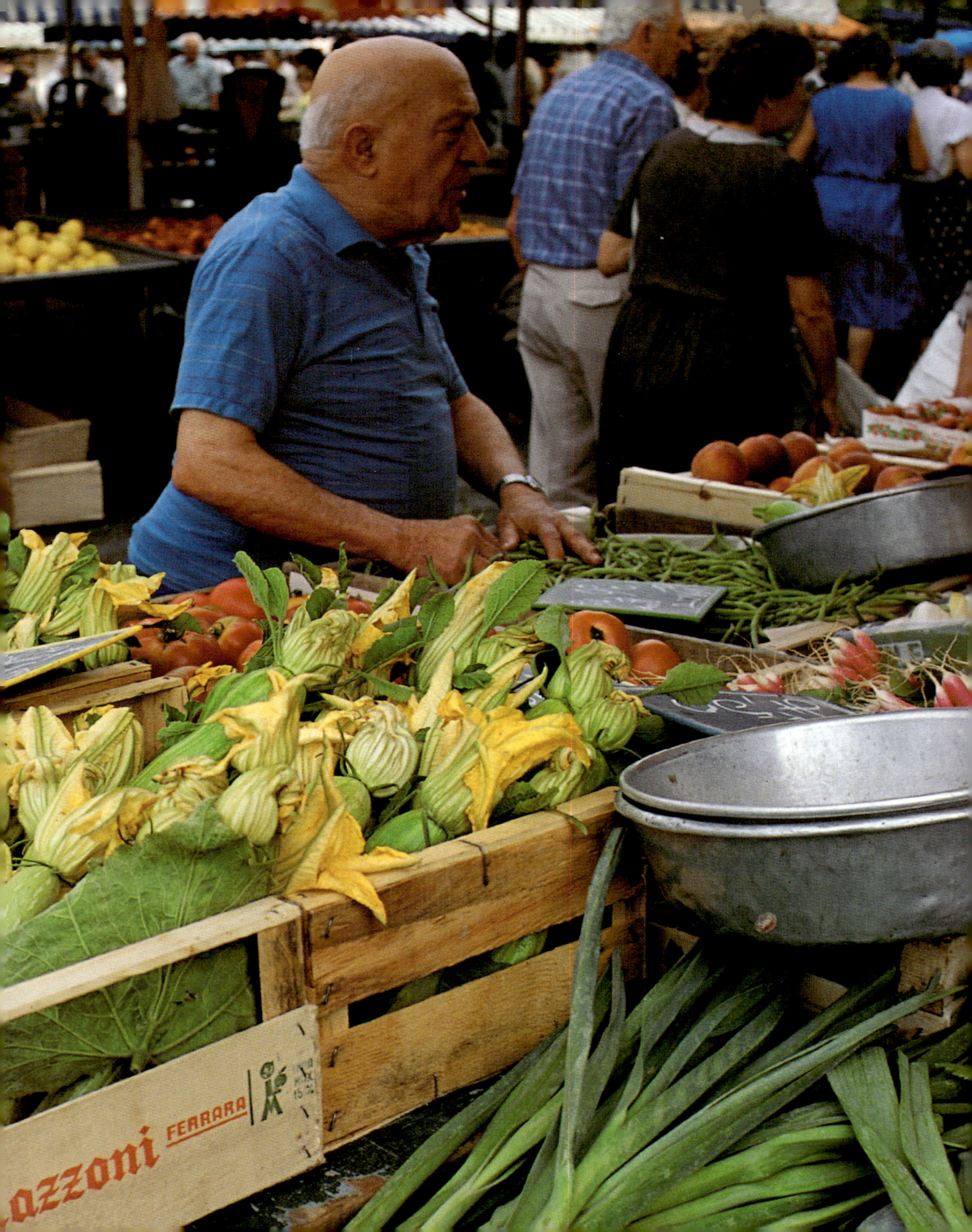
FERRARA

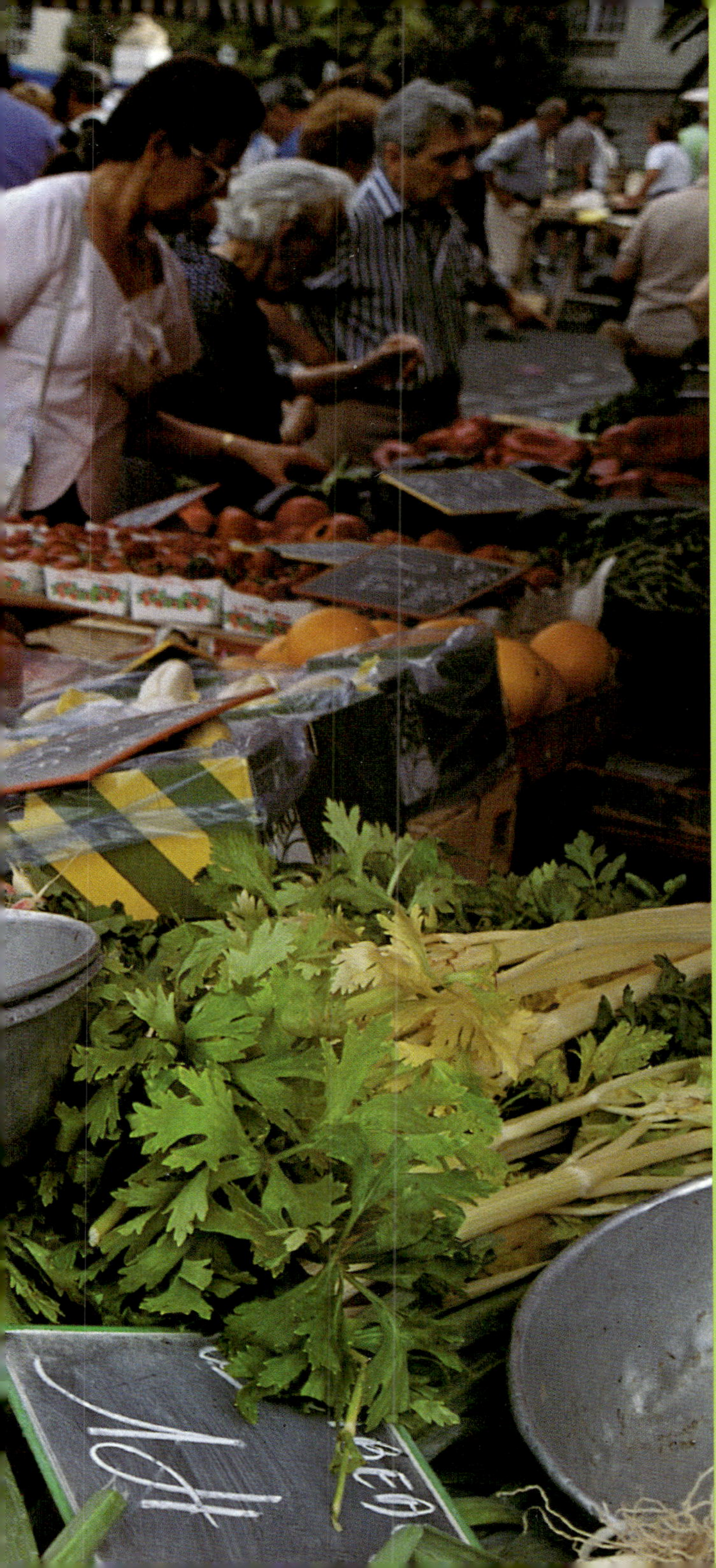

POURQUOI ÇA MARCHE?

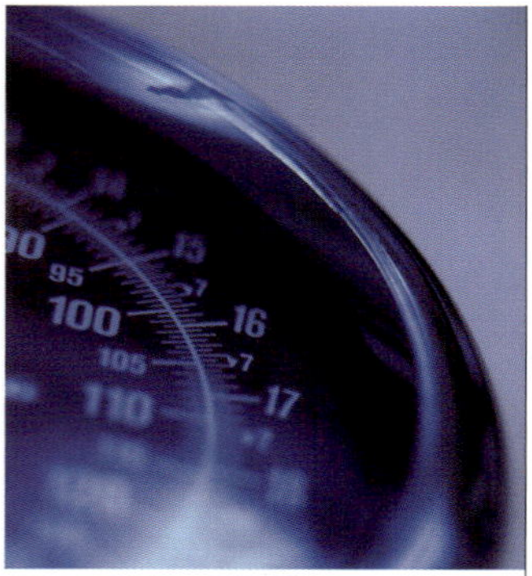

Le mythe des calories

L'approche hypocalorique des régimes est fondée sur un modèle simpliste qui ignore la complexité du métabolisme humain. Non seulement il est inefficace, mais il est surtout dangereux pour la santé. Regardez autour de vous et vous constaterez que ce sont toujours ceux qui comptent avec acharnement les calories qui n'arrêtent pas de grossir.

L'EFFET YO-YO

L'effet yo-yo, c'est la spirale infernale dans laquelle se trouve piégée toute personne qui suit un régime hypocalorique. La réduction des apports caloriques se traduit d'abord par une perte de poids. Mais dès l'arrêt du régime, lorsque les apports caloriques sont rétablis normalement, il se produit une reprise du poids. Ce nouveau gain de poids est très souvent supérieur au poids perdu précédemment. Un nouveau régime restrictif se traduira par un nouvel amaigrissement, suivi par une nouvelle prise de poids à l'arrêt du régime.
L'effet yo-yo est en fait la conséquence d'une diminution du métabolisme basal (dépense énergétique de repos) du fait de la réduction des apports caloriques.

LA MÉTAPHORE DE LA CHAUDIÈRE

Pour expliquer le fonctionnement calorique de l'organisme, les nutritionnistes ont naïvement donné l'exemple de la chaudière : si les apports énergétiques sont supérieurs à la dépense, tout n'est pas « brûlé ». L'excédent est alors mis en réserve et le sujet grossit. C'est le principe de l'équilibre énergétique. Toutes les calories qui sont dans l'assiette doivent être brûlées, sinon, elles sont stockées sous forme de graisses de réserve. Alors comment expliquer que la plupart des obèses grossissent en mangeant moins ?

L'INSTINCT DE SURVIE

Le suivi d'un régime hypocalorique se traduit généralement, dans un premier temps, par une perte de poids. Si le corps, habitué à recevoir une certaine quantité de nourriture, en est subitement privé, il compensera en puisant dans ses réserves. Mais cette perte de poids sera très éphémère. Rapidement, l'organisme, sous l'impulsion de son instinct de survie, modifiera son rendement énergétique en ajustant ses besoins caloriques aux nouveaux apports. L'amaigrissement est ainsi interrompu.

Mais dans un troisième temps, l'organisme n'aura de cesse que ne soient reconstituées ses réserves. Pour cela, il modifiera à nouveau son rendement énergétique de manière à réduire encore sa consommation calorique pour le même apport. Et c'est ainsi que, paradoxalement, le sujet grossira alors qu'il mange moins (voir schéma ci-contre).

UN PHÉNOMÈNE CULTUREL

Le concept de l'équilibre énergétique, et son corollaire le régime hypocalorique, ont fait l'objet d'une telle promotion depuis plus d'un demi-siècle dans les pays occidentaux qu'ils relèvent désormais du phénomène culturel. Le régime hypocalorique a même été institutionnalisé à tous les niveaux de la société. Il est au programme des études de médecine et constitue la base de l'enseignement dans les écoles de diététique. Mais il est surtout l'un des principaux fonds de commerce de l'industrie alimentaire qui en fait ses «choux gras» dans le secteur des allégés comme dans celui des édulcorants de synthèse. C'est pourquoi, malgré un constat d'échec avéré et des remises en cause scientifiquement étayées par des sommités comme le professeur Walter Willett de l'école de médecine de Harvard, la majorité des professionnels de la nutrition persistent et signent.

« Ce sont toujours ceux qui comptent avec acharnement les calories qui n'arrêtent pas de grossir. »

Le martyre de l'obèse

Ce graphique montre l'histoire d'une personne dont l'apport calorique journalier est de 2 800 kcal. Avant le premier régime, son poids était stabilisé à 100 kg. Comme vous le constatez, à chaque fois qu'elle entreprend un régime hypocalorique elle franchit trois étapes : une perte de poids, une stabilisation et une reprise de poids. Mais au fur et à mesure des régimes successifs, la perte est moindre et la stabilisation, comme la reprise, est plus rapide. Au final, l'obèse se retrouve avec un poids de 110 kg pour une alimentation inférieure à 1 000 kcal.

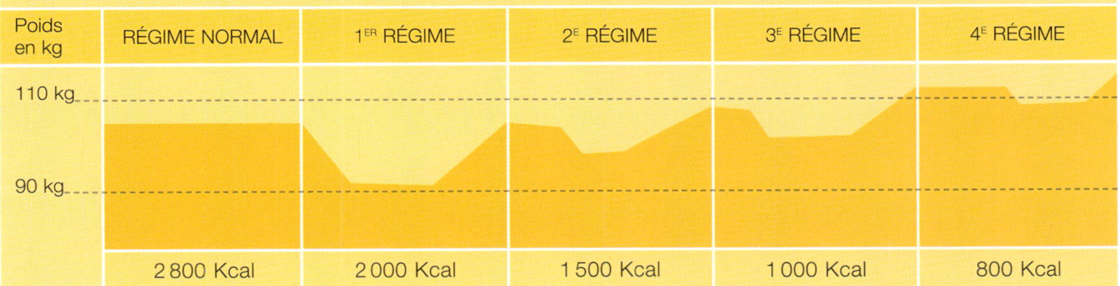

Quelle est l'origine de la prise de poids ?

On ne grossit pas parce qu'on mange trop mais parce qu'on mange mal !
Et ces mauvaises habitudes alimentaires ne sont pas seulement à l'origine de l'obésité. Elles sont aussi souvent la cause du diabète et de certaines maladies cardiovasculaires.

LA « GLUCIDE CONNECTION »

Dans la bataille pour le poids, les glucides sont particulièrement en cause. C'est pourquoi nous parlerons surtout dans ce livre du rôle de cette catégorie alimentaire.

Les glucides ou hydrates de carbone sont aussi ce qu'on appelle plus communément les « sucres ». (Pour en savoir plus sur les glucides, voir p. 32-37.)

L'insuline, une hormone sécrétée par le pancréas, joue un rôle essentiel dans le métabolisme des glucides.

Au cours de la digestion, les sucres et les amidons des glucides sont transformés en glucose. Puis ce glucose traverse la barrière intestinale pour apparaître dans le sang et ainsi élever la glycémie. La glycémie, c'est donc la quantité de « sucre » que l'on a dans le sang. À jeun, le matin, elle est environ de 1 g par litre de sang (1 g/l). Après le repas, elle augmente en fonction de la nature des glucides qui ont été consommés.

Cette élévation de la glycémie déclenche alors une sécrétion d'insuline qui aura pour effet de chasser le « sucre » excédentaire (glucose) du sang pour le stocker dans les tissus musculaires et le foie (glycogène), constituant ainsi une réserve de carburant.

Au cours de la journée, et particulièrement entre les repas ou durant la nuit, le contenu en « sucre » (glucose) du sang s'épuise du fait des besoins de l'organisme. Le pancréas sécrète alors une autre hormone, le glucagon, dont la mission est de maintenir le niveau de « sucre » du sang en allant puiser dans les réserves.

« On ne grossit pas parce qu'on mange trop, mais parce qu'on mange mal. »

Le cycle hypo-hyperglycémique

Un glucide qui entraîne une forte élévation de la glycémie (sucre/glucose dans le sang) est dit « hyperglycémiant ».
Quand on consomme un glucide hyperglycémiant, il se produit donc une hyperglycémie, laquelle déclenche une sécrétion d'insuline en rapport. Or plus cette dernière est importante, plus elle a tendance à faire tomber la glycémie d'une manière excessive, au point que l'on se retrouve en hypoglycémie, c'est-à-dire au-dessous du niveau plancher de 1 g/l.
Or cette hypoglycémie que l'on appelle « réactionnelle » se manifeste par des symptômes assez désagréables tels que la fatigue (coup de pompe), la mauvaise humeur et surtout la faim. Cette fringale qui est principalement un besoin de sucre se traduit le plus souvent par le grignotage d'aliments hyperglycémiants. Et c'est ainsi que l'on fait repartir le cycle hyper-hypo.

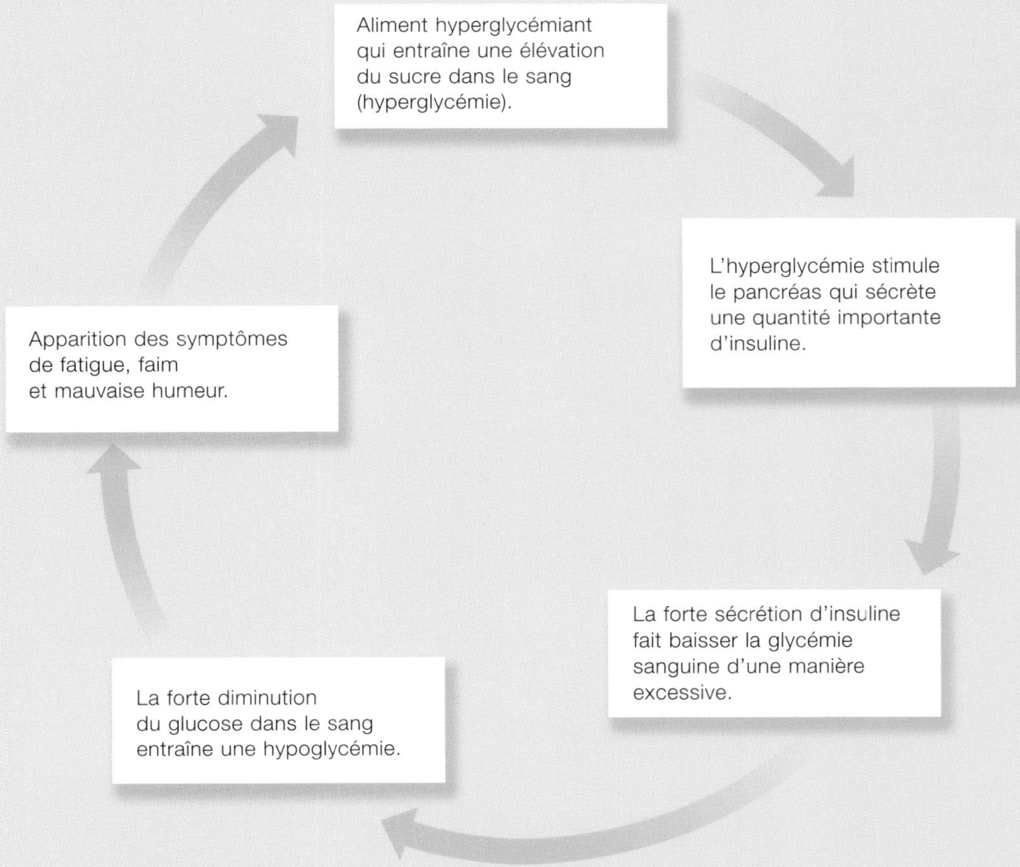

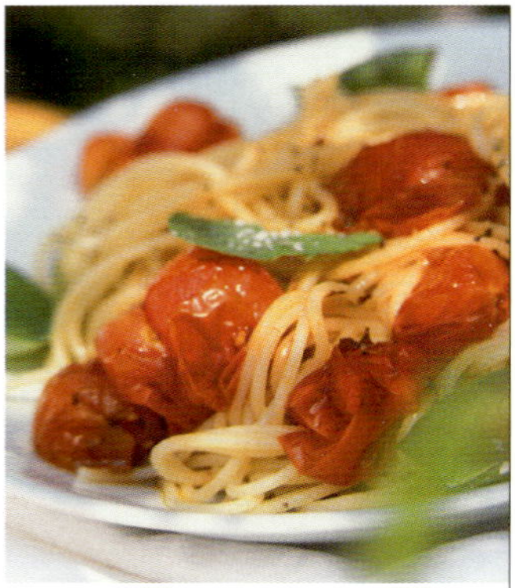

LES PÂTES

Selon la nature de la farine avec laquelle elles ont été faites et selon leur mode de cuisson, les pâtes peuvent être hyperglycémiantes ou au contraire très peu glycémiantes. Afin d'éviter une hyperglycémie en les consommant, apprenez donc à faire le bon choix (voir p. 64-65).

COMMENT LE SYSTÈME MÉTABOLIQUE SE DÉTRAQUE-T-IL ?

Comme nous l'avons vu, la consommation d'un glucide entraîne une élévation de la glycémie (sucre/glucose dans le sang). Le pancréas sécrète alors de l'insuline pour rétablir la glycémie à son niveau normal. Mais quand nous mangeons un glucide hyperglycémiant (voir p. 18-21), il se produit une forte élévation de la glycémie, suivie d'une forte sécrétion d'insuline destinée à ramener la glycémie à son niveau normal. Dans ce cas, le glucose disponible est supérieur au besoin en glycogène. Tout excédent est alors transformé en graisse et stocké comme telle.

De plus, comme nous l'avons vu précédemment, une hyperglycémie entraîne une hypoglycémie réactionnelle. D'où une forte sensation de faim que le sujet s'empresse de satisfaire en mangeant un aliment hyperglycémiant.

Et c'est ainsi qu'est enclenché le cercle vicieux (voir p. 15).

Mais du fait des hyperglycémies successives, le pancréas qui est anormalement sollicité se met à fabriquer plus d'insuline qu'il n'en faut. Il souffre alors de ce que l'on appelle **l'hyperinsulinisme**. En d'autres termes, faire de l'hyperinsulinisme, c'est avoir un pancréas qui sécrète de l'insuline d'une manière disproportionnée par rapport à l'importance de la glycémie.

OBÉSITÉ ET HYPERINSULINISME

Le fait d'être mince indique, pour une personne, que son pancréas est capable de sécréter le montant exact d'insuline nécessaire pour ramener la glycémie à son niveau normal après la consommation d'un aliment hyperglycémiant.

Inversement, si une personne est en surcharge pondérale, et *a fortiori* obèse, cela suggère que son pancréas souffre d'hyperinsulinisme.

Nous connaissons tous des personnes de notre entourage qui sont minces, voire maigres, alors qu'elles consomment en permanence des aliments hyperglycémiants. C'est tout simplement parce qu'elles ont la chance d'avoir un pancréas qui fonctionne parfaitement bien. Mais pour combien de temps ?

Il existe deux cas de figure.

Le premier (et le plus commun), c'est celui de l'individu qui dispose à la naissance d'un pancréas normal qui saura résister pendant de nombreuses années à une alimentation hyperglycémiante. Et puis, à l'âge de 30, 35, voire 40 ans, une certaine surcharge pondérale commence à apparaître. C'est le signe que le pancréas commence à « fatiguer ». À force d'être trop sollicité, il se met à sécréter plus d'insuline que nécessaire. Au fur et à mesure que les années passent, les kilos s'accumulent et, un jour, on fait le constat d'une obésité souvent associée à un diabète. L'hyperinsulinisme est désormais installé.

D'autres arrivent sur terre avec un pancréas déjà bien fragile pour des raisons héréditaires. Si l'un des parents est obèse (donc hyperinsulinique), 40 % des enfants risquent de le devenir. Si les deux parents sont obèses, le risque est de 80 %.

Dans les deux cas, le problème est le même, la surcharge pondérale est bien imputable à l'hyperinsulinisme. Dès lors, on comprend pourquoi suivre des régimes hypocaloriques est illusoire. Le seul moyen de maigrir, ce n'est pas de manger moins, mais de manger différemment en privilégiant les aliments peu glycémiants. Moins on sollicitera le pancréas, moins ce dernier sécrétera d'insuline. L'expérience a montré que non seulement on pourra ainsi retrouver un poids normal mais aussi que l'hyperinsulinisme chronique diminuera dans le temps. On obtient ainsi une véritable réversibilité.

« La surcharge pondérale est toujours imputable à l'hyperinsulinisme. »

L'hyperinsulinisme : cause fonctionnelle de la prise de poids

Des chercheurs ont fait l'expérience qui suit.
Ils ont pris une population de souris de laboratoire dont le poids était normal. Après les avoir séparées en deux groupes, ils ont injecté une dose régulière d'insuline au groupe I, créant ainsi un hyperinsulinisme artificiel.
Au bout de quelque temps, toutes les souris du groupe I étaient devenues obèses alors qu'elles avaient reçu la même nourriture que celles du groupe II. Après que les injections d'insuline eurent été interrompues, toutes les souris du groupe I ont retrouvé leur poids normal.

Par ailleurs, il faut savoir que l'un des symptômes du diabète juvénile (type I), qui se traduit par l'incapacité du pancréas à sécréter l'insuline, est un fort amaigrissement. Le sujet mange et boit abondamment et, paradoxalement, il perd beaucoup de poids.

Cela indique que l'insuline est bien la véritable clé du poids puisqu'en l'absence totale d'insuline, le stockage des graisses est impossible et que le déstockage est même systématique.

L'index glycémique (IG)

L'index glycémique indique la capacité d'un glucide à élever la glycémie du sang par rapport à un standard qui est celui du glucose. Il mesure en fait le taux d'absorption du glucose d'un glucide après sa digestion, c'est-à-dire sa biodisponibilité. Par exemple, à proportion égale, l'absorption de l'amidon des pommes de terre sera trois à quatre fois supérieure à celle des lentilles vertes.
En conséquence, plus l'IG du glucide consommé est élevé, plus la glycémie sera importante et plus la réponse insulinique sera forte.

Note : contrairement à ce qui est communément affirmé, l'IG ne mesure pas la vitesse d'absorption d'un glucide. Il a été montré que tous les glucides, qu'ils soient simples ou complexes, sont absorbés à peu près dans le même temps.

« Contrairement à ce qui est communément affirmé, l'IG ne mesure pas la vitesse d'absorption d'un glucide ! »

COMMENT MESURE-T-ON L'IG ?

Si l'on trace la courbe de la glycémie d'un glucide après sa digestion, on remarque qu'elle s'élève d'abord jusqu'à atteindre, environ une demi-heure après, un pic de glycémie au niveau duquel se déclenche la sécrétion d'insuline. Dès lors, la courbe décroît jusqu'à rejoindre son niveau de départ au bout de deux heures environ. Le profil de la courbe est ainsi celui d'un triangle.

On a donné arbitrairement au glucose l'index 100 qui représente la surface du triangle de sa courbe de glycémie. L'index glycémique d'un autre glucide est donc calculé en comparant la surface de son propre triangle glycémique avec celle du triangle du glucose selon la formule de Jenkins :

$$\frac{\text{Surface du triangle du glucide testé}}{\text{Surface du triangle du glucose}} \times 100 =$$

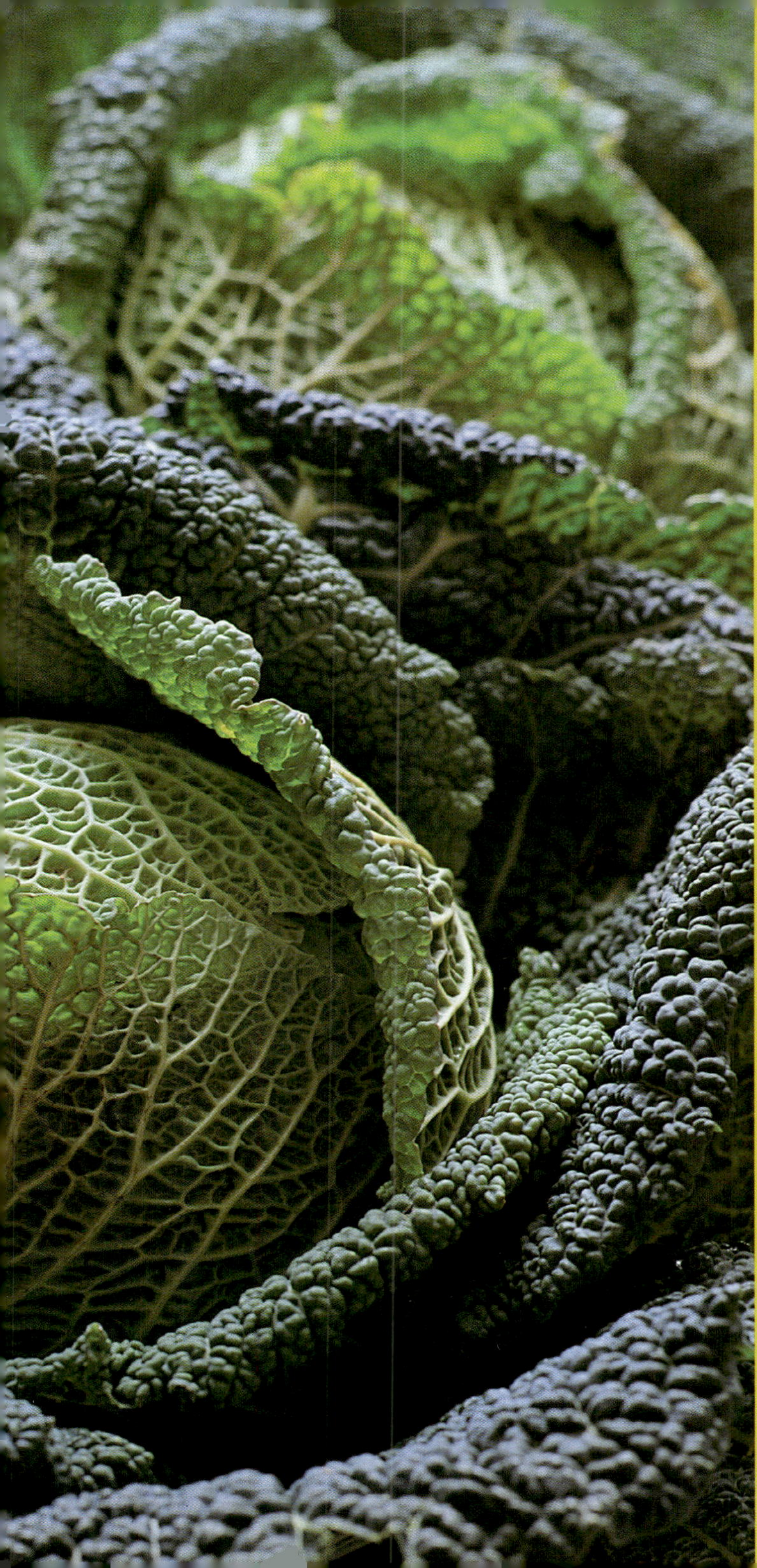

CLASSEMENT DES IG

Il convient de classer les IG en quatre groupes :

• **Très bas**
(IG de 35 et au-dessous)
Ce sont ceux que l'on choisira en priorité pour induire l'amaigrissement. Ils comprennent la plupart des fruits et des légumes, mais aussi des légumineuses comme les lentilles, les haricots secs, les pois et les pois chiches.

• **Bas** (IG de 36 à 50)
Mangés dans certaines conditions, ils contribueront aussi à l'amaigrissement. On trouve dans cette catégorie toutes les céréales non raffinées telles que le pain intégral, les spaghettis, certaines espèces anciennes de riz comme le basmati, mais aussi les patates douces ou encore le topinambour et certains fruits exotiques.

• **Élevé** (IG de 51 à 65)
Ils sont susceptibles de favoriser la prise de poids. Ils comprennent certaines formes de céréales (boulgour, couscous…), certaines catégories de pâtes (raviolis, nouilles, lasagnes…), mais aussi de nombreux produits industriels (biscuits, ketchup, Nutella...) ou encore les fruits au sirop.

• **Très élevé** (IG supérieur à 65)
Ils sont principalement responsables de la prise de poids. Ce sont toutes les céréales raffinées et notamment tous les aliments qui contiennent des farines blanches (pains, sandwichs, pizzas, hamburgers, pâtisseries...) ou les aliments très sucrés (barres chocolatées, friandises, sodas, colas…), mais aussi tous les produits industriels servant d'additif, de conservateur et de gélifiant qui sont ajoutés dans tous les aliments préparés. On trouve aussi dans cette rubrique les pommes de terre frites, cuites au four ou en purée.

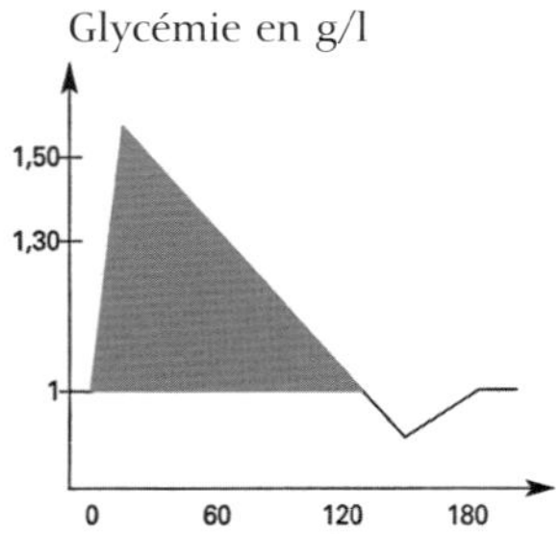

Index glycémique élevé

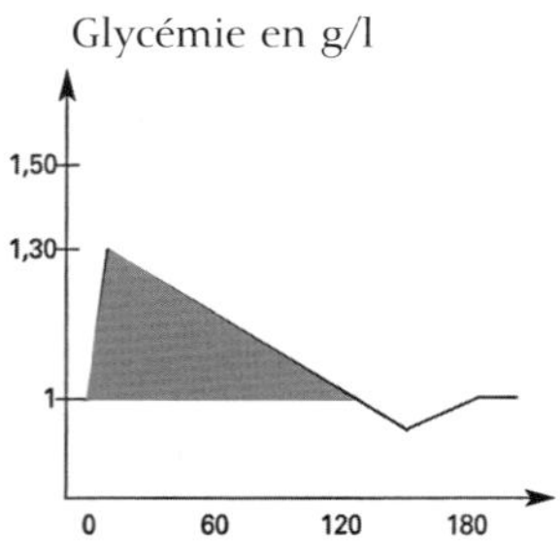

Index glycémique bas

L'index glycémique est d'autant plus élevé que l'hyperglycémie induite par le glucide testé est forte.

Remarque : les glucides sont les seuls aliments à agir sur la glycémie au cours de leur métabolisation. C'est pourquoi ils sont le seul groupe alimentaire à avoir un index glycémique.

Les « mauvais » glucides

Ce sont ceux dont l'index glycémique (IG) est supérieur à 50. Ils vont entraîner une élévation importante de la glycémie, suivie d'une réponse insulinique suffisamment forte pour risquer de stocker l'énergie au lieu de la brûler.

Dans la liste des « mauvais » glucides, on trouve principalement tous les produits raffinés tels que les farines blanches, les riz blancs glutineux, le maïs moderne et ses dérivés (corn flakes, pop-corn), le sucre, les pommes de terre et tous les additifs et gélifiants abondamment utilisés par l'industrie alimentaire (glucose, sirop de maïs ou de blé, fécule de pomme de terre, amidons modifiés, maltodextrine…).

Les « bons » glucides

Ce sont tous les aliments dont l'effet sur l'augmentation de la glycémie est relativement limité, voire très faible. La réponse insulinique est généralement insuffisante pour se traduire par un risque de stockage en graisses de réserve.
Les « bons glucides » sont dans leur grande majorité les aliments que l'on consommait autrefois : céréales non raffinées, espèces anciennes, fruits et légumes divers et en particulier les fameuses légumineuses (lentilles, haricots secs, pois chiches…) dont la consommation a considérablement diminué depuis un demi-siècle.

Les facteurs de modification de l'index glycémique

Contrairement à ce que l'on pourrait croire, l'index glycémique d'un glucide n'est pas fixe. Pour une même espèce, il peut être différent d'une variété à l'autre. Par exemple, l'IG du riz basmati est de 50 alors qu'il est de 70 pour la plupart des riz modernes et qu'il est même de 85 pour le riz glutineux. Le maïs des Indiens du Nouveau Monde avait à l'origine un IG de 35. Après quatre siècles d'hybridation et de sélection génétique, le maïs américain est de 70 et quand il est transformé en pop-corn, il est de 85.

Depuis le milieu du XXe siècle, l'industrie agro-alimentaire n'a eu de cesse d'augmenter le rendement des productions agricoles. La conséquence fut un grave

« Vous pouvez réduire l'IG d'un glucide cuit en le laissant refroidir pour le manger froid. »

appauvrissement de la qualité nutritionnelle des aliments, parallèlement à une augmentation de leur IG.

Le rôle capital des fibres

Plus un glucide contient de fibres, et notamment de fibres solubles, plus son index glycémique est bas, car les fibres ont pour effet de réduire l'absorption intestinale. La farine blanche – dont l'IG est de 70 – a été, du fait de son raffinage, privée des trois quarts des fibres contenues à l'origine dans le grain de blé. Voilà pourquoi le pain intégral (celui que mangeaient nos ancêtres) n'a qu'un IG de 40.

La composition des amidons

La nature de l'amidon est très variable d'un féculent à l'autre. Celui des lentilles, par exemple, contient une importante proportion d'amidon résistant (amylose) qui réduit d'autant sa transformation en glucose. Son IG est donc très bas.

À l'inverse, l'amidon des pommes de terre est très tendre (amylopectine), d'où sa forte gélatinisation qui facilite sa transformation en glucose et son absorption. Cela explique son IG élevé.

La cuisson peut modifier l'index glycémique

L'IG d'un aliment peut varier avec la cuisson. Les carottes crues ont un IG de 30 alors qu'il monte à 85 lorsqu'elles sont cuites. Mais le mode de cuisson peut aussi jouer un rôle important. Plus la cuisson d'un féculent est longue, plus sa gélatinisation est importante et son IG élevé.

Certains processus de transformation augmentent la gélatinisation des amidons, donc de leur IG. C'est le cas dans la conception des flocons (purée instantanée), des corn flakes, du pop-corn ou du riz soufflé. Mais c'est aussi et surtout le cas pour la fabrication industrielle des amidons modifiés (par exemple maltodextrine) abondamment utilisés comme gélifiant dans tous les aliments préparés.

La rétrogradation permet de diminuer l'IG

Après avoir été gélatinisés par l'hydratation et la cuisson, les amidons peuvent partiellement retrouver leur structure antérieure et réduire ainsi leur IG. C'est le cas des spaghettis, du riz et des pommes de terre qui, après quelques heures au réfrigérateur, peuvent diminuer leur IG de 5 points.

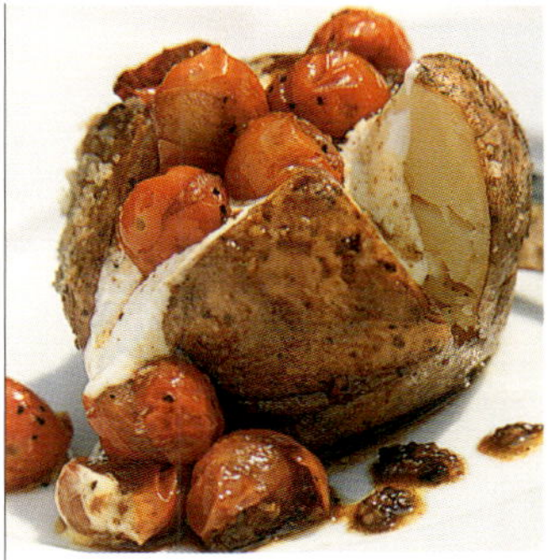

LA POMME DE TERRE

La pomme de terre est un bon exemple du processus de gélatinisation des amidons et de l'augmentation de leur IG. Crue, elle a un IG très bas. Malheureusement, les humains ne possèdent pas les enzymes pour la digérer. Il faut donc la cuire. Les modes de cuisson entraînent des gélatinisations différentes. C'est ainsi que l'IG sera de 65 si elle est bouillie avec sa peau, et de 70 sans la peau. En purée, l'IG sera de 80 et cuite au four ou frite, il montera jusqu'à 95.

Les protéines

Les protéines sont les aliments « bâtisseurs » d'un organisme (on les retrouve principalement dans les muscles), mais saviez-vous qu'elles pouvaient favoriser **la perte de poids ?** Leur digestion entraîne une dépense énergétique (thermogenèse) beaucoup plus importante que pour les glucides ou les graisses. Leur consommation apporte par ailleurs une bonne satiété, ce qui limite les risques de grignotage.

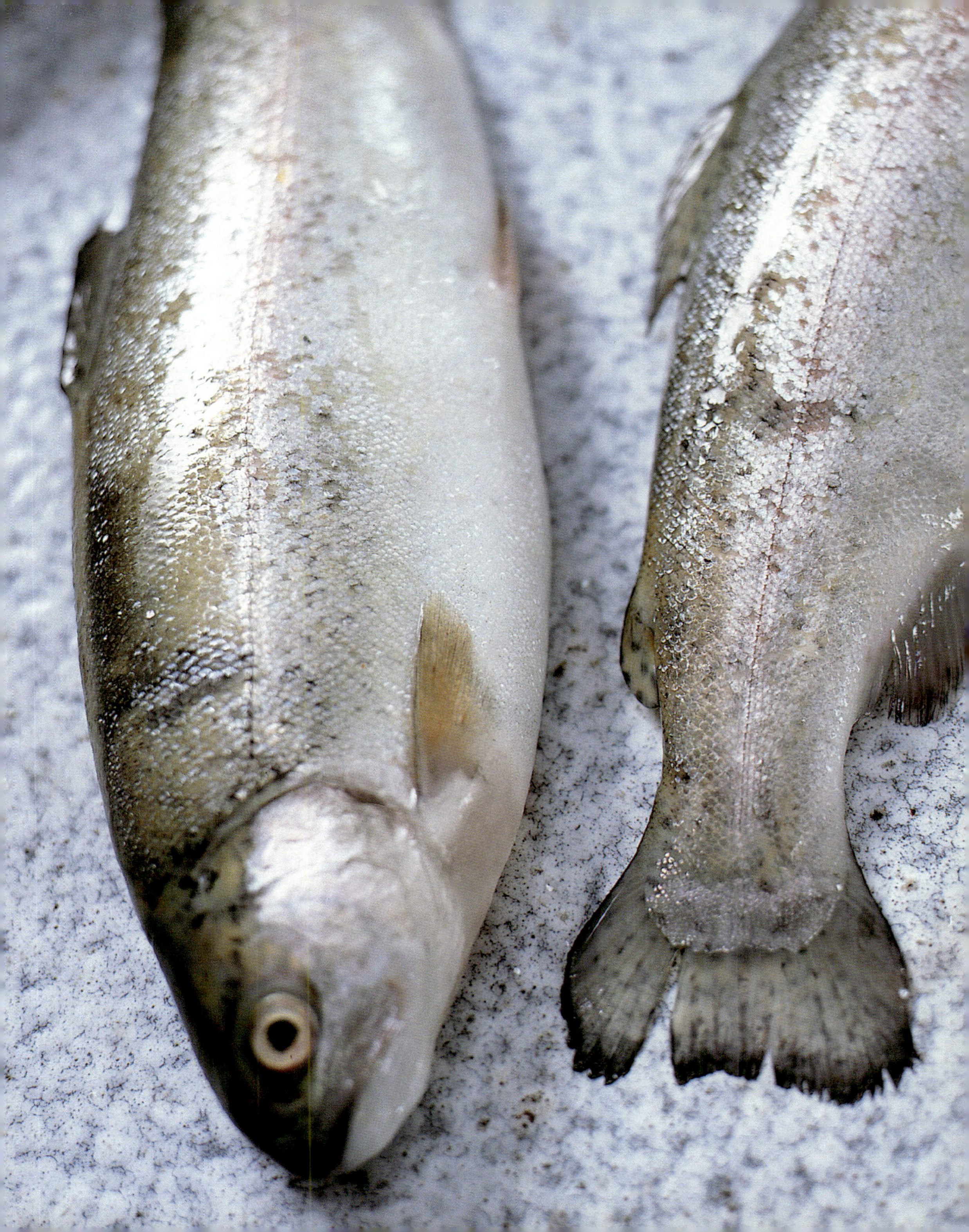

Les protéines

Les protéines sont des substances organiques contenues dans de nombreux aliments d'origine animale et végétale. On les trouve notamment dans la viande, le poisson, les œufs, les produits laitiers, mais aussi dans les légumineuses (soja, haricots...) ou encore dans les céréales non raffinées (blé, avoine, seigle...) et les graines (quinoa).

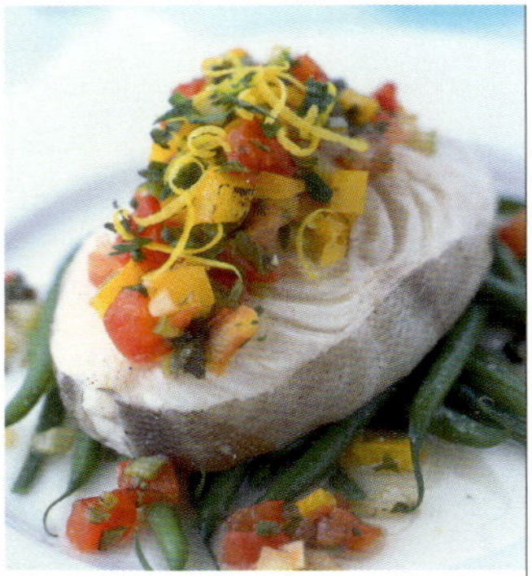

FAITES LE BON CHOIX

Soyez prudent – voire même suspicieux – à l'égard de tous les aliments que vous êtes susceptible de consommer.

Attention notamment à certains poissons issus d'élevages industriels où les animaux sont nourris avec des farines à IG élevé.

Méfiez-vous aussi des viandes et des charcuteries industrielles auxquelles on a ajouté du sucre, des sirops de glucose ou des amidons modifiés pour des raisons de conservation, de conditionnement et de présentation.

Soyez aussi très vigilant avec tous les laitages frais (yaourt, fromage blanc...) et surtout avec tous les « gadgets » alimentaires industriels contenant de la poudre de lait. En dépit d'un IG bas pour le lactose, les protéines de petit-lait (lactosérum) entraînent une élévation importante de l'insuline, ce qui n'est heureusement pas le cas des fromages égouttés et affinés qui ont été débarrassés du petit-lait (voir les références scientifiques sur le site www.montignac.com).

LES PROTÉINES CONTRIBUENT À LA PERTE DE POIDS

À l'exception de celles contenues dans le petit-lait, les protéines n'ont pas d'incidence sur la prise de poids. Au contraire, leur consommation – dans la limite de 30 % des apports énergétiques quotidiens – contribue indirectement à l'amaigrissement par une dépense énergétique supplémentaire et par une meilleure satiété.

Il convient cependant de boire suffisamment de liquide au cours de la journée (1,5 l environ) afin d'éliminer les acides urique et lactique issus de la métabolisation des protéines.

Quels en sont les besoins?

Un certain apport protéique quotidien est nécessaire à la santé. On estime que l'apport minimum pour renouveler les déperditions naturelles est, pour un adulte, d'environ 1 g de protéines par kilo de poids (donc de 70 g pour une personne pesant 70 kg).

L'expérience a montré que si cet apport minimum n'est pas réalisé, ce qui est souvent le cas chez certains végétariens en surcharge pondérale (végétaliens notamment), la perte de poids est difficile à obtenir.

Si vous envisagez de perdre du poids en mettant toutes les chances de votre côté, non seulement il est nécessaire qu'un apport protéique suffisant soit assuré, mais il est fortement conseillé de l'augmenter en le portant par exemple à 1,5 g ou même 2 g par kilo de poids.

Il a été montré que pour la très grande majorité des individus, cette augmentation des apports protéiques n'entraîne aucun inconvénient et contribue au contraire à renforcer la structure musculaire et à éviter tout risque de perte de muscle, comme c'est le cas dans les régimes hypocaloriques. L'augmentation de la masse maigre au détriment des graisses entraîne une augmentation du métabolisme basal (dépense énergétique de repos), ce qui contribue au maintien de la perte de poids.

Il est en revanche déconseillé d'augmenter l'apport protéique chez les rares personnes qui ont déjà un taux d'urée critique. Ceux qui auraient un doute sur leurs analyses peuvent interroger leur médecin.

Les bonnes protéines

Les meilleures sources de protéines sont les aliments qui ont un contenu faible en graisses et élevé en acides aminés (voir ci-contre). C'est notamment le cas de certains fromages, des œufs, des poissons et de la volaille sans la peau.

Il faut en effet être très prudent avec les viandes très grasses telles que le mouton, la charcuterie ou encore certains morceaux de bœuf ou de porc (côte de bœuf, entrecôte, jarret…). Comme nous le verrons dans le chapitre suivant, les graisses des viandes – qui sont pour la plupart saturées – se stockent plus facilement et peuvent contribuer à augmenter les facteurs de risque cardiovasculaire.

Méfiez-vous aussi des laitages tels que les «yaourts gadget» et particulièrement de tous les fromages blancs battus dans lesquels le petit-lait a été conservé. Même s'ils sont à 0 % de matière grasse, ils sont dangereux en quantité, car les protéines du petit-lait entraînent une réponse insulinique forte.

Comment préparer les protéines?

La manière de cuire les protéines conditionne leur intérêt nutritionnel.
Les meilleures cuissons sont celles qui évitent un apport supplémentaire de graisse: au four, sur le gril ou encore à la vapeur, ce qui est particulièrement recommandé pour les poissons.

Mais ce qu'il faut surtout proscrire, c'est de paner les viandes et les poissons ou encore de les rouler dans la farine avant de les faire frire. Panure et farine ont en effet des IG élevés.

LES PROTÉINES DANS LA MÉTHODE

Les protéines contiennent un certain nombre d'acides aminés indispensables au renouvellement des cellules. Certains sont fabriqués par l'organisme, mais beaucoup d'autres doivent être apportés par l'alimentation.

Or contrairement à l'œuf, aucun produit végétal ne contient tous les acides aminés essentiels, et l'absence d'un seul acide aminé peut compromettre l'assimilation des autres et créer ainsi de graves carences.

C'est pourquoi il est important, y compris quand on est végétarien, de consommer des œufs et du fromage.

De la même manière, les gros mangeurs de viande doivent obligatoirement consommer des protéines végétales pour éviter les carences.

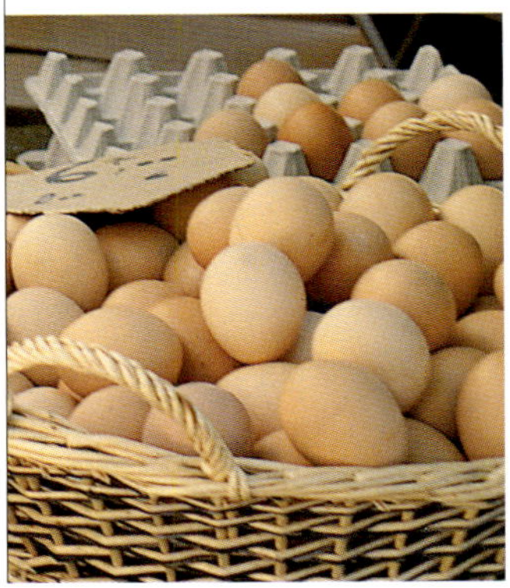

Les lipides (graisses)

Les lipides sont des molécules plus couramment appelées « acides gras ». Ils fournissent de l'énergie stockable et disponible à tout moment.
Contrairement à ce qui a été dit pendant longtemps, les graisses ne sont pas directement responsables de la prise de poids car, tant que le niveau d'insuline reste bas, elles sont majoritairement brûlées.
En revanche, lorsque la glycémie après le repas est élevée du fait de la consommation de glucides à IG élevé, l'excès d'insuline qui s'en suit oriente préférentiellement les graisses vers le stockage, au détriment du brûlage.
Ainsi, le meilleur moyen de ne pas stocker les graisses est de consommer des glucides à IG bas.

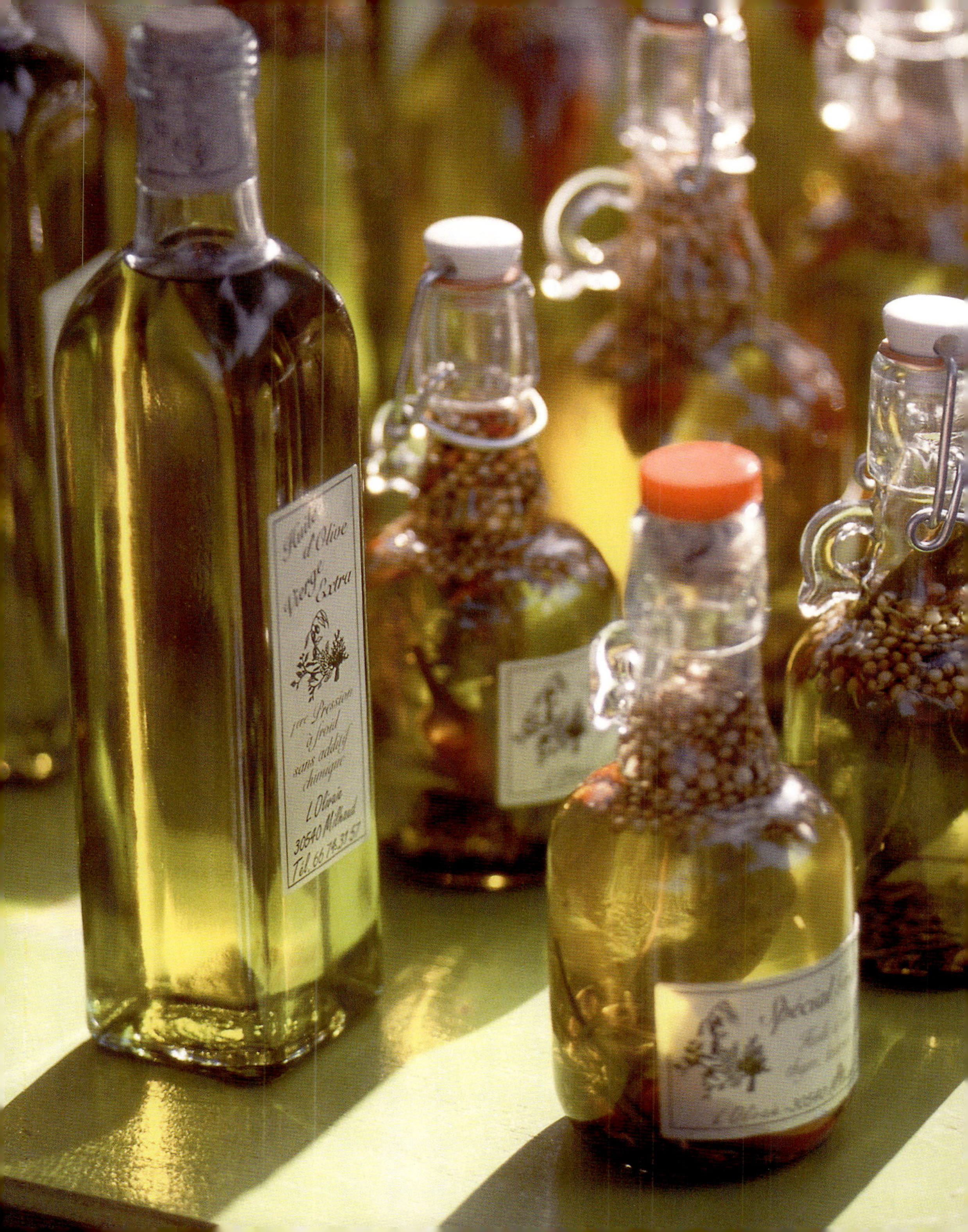
d'Olive
Vierge Extra
1re Pression
à froid
sans additif
chimique
L'Olivier
30540 Milhaud
Tél. 66.74.31.57

Les lipides

Les graisses sont classées en deux catégories selon leur origine :
- les graisses animales, que l'on trouve dans les viandes, les poissons, le beurre, le fromage, la crème et les œufs ;
- les graisses végétales, que l'on trouve dans les huiles d'arachide (margarine), les huiles d'olive et de noix…

Les aliments lipidiques contiennent de nombreuses vitamines (A, D, E, K) et des acides gras essentiels : acide linoléique (oméga 6) et acide alpha-linolénique (oméga 3).
Les graisses sont **indispensables** pour le bon fonctionnement des hormones.

LES DIFFÉRENTS TYPES D'ACIDES GRAS

On peut classer les lipides en trois catégories selon la nature de leurs acides gras :
- **Les acides gras saturés**, que l'on trouve dans la viande, la charcuterie, les œufs et les laitages entiers (lait, beurre, crème, fromage) mais aussi dans l'huile de palme et de coco.
- **Les acides gras monoinsaturés**, que l'on trouve surtout dans l'huile d'olive, les avocats, les graisses d'oie et de canard, le foie gras.
- **Les acides gras polyinsaturés** :

* Végétaux : huiles de graines (tournesol, colza…), huiles d'oléagineux.
* Animaux : on les trouve surtout dans les poissons (omégas 3) mais aussi dans les crustacés.

« Manger une entrecôte avec des frites est une véritable hérésie. »

L'incidence sur le système cardiovasculaire

Là encore, on peut classer les lipides en plusieurs catégories selon leur action sur le cholestérol. Mais il existe en réalité deux types de cholestérol : le « mauvais » – le LDL – qui bouche les artères, augmentant ainsi le risque d'un accident cardiaque, et le « bon » – HDL – dont le rôle est de nettoyer les artères.

- **Les graisses qui augmentent le cholestérol** (le LDL en particulier) : on les trouve dans la viande, la charcuterie, le beurre, le fromage, le saindoux, les laitages entiers et dans l'huile de palme.
- **Les graisses qui ont peu d'action sur le cholestérol** : ce sont celles des œufs, des volailles sans peau, du gibier et des crustacés.
- **Les graisses qui font baisser le « mauvais » cholestérol (LDL) et qui augmentent le « bon »** : ce sont les huiles végétales d'olive, de colza, de tournesol, de maïs et de noix, mais aussi les graisses de canard, d'oie ou encore le foie gras. Quant aux graisses de poisson (omégas 3), elles permettent de faire baisser les triglycérides, ce qui évite les risques de thrombose.

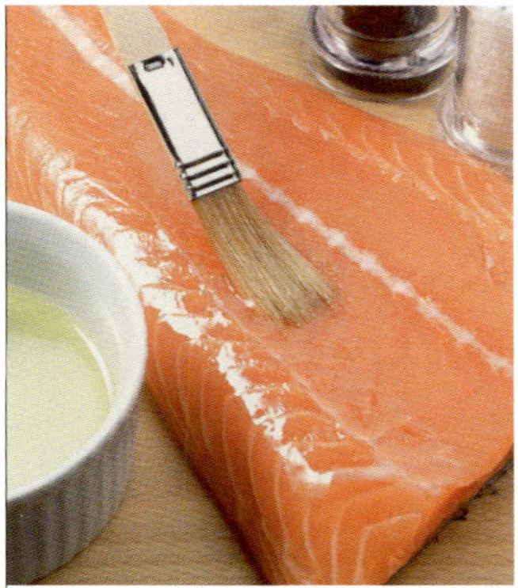

LES OMÉGAS 3

Plus un poisson est gras, meilleur il est pour la santé, car son contenu en omégas 3 permet à la fois une bonne protection cardiovasculaire et une aide supplémentaire à l'amaigrissement. Mangez donc beaucoup de poisson et parmi les plus gras : saumon, sardines, hareng, thon… Mais méfiez-vous de certains poissons d'élevage industriel, nourris aux farines à IG élevé et dont la qualité de la graisse laisse parfois à désirer.

LE MARIAGE RISQUÉ DES « MAUVAIS GLUCIDES » ET DES « MAUVAISES GRAISSES »

Lors d'un repas, si les glucides ont un index glycémique élevé, les acides gras saturés consommés en même temps seront très facilement stockés sous l'action de l'insuline.

Si le même glucide est consommé avec des acides gras monoinsaturés (huile d'olive par exemple), le stockage sera moindre pour deux raisons. D'abord, parce que l'huile d'olive fait baisser la glycémie et limite donc la réponse insulinique, ensuite parce que, pour se stocker, ces acides gras (monoinsaturés) doivent être transformés en acides gras saturés, ce qui nécessite une dépense énergétique supplémentaire.

Enfin, si le même glucide à IG élevé est consommé avec des graisses de poisson (acides gras polyinsaturés omégas 3), le risque de stockage, malgré la sécrétion d'insuline, est quasi nul.

On réalise ainsi que les graisses saturées sont doublement « mauvaises », car non seulement elles augmentent les risques cardiovasculaires, mais sont aussi les graisses les plus facilement stockables.

On prend ainsi conscience que manger une entrecôte avec des frites est une hérésie.

Toutes les graisses n'ont pas les mêmes effets sur le métabolisme, et un choix judicieux parmi elles pourra contribuer à la prévention de la prise de poids comme à l'amaigrissement.

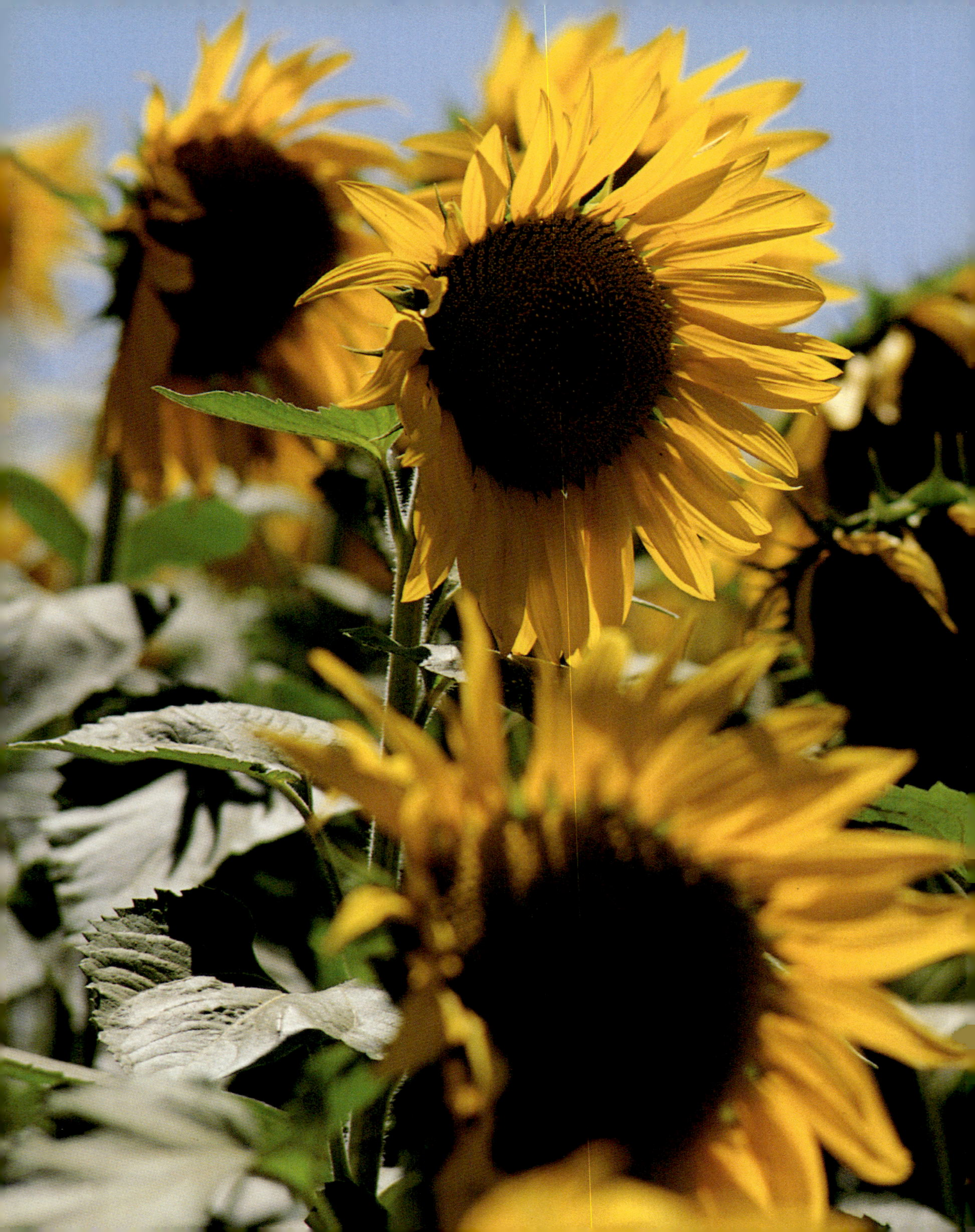

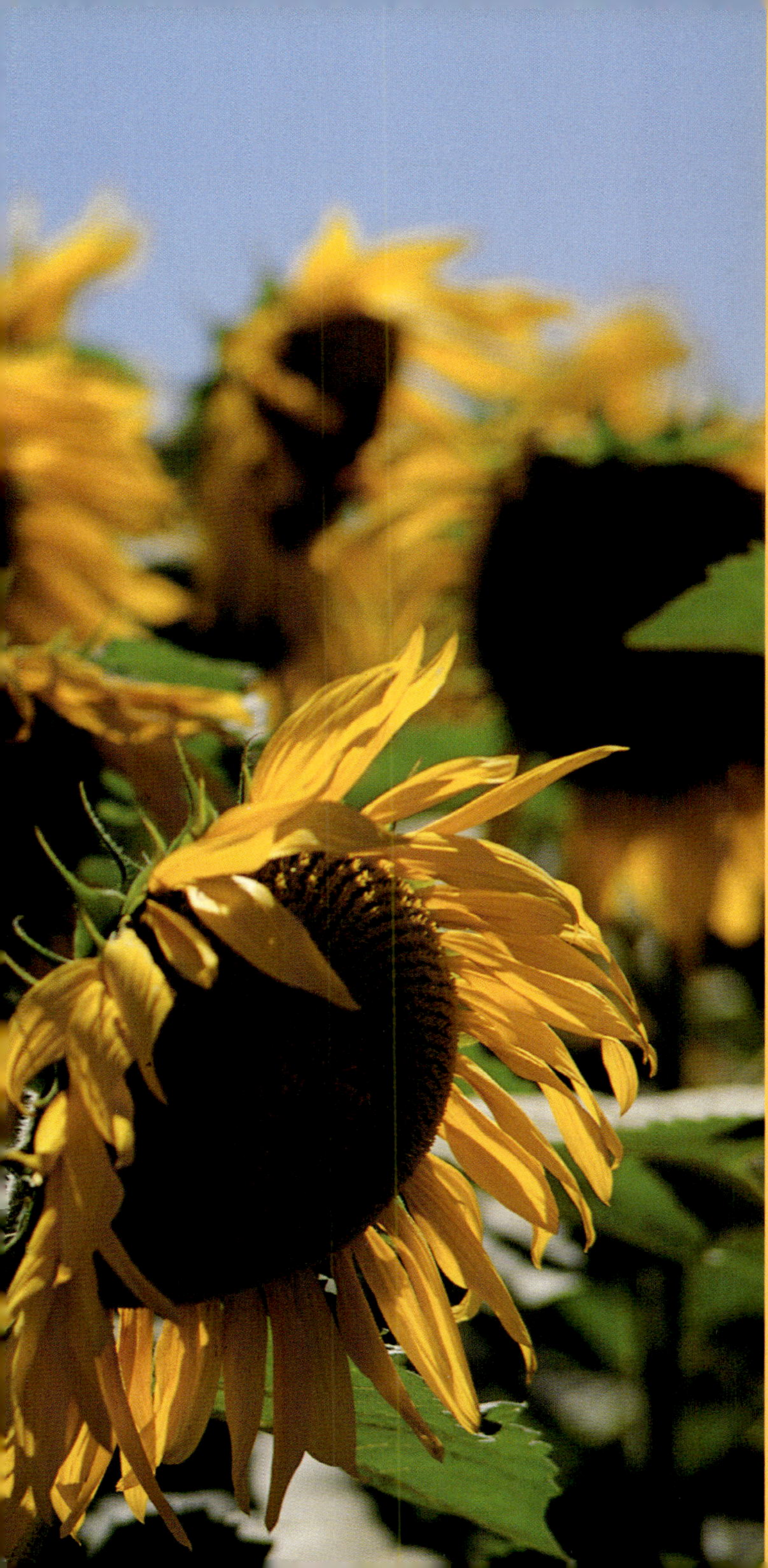

LES BONNES GRAISSES

Si vous avez un taux de cholestérol élevé, il conviendra d'éviter de consommer des graisses saturées en les remplaçant par des graisses polyinsaturées (tournesol) et monoinsaturées (olive) qui ont l'avantage d'augmenter le bon cholestérol (HDL) et de diminuer le mauvais cholestérol (LDL). Un niveau de triglycérides critique constitue aussi un facteur important de risque cardiovasculaire.

Mais l'excès de cholestérol et de triglycérides n'est pas seulement dû aux graisses saturées. Il est aussi la conséquence d'un hyperinsulinisme issu d'une consommation excessive de glucides à IG élevé.

Un recentrage des habitudes alimentaires tel que le propose le contenu de ce livre a toutes les chances de remédier à cette situation. L'étude canadienne du Pr Dumesnil publiée dans le *British Journal of Nutrition* (en novembre 2001) montre que les triglycérides diminuent de 35 % après six jours de pratique de la méthode Montignac.

Les glucides

Tous les sucres et les amidons sont des glucides. Après avoir été transformés en glucose par les enzymes digestives, les sucres et les amidons sont absorbés dans le même laps de temps (environ 30 minutes). L'augmentation de la glycémie sanguine qui en résulte dépend de l'IG du glucide qui, comme nous l'avons vu précédemment (voir p. 18), mesure le taux d'absorption intestinale du contenu glucidique.

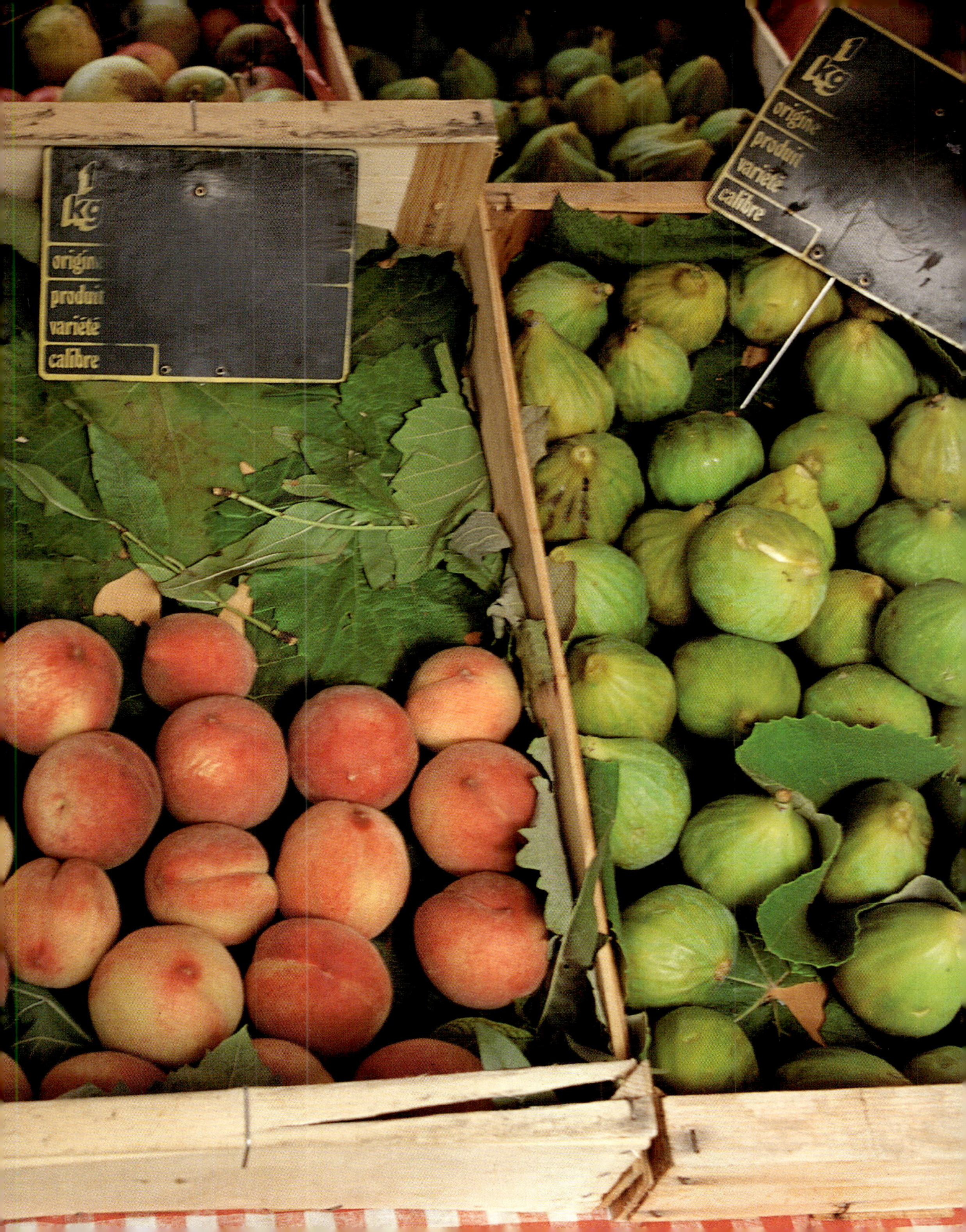

1 kg
origine
produit
variété
calibre
1 kg
origine
produit
variété
calibre

Les glucides

Les glucides, que l'on appelle communément (et à tort) les « sucres », sont métabolisés en glucose, lequel constitue une source énergétique importante pour l'organisme. Cependant, une consommation excessive de glucides à IG élevé (comme c'est le cas depuis plus d'un demi-siècle dans les pays industrialisés) contribue indirectement à la prise de poids en perturbant le processus de métabolisation de la plupart des autres aliments.

ANCIENNE CLASSIFICATION DES GLUCIDES

Pendant longtemps, on a classé les glucides selon la complexité de leur molécule.

Les glucides simples

Ce sont à la fois les monosaccharides (une seule molécule) comme le glucose ou le maltose, mais aussi les disaccharides (deux molécules) du sucre blanc extrait de la betterave et de la canne à sucre.

Les glucides complexes

Ce sont des polysaccharides plus connus comme les amidons. Ils sont composés d'une multitude de molécules de glucose. On les retrouve dans les céréales (blé, maïs, riz…), les tubercules (pommes de terre, ignames…), les racines (carottes, panais…) mais aussi les graines et les légumineuses (haricots, lentilles, pois, pois chiches, soja, quinoa…).

« Les "sucres lents" et les "sucres rapides" relèvent d'une croyance totalement erronée. »

Le mythe des sucres lents et des sucres rapides

Pendant longtemps, les nutritionnistes et autres diététiciens ont classé les glucides en deux catégories. D'une part, les « sucres rapides », correspondant aux « glucides simples », dont on pensait qu'ils étaient rapidement absorbés parce qu'ils n'avaient qu'une ou deux molécules. D'autre part, les « sucres lents », correspondant aux glucides complexes dont on croyait qu'ils étaient digérés et absorbés lentement, étant donné la grande complexité de leurs molécules.

Or cette classification est une croyance erronée, car il a été démontré que la complexité de la molécule de glucide ne conditionne pas la rapidité avec laquelle le glucose est libéré et absorbé par l'organisme. On constate en effet que le pic de glycémie (c'est-à-dire l'absorption maximale) d'un glucide pris isolément à jeun survient dans le même laps de temps (une demi-heure environ), que le glucide soit simple (sucre blanc par exemple) ou complexe (pomme de terre ou lentilles).

Ainsi, plutôt que de se préoccuper de la vitesse d'assimilation qui n'est pas significative, il convient de considérer les glucides en fonction de l'augmentation de la glycémie qu'ils induisent, c'est-à-dire de la quantité de glucose produite. En d'autres termes, la classification des glucides doit se faire désormais en fonction de leur pouvoir hyperglycémiant défini par le concept d'index glycémique.

L'impact des glucides dans la prise de poids

Les glucides jouent indirectement un rôle prépondérant dans la prise de poids, car plus un glucide est hyperglycémiant, plus il induit une forte sécrétion d'insuline susceptible de favoriser le stockage de l'énergie du repas au détriment de son brûlage.

Il serait inexact de prétendre que les glucides «font grossir». En revanche, les mauvais glucides entraînent une réaction métabolique en chaîne conduisant à un hyperinsulinisme, lequel est le véritable responsable de la prise de poids.

LES «BONS» ET LES «MAUVAIS» GLUCIDES

Le choix des glucides en fonction de leur index glycémique est déterminant dans la prévention et la réduction pondérale. La classification qui respecte le mieux la physiologie digestive est la suivante:

- les IG **très bas** sont inférieurs ou égaux à 35;
- les IG **bas** et **moyens** sont compris entre 35 et 50;
- les IG **élevés** sont compris entre 50 et 65;
- les IG **très élevés** sont supérieurs à 65.

Attention aux classifications erronées des IG qu'effectuent certains nutritionnistes. La plupart des auteurs considèrent que les IG inférieurs à 55 sont bas, que les IG compris entre 55 et 70 sont moyens et que seuls les IG supérieurs à 70 sont élevés.

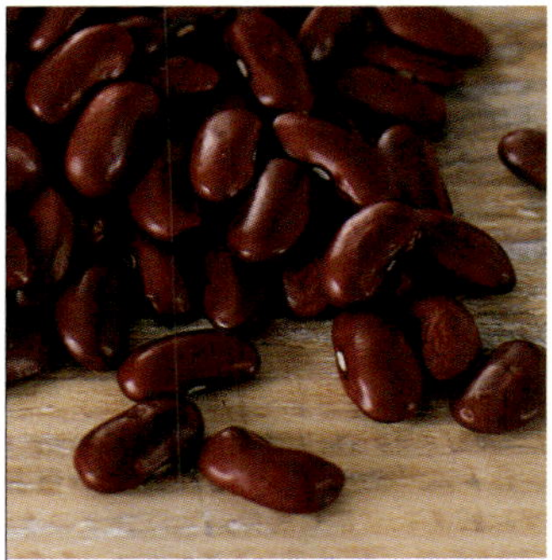

LES FIBRES CONTENUES DANS LES GLUCIDES

Les fibres sont des substances filamenteuses contenues dans les glucides à IG bas: légumes, légumineuses, fruits, céréales non raffinées.

Bien qu'*a priori* elles n'aient aucune valeur énergétique, les fibres jouent un rôle très important dans la digestion. Elles diminuent notamment l'absorption des glucides, faisant ainsi baisser la glycémie.

Les fibres permettent un bon transit intestinal et préviennent la constipation. Les fibres solubles (gommes, pectines) limitent l'absorption digestive des graisses et diminuent ainsi les risques cardiovasculaires.

Elles réduisent aussi l'absorption du glucose des glucides. En limitant l'augmentation de la glycémie et de la réponse insulinique, elles contribuent à l'amaigrissement.

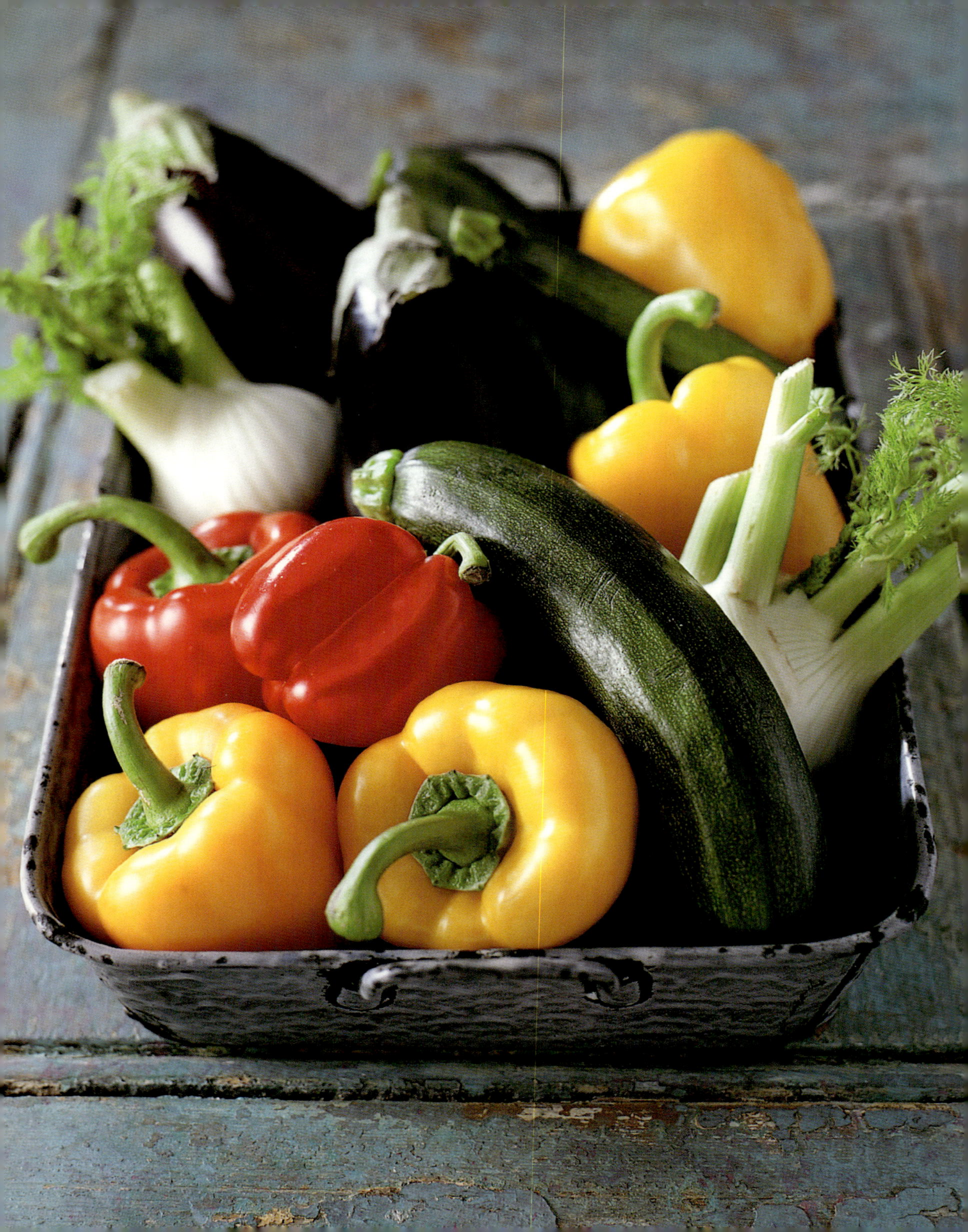

Or ce classement ne correspond à aucune réalité physiologique. Il est seulement «politiquement correct» dans la mesure où il a été construit arbitrairement avec beaucoup de complaisance pour l'industrie alimentaire, la majorité des produits existants se retrouvant alors dans une catégorie acceptable, les IG moyens.

Les «bons» glucides qui font maigrir

Pour maigrir, il ne faut surtout pas supprimer les glucides. Il s'agit simplement de faire le bon choix parmi eux en privilégiant ceux qui sont à la fois bas (IG inférieur à 50) et surtout très bas (IG inférieur à 35).

C'est ce que je vous apprendrai à faire dans la phase I.

En diminuant ainsi le risque d'hyperinsulinisme et d'hyperglycémie, non seulement la prise de poids sera stoppée, mais surtout, l'utilisation des graisses de réserve deviendra possible, ce qui entraînera l'amaigrissement.

Après que la perte de poids aura été obtenue, il sera envisageable, en respectant certaines règles simples, de consommer des glucides dont l'index glycémique est supérieur à 50.

Les bons glucides qui conditionnent la santé

De nombreuses études scientifiques, de même que tous les témoignages des médecins prescripteurs de la méthode Montignac comme des lecteurs, ont montré que la consommation majoritaire de glucides à IG bas et très bas entraîne une amélioration de la santé :

- baisse du cholestérol ;
- diminution du diabète ;
- suppression des troubles intestinaux ;
- suppression des migraines ;
- augmentation de la vitalité ;
- amélioration du sommeil.

«Les pays qui ont le taux le plus faible de maladies cardiovasculaires sont ceux qui consomment de l'huile d'olive, des fruits, des légumes et boivent du vin.»

À gauche : *aubergines, courgettes, fenouil et poivrons ont des IG très bas et sont donc de bons glucides.*

Les principes de la méthode Montignac

La méthode Montignac n'est pas un régime au sens traditionnel du terme, mais plutôt un mode alimentaire non restrictif et parfaitement équilibré. Elle consiste principalement à changer ses habitudes alimentaires. Il ne s'agit pas de manger moins, mais de manger mieux en faisant les bons choix. Deux études scientifiques ont montré que son suivi conduisait à l'équilibre suivant : 30 % de protéines, 30 % de graisses et 40 % de glucides.

« La méthode Montignac est un mode alimentaire non restrictif et parfaitement équilibré. »

LES DEUX PRINCIPES DE BASE

Le premier principe consiste à se déconditionner des messages nutritionnels erronés, abusivement centrés sur l'aspect calorique des aliments, qui font malheureusement partie de notre culture et que de nombreux professionnels de la diététique continuent à véhiculer malgré leur inefficacité notoire.

Le deuxième principe est fondé sur le choix des aliments en fonction de leur spécificité et de leur potentialité métabolique.

- Les glucides seront choisis d'une manière préférentielle parmi ceux dont l'IG est bas et même très bas.
- Les lipides seront choisis en fonction de la nature de leurs acides gras. Ainsi, les acides gras polyinsaturés (notamment les omégas 3 du poisson), de même que les acides gras monoinsaturés (huile d'olive) seront privilégiés. En revanche, les acides gras saturés (beurre, crème fraîche, graisses de viande...) seront évités.
- Les protéines seront choisies en fonction de leur origine (végétale ou animale), de leur complémentarité et de leur neutralité sur les processus métaboliques de la prise de poids.

La règle d'or

Comme nous l'avons vu dans les pages précédentes, l'objectif de la méthode Montignac est de choisir de manière préférentielle des aliments susceptibles de limiter la sécrétion d'insuline au niveau le plus bas, tout en restant dans un mode alimentaire équilibré.

Il ne s'agit surtout pas, comme le fait à tort le régime Atkins, de supprimer les glucides, principaux initiateurs de l'insuline. La règle d'or consiste à continuer à avoir un apport glucidique important, mais en choisissant dans cette catégorie ceux dont l'index glycémique est bas (inférieur à 50) et surtout très bas (inférieur à 35).

Par ailleurs, il conviendra de limiter la consommation de laitages non débarrassés de leur petit-lait (lactosérum) puisqu'on a démontré qu'elle entraînait un hyperinsulinisme. Cela concerne non seulement le lait, les yaourts, certains fromages blancs battus et non égouttés, les nombreux «gadgets» laitiers apparus ces dernières années, mais aussi un certain nombre de nouvelles préparations alimentaires industrielles (type Kinder®).

Les deux phases de la méthode

La phase I : c'est la phase d'amaigrissement

Elle est variable selon l'importance de la surcharge pondérale. La perte peut être très rapide pour certains (4 à 5 kg par mois) et plus lente pour d'autres, notamment ceux qui devront faire face à des facteurs de ralentissement : problème hormonal, thyroïdien, forte hérédité, prise de certains médicaments dans le cadre d'une affection chronique... Ceux et surtout celles qui auront suivi des régimes successifs et qui ont ainsi traumatisé leur organisme avec des régimes restrictifs et déséquilibrés devront parfois attendre plusieurs semaines (voire des mois) avant que leur métabolisme ne retrouve de nouveaux repères ; mais l'expérience montre que l'amaigrissement, même s'il est plus long à obtenir, est tout aussi efficace.

La phase II : c'est la phase de stabilisation et de prévention

Le choix des glucides sera toujours fait selon leur IG, mais il sera plus large qu'en phase I. Les choix seront même affinés par l'utilisation de deux nouveaux concepts, celui du contenu en glucide pur et celui de la résultante glycémique du repas (voir p. 112). Cela permet ainsi la consommation dans certaines conditions de tous les glucides, y compris ceux dont l'IG est élevé.

LES CHOIX QUI FONT MAIGRIR

Outre le choix judicieux des graisses et des protéines, la phase I consiste surtout à ne consommer que des glucides à IG bas et très bas. Non seulement cela empêche toute possibilité de stockage (lipogenèse), mais cela active aussi le processus de déstockage des graisses de réserve (lipolyse) qui sont brûlées par augmentation de la dépense énergétique (thermogenèse).
Ceux qui ne sont pas pressés de perdre les quelques kilos qu'ils ont en trop, comme ceux qui ne cherchent qu'à faire de la prévention de la prise de poids, pourront occulter la phase I et commencer directement en phase II.

Les bons et les mauvais glucides

Dans la mesure où il n'y a que les glucides qui contiennent des sucres ou des amidons, ce sont les seuls aliments auxquels on peut attribuer un index glycémique (IG). Le tableau complet des index glycémiques se trouve p. 240-245.

Principaux glucides à IG bas (≤50)	Principaux glucides à IG élevé (>50)
Pâtes complètes	Lasagnes
Spaghettis *al dente*	Nouilles, macaronis
Riz complet	Riz standard blanc
Riz sauvage	Farine de riz
Riz basmati blanc	Riz précuit
Patate douce	Pomme de terre
Pain intégral	Pain blanc
Fructose	Sucre (betterave, canne à sucre)
Carotte crue	Carotte cuite
Banane verte	Banane mûre
Semoule, couscous intégral	Semoule, couscous standard
Quinoa	Maïs
Flocons d'avoine	Corn flakes
Muesli sans sucre ni miel	Special K®
Lentilles, haricots secs	Fruits au sirop
Pois chiches	Tacos, chips, pop-corn
Légumes verts, tomates, poivrons…	Crème glacée standard
Salade, endive, radis…	Farine blanche (pizza…)
Figue séchée, abricot sec	Raisin sec
Chocolat (plus de 70 % de cacao)	Barre chocolatée (Mars®, Lion®…)
Sablé à la farine intégrale sans sucre	Biscuit sablé standard

Les bonnes et les mauvaises graisses

La méthode Montignac privilégie les bonnes graisses au détriment des mauvaises. Non seulement les bonnes graisses diminuent les facteurs de risque cardiovasculaire, mais leur contribution à la prise de poids est faible, voire nulle pour certaines d'entre elles, comme les graisses de poisson.

Bonnes graisses	**Mauvaises graisses**
Hareng	Beurre
Saumon	Lard
Thon	Saindoux
Maquereau	Gras de bœuf
Sardine	Gras de porc
Tous les poissons en général	Gras de mouton
Huile d'olive	Huiles hydrogénées (margarine)
Huile de colza	Acides gras « trans »
Huile de maïs	Gras des charcuteries
Huile de noix	Peau des volailles
Huile de noisette	Huile de palme
Huile de sésame	Huile de palmiste
ISIO 4 (mélange de bonnes huiles)	Huile de noix de coco
Graisse d'oie et de canard	Crème fraîche
Foie gras	Lait entier
Soja	Fromages frais entiers
Amande	Yaourt entier
Noix de cajou	Fromages
Cacahuète	
Avocats	

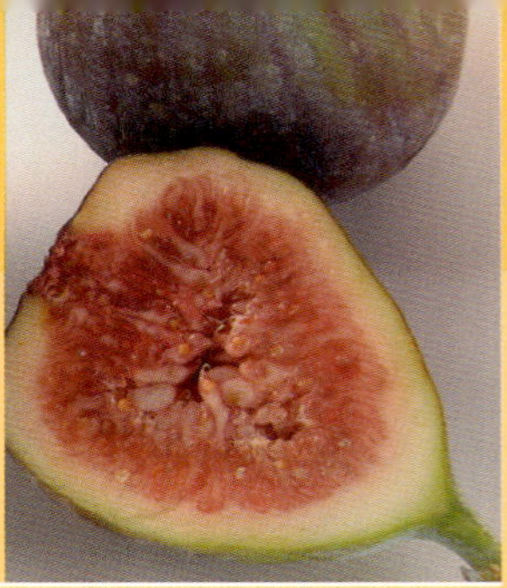

Pourquoi ça marche ?

Résumé du chapitre

Les régimes hypocaloriques entraînent inévitablement l'effet yo-yo, conséquence d'une diminution du métabolisme de base (dépense énergétique de repos) liée à la réduction des apports caloriques.

L'excès de poids est le résultat d'un dysfonctionnement progressif du pancréas (hyperinsulinisme) qui, en réponse à un excès de glucose, sécrète trop d'insuline, laquelle oriente l'énergie vers le stockage au détriment du brûlage.

L'index glycémique mesure la capacité d'un glucide à élever la glycémie par rapport à un standard qui est celui du glucose.

Les bons glucides sont ceux dont l'IG est égal ou inférieur à 50. Élevant peu la glycémie, ils permettent, *via* une faible sécrétion d'insuline, de prévenir la prise de poids et pour certains, de déclencher l'amaigrissement.

POINTS IMPORTANTS À RETENIR

Les mauvais glucides sont ceux dont l'index glycémique est supérieur à 50. Ils provoquent indirectement une forte sécrétion d'insuline susceptible de favoriser la prise de poids.

Les protéines sont les nutriments bâtisseurs qui forment la trame des structures cellulaires de l'organisme. Elles constituent notamment la masse musculaire.

Les bonnes graisses sont constituées d'acides gras insaturés (huiles d'olive, de noix, de tournesol, graisses de poisson...). Elles protègent contre les risques cardiovasculaires et sont moins facilement stockables en graisses de réserve.

Les mauvaises graisses sont constituées d'acides gras saturés (gras de viande, de charcuterie, beurre, crème fraîche, lait entier...). En présence d'insuline, elles sont très facilement stockables.

Le choix d'aliments à IG bas peut vous aider à contrôler votre poids. Plus l'IG des aliments que vous mangerez sera bas, plus vous aurez de chances de perdre du poids.

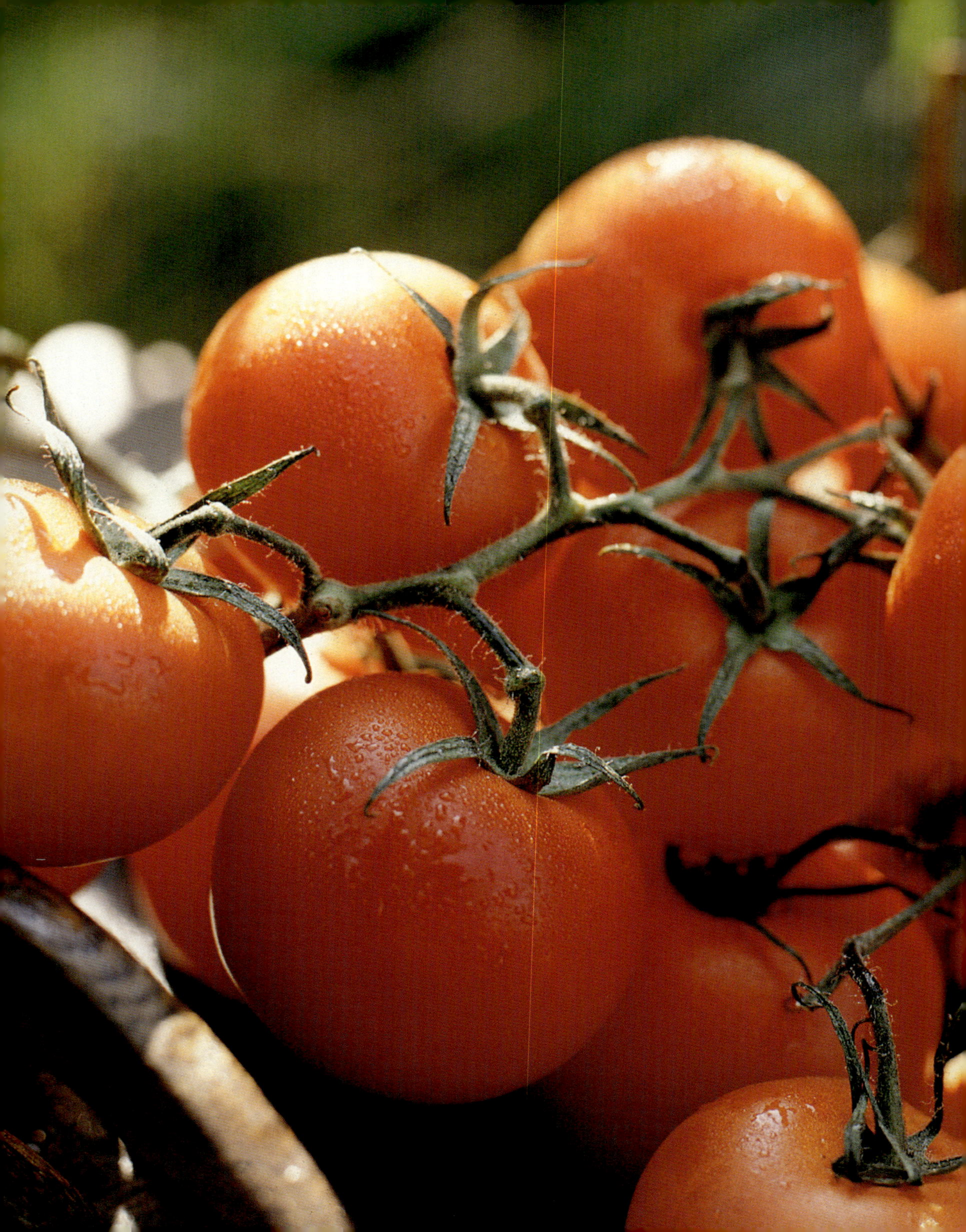

PHASE I
LA PERTE DE POIDS

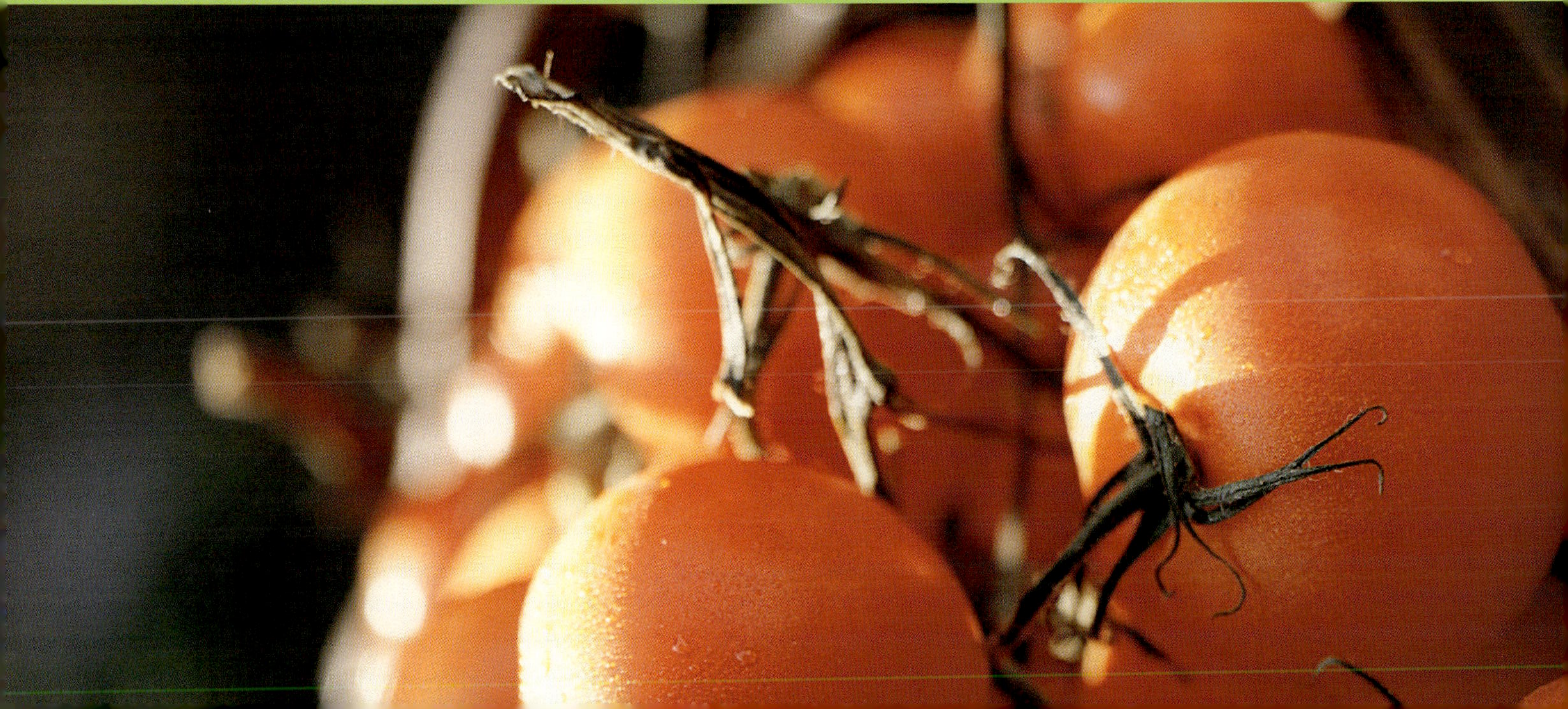

En bref...

Si votre objectif est de perdre du poids rapidement et définitivement, c'est par la phase I qu'il faut commencer. Vous y découvrirez comment faire les bons choix alimentaires pour mettre votre pancréas au repos. C'est en réduisant la sécrétion d'insuline à son strict minimum que la perte de poids se déclenchera. Cependant, il est impératif, avant de commencer, que vous ayez lu et compris les principes de la méthode Montignac exposés dans le chapitre précédent.

LES OBJECTIFS

Ils sont doubles : il s'agit non seulement de vous débarrasser de vos kilos superflus, mais aussi et surtout de normaliser la fonction insulinique de votre pancréas, ce qui revient à améliorer sa sensibilité au glucose. En d'autres termes, il s'agit de diminuer votre hyperinsulinisme pour vous permettre de pérenniser votre perte de poids.

L'amaigrissement

Si vous êtes un gros mangeur de sucreries, de farines raffinées (pain blanc, pâtisseries, pizza...) et de pomme de terre, le suivi de la phase I pourra vous apporter, dès les premières semaines, des résultats spectaculaires.

Mais n'abandonnez surtout pas votre programme – sous prétexte que votre perte de poids est satisfaisante – en revenant à vos anciennes habitudes alimentaires, car tant que votre pancréas ne se sera pas « refait une santé », il restera vulnérable.

Pour ceux qui ont de nombreux kilos à perdre, il est d'ailleurs normal qu'après une perte substantielle dans un premier temps, l'amaigrissement soit ensuite plus lent, moins régulier et qu'il fasse même des pauses. Ceci n'enlèvera rien au résultat final.

« Diminuer votre hyperinsulinisme vous permettra de pérenniser votre perte de poids. »

La stabilisation du pancréas

Si vous êtes en surcharge pondérale, il est plus que probable que votre pancréas sécrète plus d'insuline que nécessaire après que vous avez mangé des glucides à IG élevé. Cela montre que vous avez une mauvaise tolérance au glucose et que vous souffrez d'hyperinsulinisme (voir p. 14-17).

Mais cela indique aussi que vous avez une dépendance aux glucides à IG élevé. Les réponses insuliniques de votre pancréas aux glycémies qui suivent vos repas sont donc disproportionnées, et c'est ce résiduel d'insuline qui est responsable du stockage des graisses au détriment de leur brûlage.

Le suivi des règles de la phase I vous permettra de normaliser cette situation en diminuant progressivement votre hyperinsulinisme, ce qui se traduira par un amaigrissement.

La durée de la phase I

Malgré les résultats rapides que vous pourriez obtenir en quelques semaines, l'autre but de la phase I est, encore une fois, de mettre votre pancréas au repos afin qu'il retrouve un fonctionnement normal. C'est pourquoi, pour être efficace à long terme, la phase I doit être pratiquée un minimum de trois mois.

Et maintenant?

Maintenant que vous vous êtes familiarisé avec les grands principes de la méthode Montignac et en particulier avec les règles de la phase I, il est temps de passer aux travaux pratiques.

La section suivante va donc vous permettre de rentrer dans le vif du sujet en découvrant concrètement comment vous allez enfin perdre du poids d'une manière significative et durable.
Bonne chance!

EFFETS SECONDAIRES

Si vous souffrez d'hypertriglycéridémie ou d'hypercholestérolémie (voir p. 30-31), cette méthode devrait aussi vous être particulièrement bénéfique sur ce plan.
Des études ont en effet montré que la consommation de glucides à IG bas et très bas, ainsi que d'acides gras insaturés comme l'huile d'olive et les omégas 3, entraîne une réduction des facteurs de risque cardiovasculaire (cholestérol notamment).

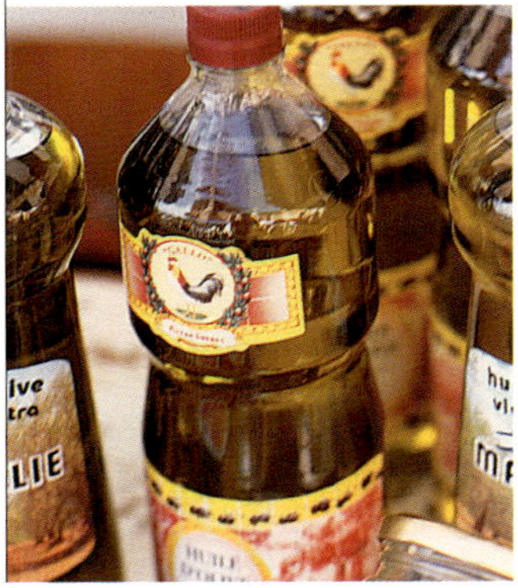

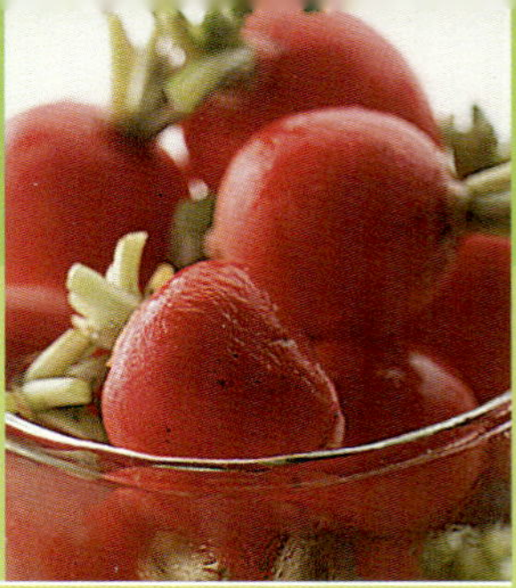

Les 9 règles de la phase I

1 **Ne sautez jamais un repas,** en particulier le déjeuner. Mangez en quantité normale jusqu'à satiété, et rappelez-vous que compter les calories ne sert à rien. Contentez-vous de suivre les principes de base en faisant trois repas normaux par jour à intervalles réguliers.

2 Vous avez le choix entre **deux types de petits déjeuners.** **Le petit déjeuner glucido-protéique**, composé de glucides à IG bas (50 et moins) contenant notamment du pain intégral ou des céréales brutes, des protéines d'origine laitière et ne contenant aucune graisse (saturée en particulier).
Le petit déjeuner protido-lipidique (charcuteries, œufs, laitages entiers…) mais qui ne pourra inclure que des glucides à index glycémique très bas (35 et moins). Cette option doit cependant rester exceptionnelle (une fois par semaine) en raison de la présence des graisses saturées.

3 Vous avez le choix entre **deux types de repas : le repas protido-lipidique** (viandes, volailles, poissons, œufs, fromages), dont les glucides d'accompagnement auront un IG très bas comme les lentilles, les haricots, les pois chiches, le quinoa, les légumes verts, les fruits… et dans lequel on limitera les graisses saturées ; **le repas glucido-protéique,** composé essentiellement de glucides à IG bas (tels les spaghettis, le riz basmati, les patates douces, les lentilles...) et sans graisses saturées.

4 **Les déjeuners et dîners** seront semblables dans leur composition mais dans tous les cas de figure, le dîner devra être beaucoup plus léger avec peu de protéines et de graisses et plus de glucides à IG bas (légumes et fruits notamment).

5 **Efforcez-vous de faire au moins 4 repas glucido-protéiques par semaine,** notamment au dîner (glucides à IG inférieur à 50 sans graisses saturées).

6 **Éliminez le sucre** sous toutes ses formes. Pas seulement le sucre blanc ou roux extrait de la betterave ou de la canne à sucre, mais aussi tous les aliments hautement sucrés comme la confiture, les sodas et diverses friandises. Attention surtout aux sucres cachés, sous forme de glucose, sirop de maïs, de blé et autres maltodextrines dont l'IG est de 100 et que l'on trouve dans la plupart des plats préparés et tous les « gadgets » alimentaires (barres chocolatées, gâteaux industriels, pseudo-biscuits…).

7 **Évitez les boissons contenant de la caféine,** car celle-ci stimule la sécrétion d'insuline. Évitez les colas, le café et le thé noir.

8 **Limitez la consommation de boissons alcoolisées** et ne buvez jamais à jeun. Vous pourrez consommer, en phase I, un verre de vin (10 cl) ou 25 cl de bière au cours du déjeuner ou du dîner.

9 **Évitez la consommation de graisses saturées** si le glucide d'accompagnement a un IG supérieur à 35. Dans ce cas, vous pourrez consommer des graisses de poisson (omégas 3) et, dans une proportion moindre, des acides gras monoinsaturés (huile d'olive).

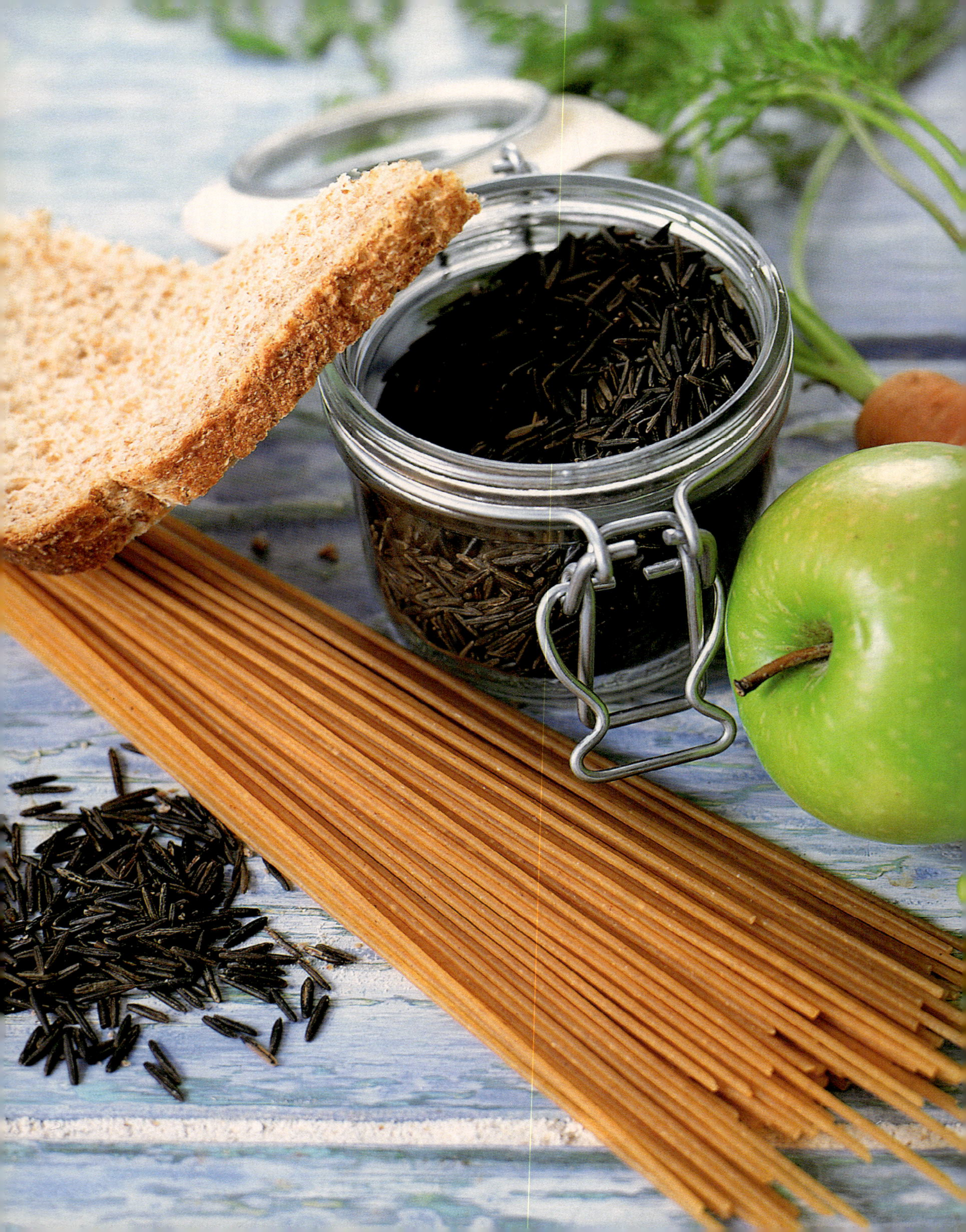

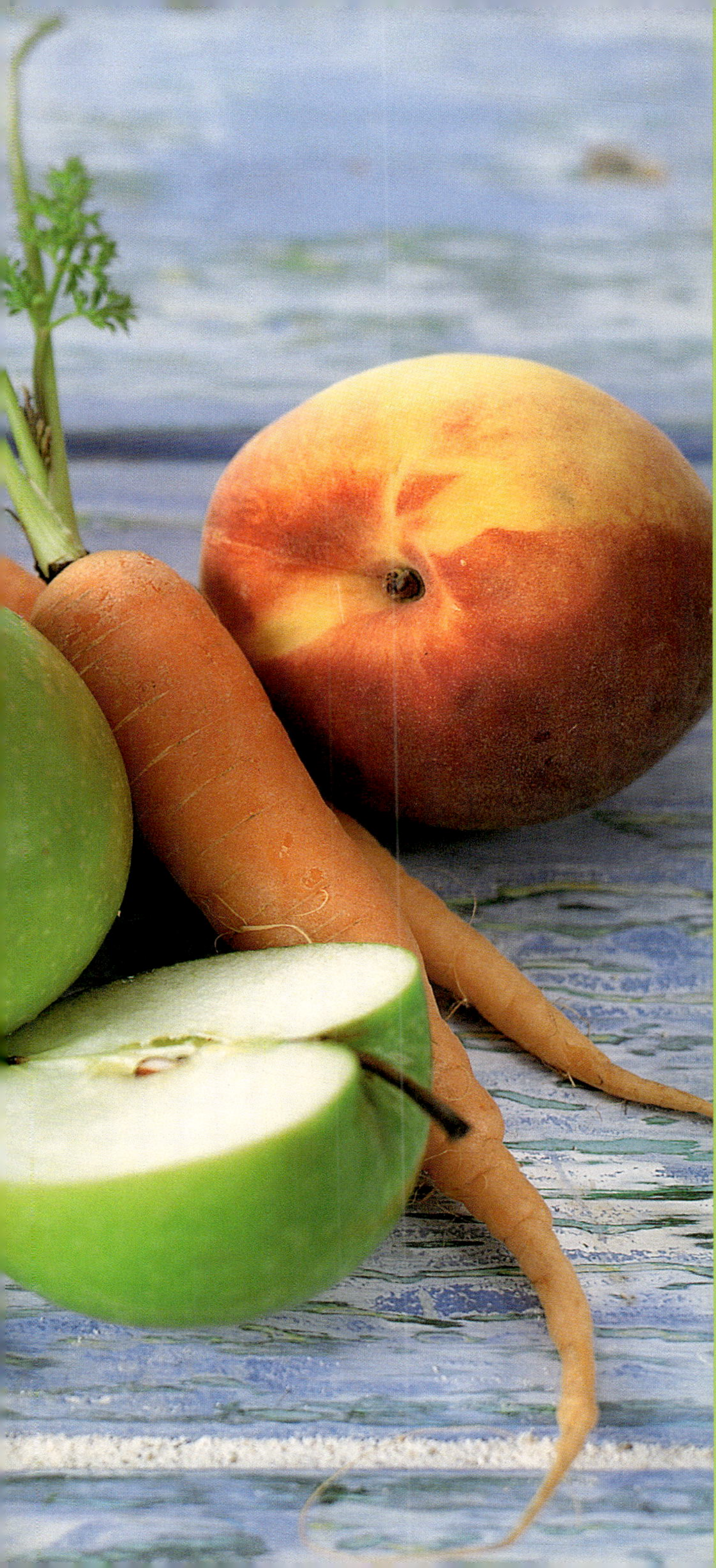

Les bons choix alimentaires

Certains aliments apparemment sains peuvent avoir un redoutable index glycémique. Nous allons donc en examiner quelques-uns et découvrir comment toujours choisir la version à l'IG le moins élevé.

- Le sucre
- Les féculents
- Le pain
- Les pâtes
- Les fruits
- Les boissons

Le sucre

Le sucre est le symbole des « mauvais glucides ». Sur son emballage devrait figurer le pictogramme que l'on trouve sur les produits dangereux ou tout au moins des avertissements du type de ceux indiqués sur les paquets de cigarettes. Quand on découvre le danger du sucre, qui est un véritable fléau dans l'alimentation occidentale et surtout nord-américaine, il est difficile de réaliser que depuis deux siècles il a été naïvement considéré comme un aliment indispensable.

LE FRUCTOSE

Comparé au sucre ordinaire ou aux édulcorants artificiels, le fructose a certains atouts. D'abord, c'est un sucre naturel et non un produit de synthèse comme les édulcorants. Ensuite, il a un IG bas, ce qui lui confère l'avantage de ne pas stimuler la sécrétion d'insuline.
Il a enfin une densité semblable à celle du sucre ordinaire, ce qui permet de l'utiliser en pâtisserie, encore que son pouvoir sucrant est supérieur, ce qui implique un dosage moindre. Cependant, s'il est consommé en excès, il peut augmenter le niveau des triglycérides (voir p. 30-31). Chez certaines personnes particulièrement vulnérables, l'utilisation du fructose sera donc très modérée.

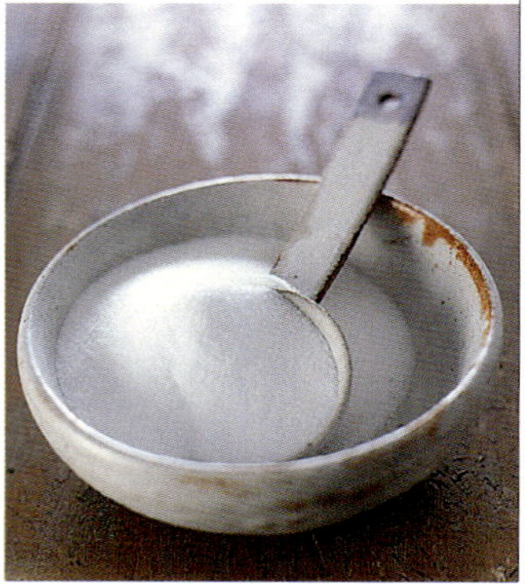

L'ÉPIDÉMIE DU SUCRE

Le sucre, ou encore le saccharose, que les Anglo-Saxons appellent « sucrose », est extrait de la canne à sucre ou encore de la betterave sucrière. Son IG est de 70, ce qui est élevé. C'est un des aliments les plus pervers, qui entraîne chez ceux qui en abusent une véritable addiction, au même titre que l'alcool ou la drogue. Les processus neurologiques concernés sont d'ailleurs les mêmes.

Le sucre est apparu en Occident il y a un peu plus de deux cents ans, mais en 1800, sa consommation était inférieure à 1 kg par an et par personne. Lorsque le sucre de betterave fut maîtrisé, il devint un produit de grande consommation : 8 kg par an et par habitant en 1880, 17 kg en 1900 et 30 kg en 1930. Avec 35 kg aujourd'hui, le Français est un des plus petits consommateurs de l'Occident, car les Européens consomment plutôt entre 40 et 52 kg.

Le record est évidemment battu en ce domaine par les États-Unis avec 58 kg par an et par habitant. Mais ce qui est plus grave, c'est que la plupart du sucre qu'ils consomment est extrait du maïs et a donc un IG très proche de celui du glucose (100).

Pendant longtemps, les nutritionnistes (principalement sous la pression du lobby sucrier) ont refusé de reconnaître les effets délétères de la consommation excessive de sucre. Certains, comme le Pr Debry, ont même contribué par des publications favorables (largement utilisées par l'industrie sucrière) à banaliser sa consommation et à l'encourager indirectement.

Heureusement, l'ensemble de la communauté scientifique mondiale, et en particulier l'OMS (Organisation mondiale de la santé), dénonce aujourd'hui sévèrement les effets pervers du sucre sur la santé et en particulier son implication dans l'épidémie d'obésité et de diabète qui déferle sur tous les pays du monde.

Le sucre caché

Le vrai problème n'est pas le sucre que l'on met dans son café, thé ou yaourt, car depuis une trentaine d'années cette consommation «directe» de sucre a beaucoup diminué, encore que ce soit au profit des édulcorants de synthèse qui sont un autre sujet de préoccupation (voir ci-contre). Le vrai problème est le sucre caché qui représente plus de 70 % de la consommation. Il concerne le sucre et, en particulier, les sirops de glucose rajoutés dans quasiment tous les aliments préparés par les industries alimentaires mais aussi pharmaceutique. Le sucre est utilisé comme conservateur mais aussi et surtout pour flatter le goût du consommateur devenu totalement dépendant, comme s'il s'agissait d'une drogue.

Comment maintenir la glycémie sans sucre?

Certains pourraient se demander comment nous pouvons maintenir la glycémie sans apports extérieurs en sucre. L'organisme a besoin de glucose qu'il fabrique à partir des glucides et non de sucre. Par ailleurs, le corps est capable à tout moment de fabriquer son propre sucre en cas de besoin. Dans la phase I, il conviendra de procéder à un véritable sevrage du sucre.

LES ÉDULCORANTS DE SYNTHÈSE

Les édulcorants de synthèse peuvent temporairement nous aider à nous sevrer du sucre. Mais ils ne doivent en aucun cas se substituer à lui, car l'objectif poursuivi doit être de supprimer sa dépendance au goût sucré. Sachez qu'une consommation importante et prolongée de faux sucres peut même indirectement contribuer à la prise de poids, ou tout au moins constituer un facteur de ralentissement de l'amaigrissement.
En effet, on a montré qu'une consommation importante d'un édulcorant de synthèse lors d'un repas entraîne, au cours des repas ultérieurs, une amplification anormale de la glycémie. Une réponse insulinique démesurée peut alors déclencher une hypoglycémie réactionnelle génératrice d'une sensation de faim. Ce pseudo-remède (l'édulcorant de synthèse) pourrait donc se révéler aussi pervers, sinon plus, que le mal (le sucre).

Les féculents

Même si tous les féculents (qui sont composés d'amidons) sont des glucides complexes, certains ont des IG très bas, comme les lentilles et les haricots, alors que d'autres ont des IG très élevés, ce qui est le cas de la pomme de terre, du pain blanc ou encore du maïs.

« Après qu'elle fut apportée du Pérou au XVIe siècle, la pomme de terre ne fut cultivée pendant trois siècles que pour servir de nourriture aux cochons. »

LA POMME DE TERRE

Le Pr Walter Willett, un des grands épidémiologistes américains, dit que la pomme de terre est totalement inadaptée aux besoins alimentaires de notre époque moderne. Elle pourrait encore convenir au bûcheron canadien ou au travailleur de force (pour autant qu'ils existent encore), mais certainement pas à ceux qui travaillent dans un bureau.

Après qu'elle fut apportée du Pérou par les navigateurs du XVIe siècle, la pomme de terre ne fut cultivée pendant trois siècles que pour servir de nourriture aux cochons. C'est seulement en 1785, au moment des famines qui précédèrent la Révolution française, qu'un botaniste du nom de Parmentier la proposa comme « substitut temporaire au blé » qui manquait à l'époque.

La consommation de la pomme de terre est donc quelque chose de récent puisque, comme celle du sucre, elle n'a vraiment commencé qu'au XIXe siècle.

Son vrai problème

Quand elle est crue, la pomme de terre est un très bon aliment. Son IG est bas, et elle est riche en vitamines et sels minéraux. Malheureusement, seuls les cochons peuvent la digérer crue et en tirer un profit nutritionnel. L'homme, lui, ne dispose pas des enzymes digestives nécessaires pour la métaboliser. Pour la consommer, il est donc obligé de la cuire, ce qui détériore son amidon et augmente considérablement son IG.

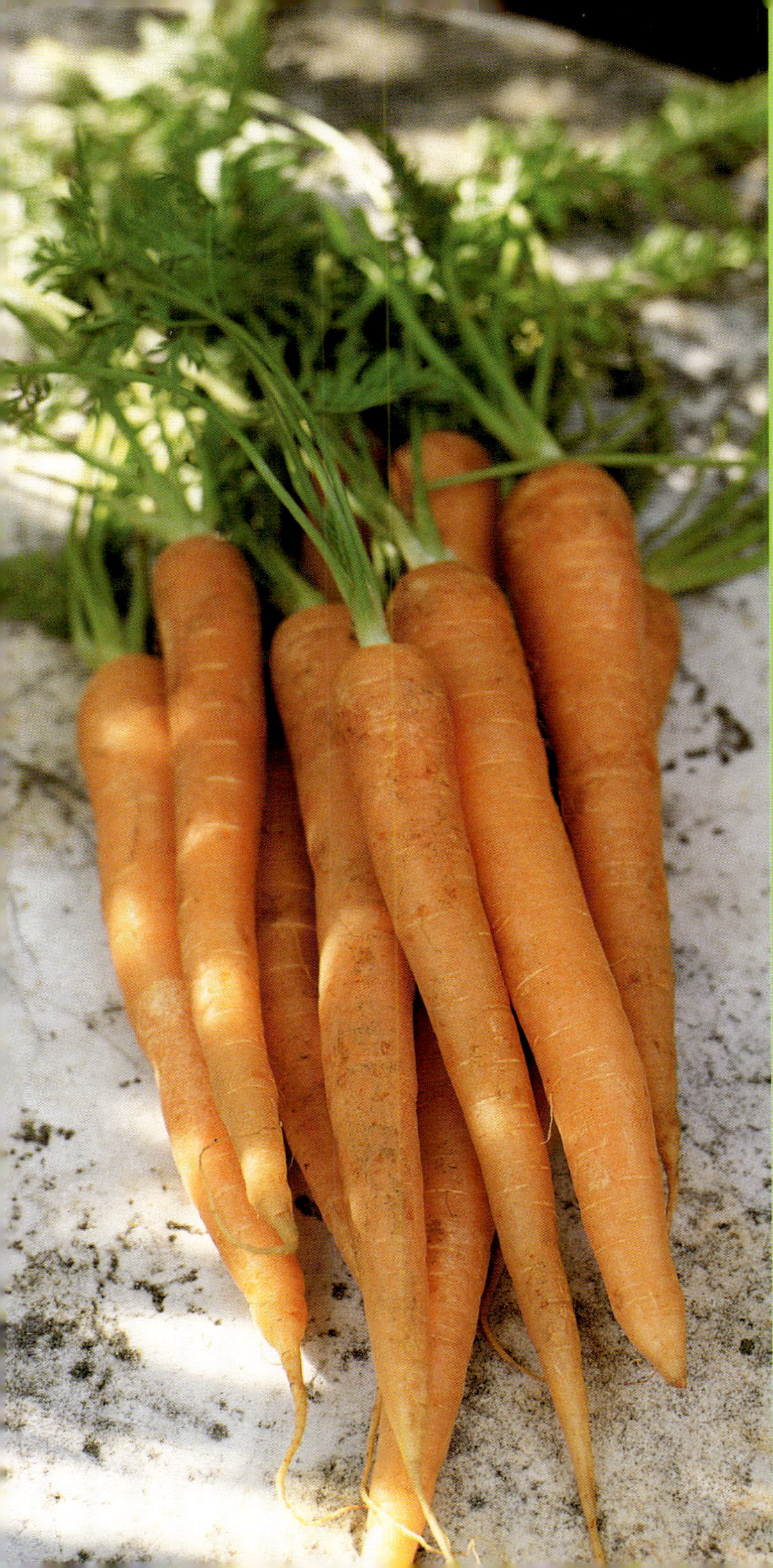

LES CAROTTES

Comme celui des pommes de terre, l'amidon des carottes, qui est sensible à la chaleur, se transforme à la cuisson. Heureusement, les carottes crues ont un IG de 30 et sont tout à fait digestes. On pourra donc les faire figurer aux menus de la phase I.

Les carottes crues, râpées par exemple, sont excellentes en salade avec de la vinaigrette ou simplement assaisonnées d'un jus de citron.

Cuites à la vapeur, bouillies ou encore sautées, leur IG grimpe à 85 du fait de la transformation de l'amidon. La carotte cuite devrait donc être théoriquement exclue du programme de la phase I.

Cependant, les carottes ont un contenu en glucide pur de 6 %, ce qui revient à dire que, même si elles sont cuites, l'incidence de leur IG élevé (85) sur la résultante glycémique du repas sera plutôt faible. C'est pourquoi, en phase II, les carottes cuites pourront être consommées sans restriction particulière.

« Les riz à haut rendement qui ont été sélectionnés pour être cultivés dans les pays occidentaux ont un index glycémique élevé. »

Les différents types de cuisson de la pomme de terre entraînent d'ailleurs des IG variables : cuite avec la peau, l'IG est de 65 ; cuite pelée, il est de 70 et cuite au four ou frite, l'IG est de 95, ce qui est supérieur de 35 % au sucre.

À la fin du XIXe siècle, la consommation de la pomme de terre chez les gens modestes était importante, mais ils la mangeaient toujours bouillie avec sa peau (IG 65) et accompagnée de légumes riches en fibres – en particulier le chou –, qui contribuaient à diminuer la résultante glycémique du repas (voir p. 112-114).

En phase I, la patate douce (IG 50) est une alternative intéressante, mais cuisez-la comme autrefois, dans sa peau, et mangez-la accompagnée de légumes verts tels que les épinards, le chou-fleur, le brocoli ou encore la salade.

LE MAÏS

Le maïs est une céréale qui a constitué la base de l'alimentation des populations indigènes du continent américain. Le maïs ancestral (indien), dont les musées agronomiques ont conservé les variétés d'origine, avait un IG très bas (35), car il était riche en fibres solubles.

Après la découverte du Nouveau Monde, les Occidentaux ont cherché à en augmenter le rendement par sélection génétique et hybridation. Résultat : le maïs moderne a désormais un IG de 65 et la farine de maïs de 70. Son contenu en protéines, en fibres et en vitamines s'est considérablement affaibli et la qualité de son amidon est très médiocre (pouvoir important de gélatinisation). C'est pourquoi, quand il subit la chaleur, son IG s'élève rapidement, ce qui est notamment le cas quand on fait des corn flakes (flocons de maïs) ou du pop-corn dont l'IG est de 85.

Comme la pomme de terre, le maïs est donc un glucide hyperglycémiant. À ce titre, il sera exclu des choix alimentaires que l'on pourra faire dans la phase I.

LE RIZ

Les riz à haut rendement qui ont été sélectionnés pour être cultivés dans les pays occidentaux ont un IG élevé. De même, plus un riz est glutineux (riz thaï par exemple), plus son IG est élevé. C'est aussi le cas des riz précuits (IG 90). Comme pour les pommes de terre ou les carottes, la cuisson du riz peut faire varier son IG. Plus le riz cuit longtemps dans un grand volume d'eau, plus il a tendance à gélatiniser, ce qui a pour effet d'augmenter son IG.

C'est pourquoi il faut toujours cuire le riz à la façon asiatique : un volume de riz pour deux volumes d'eau, en le laissant gonfler après avoir rapidement coupé la source de chaleur au bout de 3 à 4 minutes. Tout traitement particulier a aussi pour effet d'augmenter son IG. C'est ainsi le cas du riz instantané (IG 85), des gâteaux de riz, ou encore des galettes de riz soufflé (IG 85). Tous ces riz ou dérivés devront évidemment être exclus des choix alimentaires de la phase I.

En revanche, certains riz traditionnels asiatiques (longs notamment) et en particulier le basmati ont un IG moyen (50), de même que tous les riz complets longs ou encore le riz sauvage (voir ci-contre), dont l'IG est très bas. Cependant, il est intéressant de savoir que même si l'IG est en moyenne assez élevé, le riz entraîne une sécrétion d'insuline réduite.

On peut donc considérer que le riz basmati, même avec un IG de 50, se comporte métaboliquement comme un glucide dont l'IG serait de 35-40. Il pourra donc occuper une place importante dans les repas glucido-protéiques de la phase I.

LE RIZ SAUVAGE

Le riz sauvage est en fait une variété très particulière d'avoine. Son index glycémique a l'avantage d'être très bas (35), ce qui permet de le consommer en phase I dans tous les types de repas.
Un autre glucide à IG très bas (35) pouvant être mangé sous différentes formes au cours de la phase I est le quinoa, une graine d'origine sud-américaine, très riche en protéines et en fibres. Le quinoa est surtout disponible dans les magasins vendant des produits naturels et biologiques.

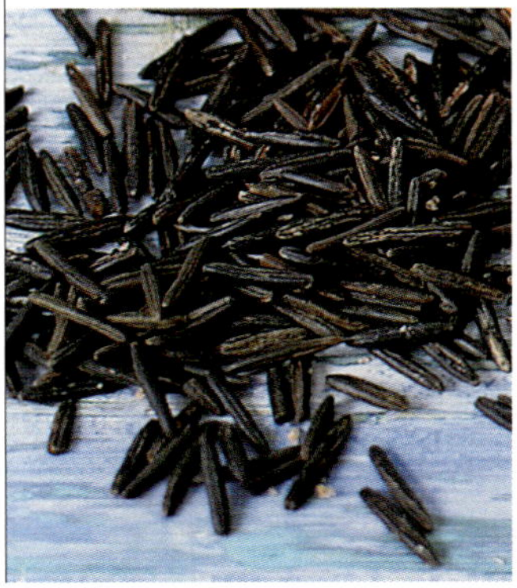

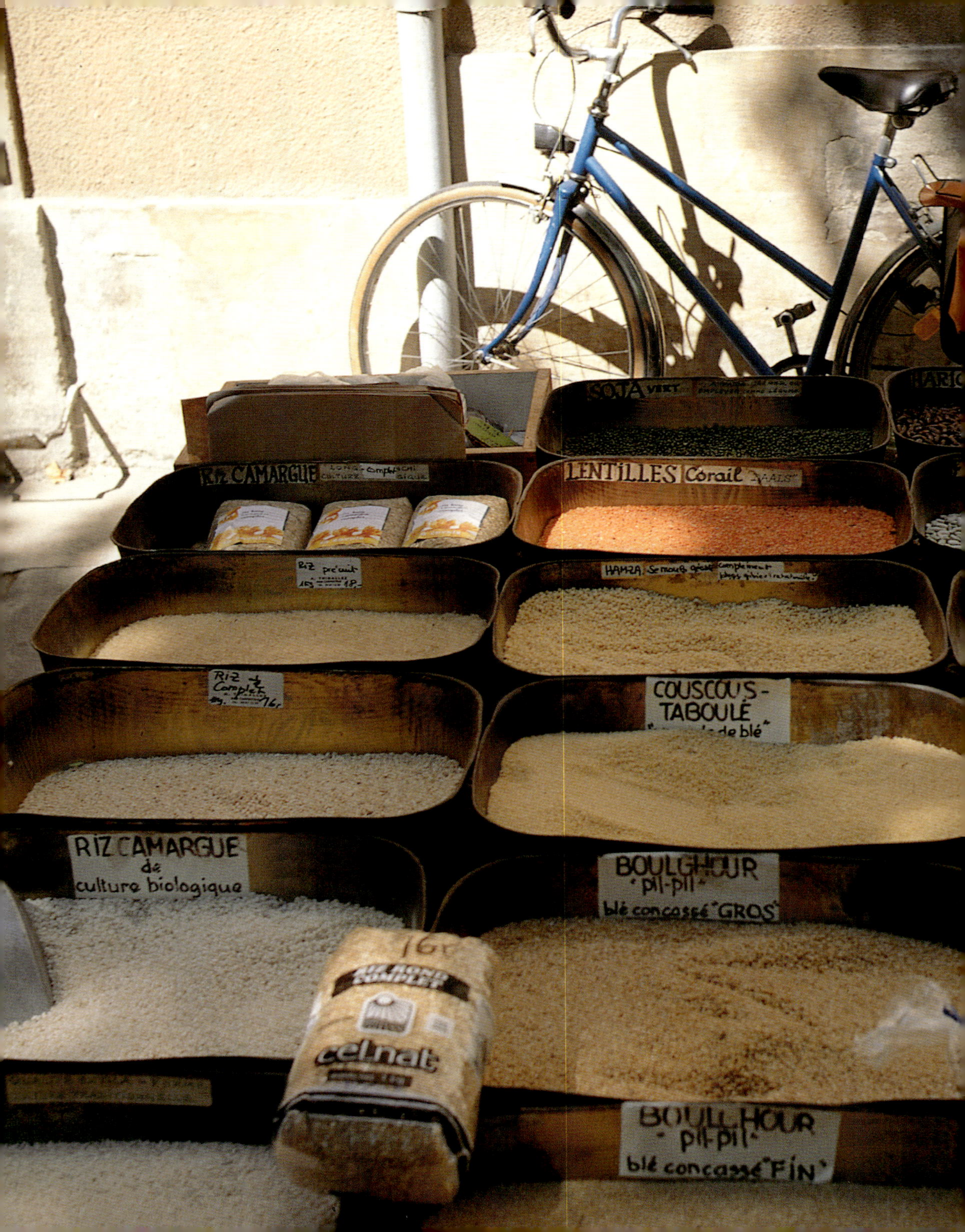
SOJA VERT
Riz CAMARGUE
LENTILLES Corail
COUSCOUS-
TABOULÉ
RIZ CAMARGUE
de
culture biologique
BOULGHOUR
"pil-pil"
blé concassé "GROS"
RIZ ROND
COMPLET
celnat
BOULLHOUR
"pil-pil"
blé concassé "FIN"

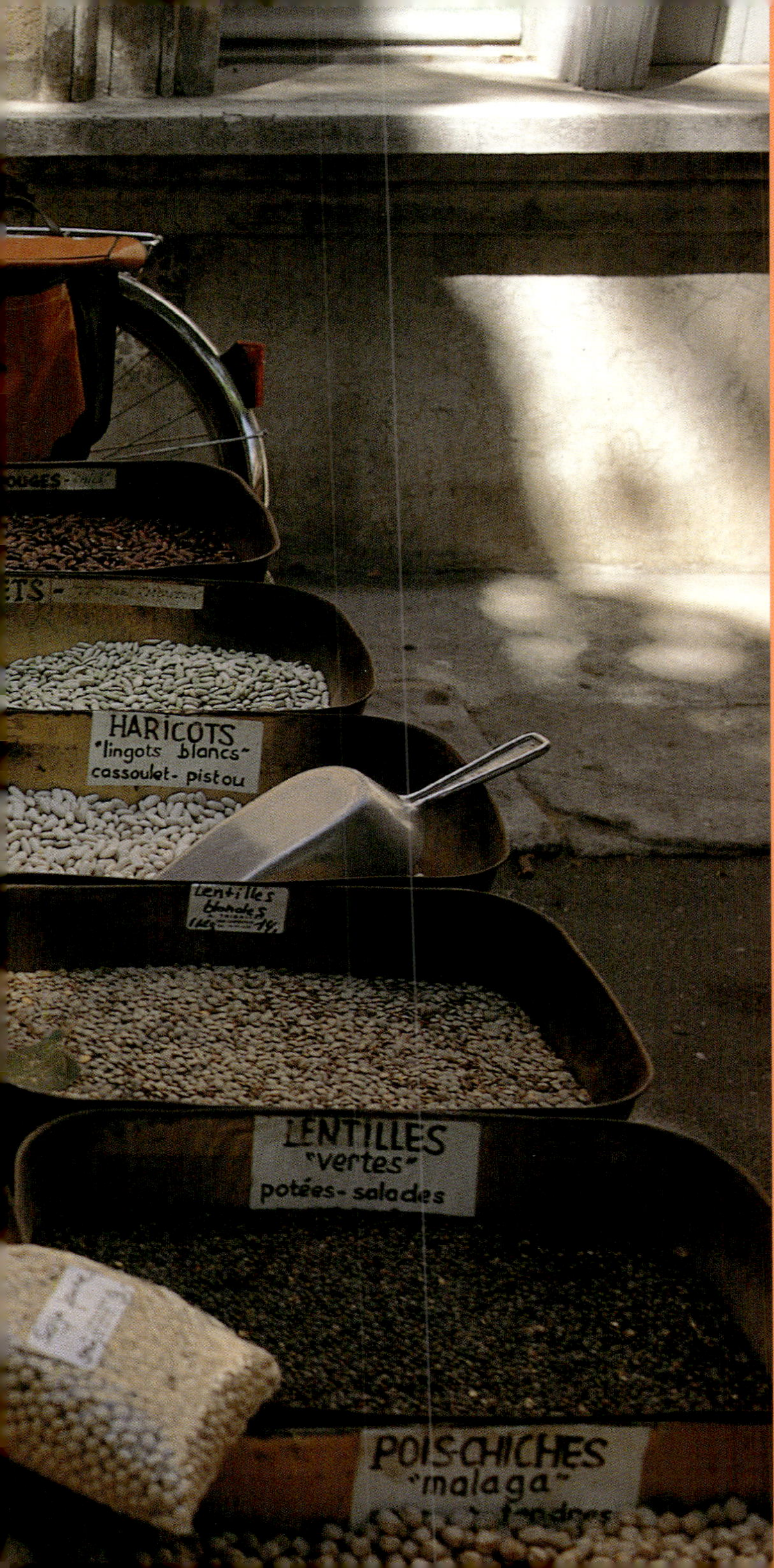

LES LÉGUMINEUSES

Vous vous attendez sans doute à ce que soient condamnés les féculents au même titre que ce qui a été fait pour les pommes de terre (voir p. 54-56). Eh bien, détrompez-vous ! Les lentilles, les haricots, les pois, les pois chiches ou encore le soja ont des IG très bas (35 et moins). Les lentilles ont notamment l'IG le plus bas et en particulier les lentilles vertes du Puy.

Les légumineuses ont un IG très bas pour plusieurs raisons. D'abord parce que leur amidon contient une part importante d'amidon résistant (amylose) qui, comme son nom l'indique, résiste à leur transformation intestinale en glucose par les enzymes digestives (hydrolysation). L'absorption intestinale du glucide est donc réduite, d'où un IG faible.
Elles contiennent également des fibres, notamment des fibres solubles, qui contribuent aussi à réduire l'IG.
Ce n'est donc pas l'étalement dans le temps de l'absorption intestinale d'un glucide, comme le prétendent faussement certains nutritionnistes, qui réduit l'IG. C'est, au contraire, comme l'ont montré les « pères fondateurs » de l'IG, la moindre absorption intestinale du glucide qui limite l'élévation de la glycémie. On peut donc dire que l'IG d'un glucide mesure sa biodisponibilité.

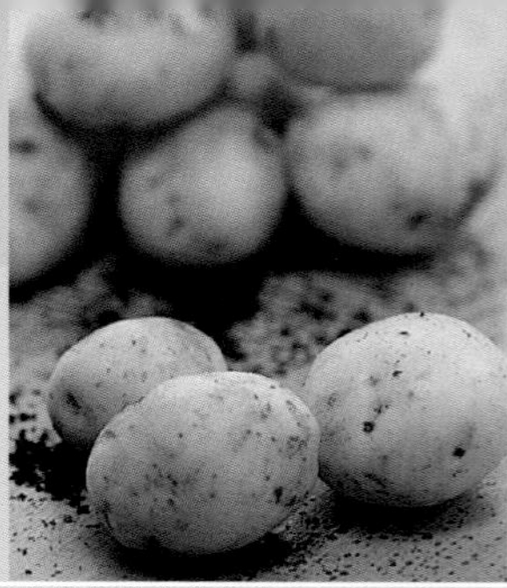

Phase I
La cuisson des féculents

Quand une pomme de terre est pelée et ensuite bouillie, l'IG passe de 65 à 70 ; puis, si l'on veut en faire de la purée, le processus d'écrasement a pour effet d'augmenter encore l'IG jusqu'à 80.

Les pommes de terre frites, qu'elles soient sous forme de frites ou de pommes rissolées, ont un IG de 95. Le fait qu'elles contiennent beaucoup de graisse constitue un important facteur de risque de prise de poids.

Une cuisson excessive du riz augmente son IG. Plus le riz est glutineux ou collant, plus son IG est élevé. Le riz précuit a un IG très élevé. La transformation du riz contribue à en augmenter l'IG ; c'est le cas du riz soufflé (IG 85) mais aussi de tous les produits fabriqués à base de farine de riz (feuilles de brick par exemple).

Faire trop cuire les pâtes élève leur IG. Plus elles cuisent, plus l'amidon se gélatinise et plus l'absorption intestinale est facilitée, ce qui augmente l'IG.

Cuire les pâtes *al dente* (5 minutes), et en particulier les spaghettis, permet de limiter l'élévation de l'IG. En les laissant refroidir pendant quelques heures au réfrigérateur, il se produit une rétrogradation des amidons qui se traduit par une diminution d'environ 5 points de l'IG.

En cuisant les carottes, on en fait un mauvais glucide. Alors que les carottes crues ont un IG de 30, celui des carottes cuites s'élève à 85.

Faire griller le pain contribue aussi, par une déshydratation, à une certaine rétrogradation des amidons, ce qui diminue légèrement son IG.

Faire sauter du maïs pour réaliser du pop-corn revient à faire exploser ses amidons ; de même, fabriquer industriellement des corn flakes entraîne une augmentation substantielle de l'IG.

Q&R

Peut-on manger du pain?

Le pain aurait pu faire l'objet d'un chapitre entier, car il y a beaucoup à dire à son sujet. Du bien pour le « bon pain », si rare à notre époque, et du mal pour le « très mauvais pain » – fabriqué principalement par les boulangeries industrielles – qui contribue indirectement à la prise de poids.

Q Comment le pain fait-il grossir?

La plupart des pains blancs ont un IG aussi élevé que le sucre (70) et même beaucoup plus élevé pour les pains très blancs industriels utilisés dans les fast-foods. En stimulant indirectement une sécrétion excessive d'insuline, le pain ordinaire est un facteur de prise de poids important.

Q Quel pain faut-il donc éviter de manger?

Le pain blanc fabriqué à partir de farines raffinées est presque entièrement dépourvu de tous les nutriments contenus dans le grain de blé : vitamines, minéraux, protéines, acides gras essentiels et fibres. Sur le plan nutritif, il n'apporte rien d'autre que des « calories vides ».

La farine blanche est notamment privée de la vitamine B, présente à l'origine dans le blé et indispensable au métabolisme de tout glucide, d'où un risque de carence. Mais le problème majeur du pain blanc reste son IG très élevé.

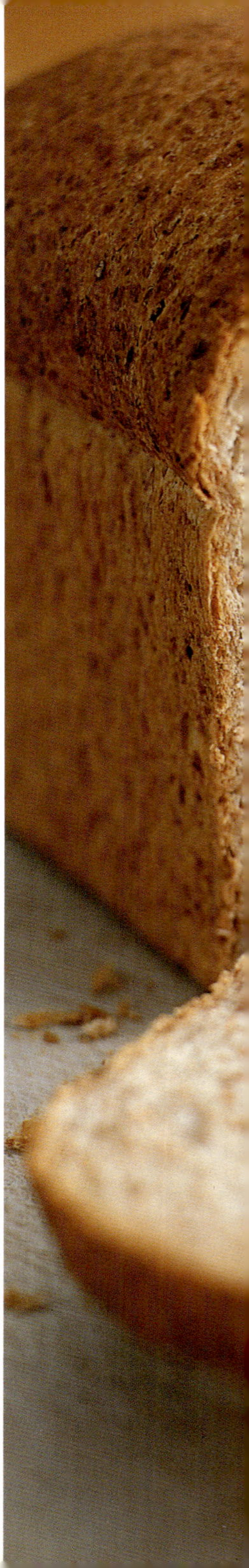

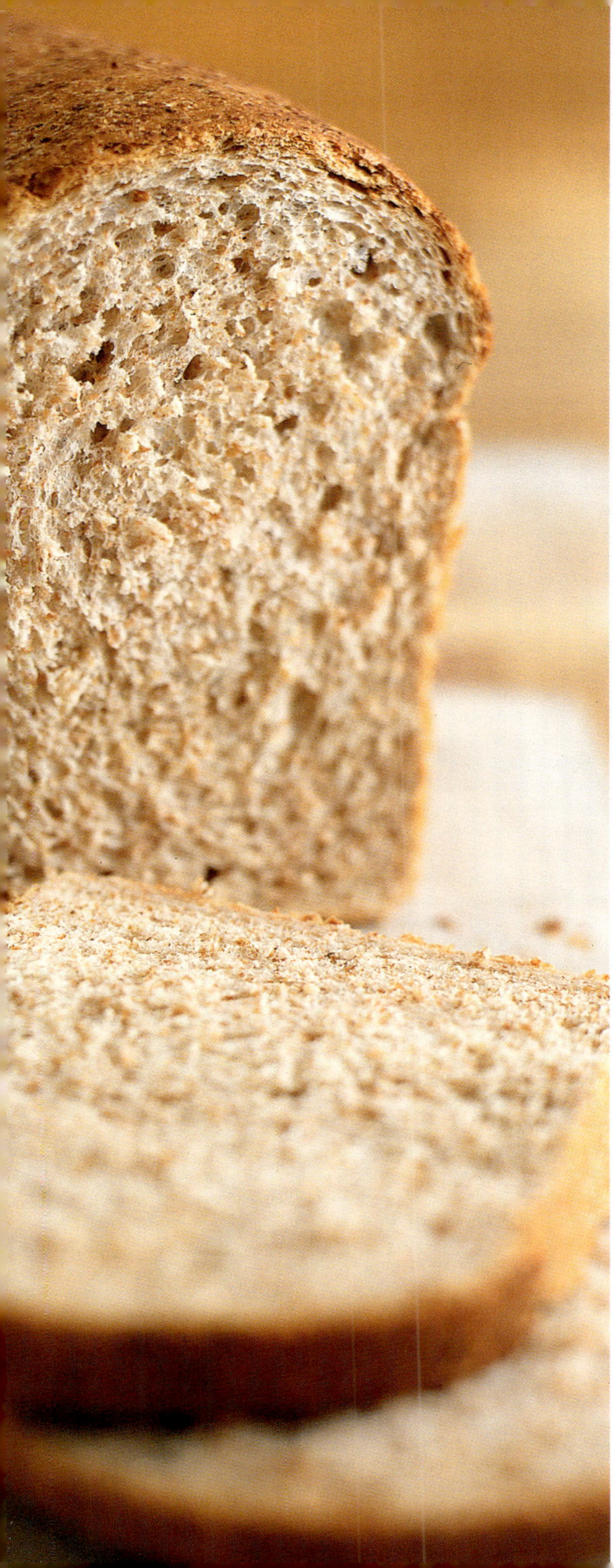

Q Quel type de pain peut-on manger ?

Le véritable pain intégral est le seul acceptable, car son IG est bas (40). Il est fait avec une farine intégrale de meule grossière, non tamisée et avec un levain naturel. Surtout, méfiez-vous des pains dits « complets », car même s'ils sont faits avec des farines légèrement moins raffinées, des études ont montré que leur IG est presque aussi élevé que celui de la farine blanche. En France, on ne trouve le véritable pain intégral que dans les magasins de produits biologiques.
Le meilleur substitut est encore le pain noir allemand au seigle (Pumpernickel) ou encore les crackers de seigle très riches en fibres (24 %) de type Wasa® fibres.

Q Quand peut-on manger du pain ?

Dans la phase I, le pain a une place privilégiée au cours du petit déjeuner glucido-protéique. Au cours du déjeuner protido-lipidique, le pain sera exclu, comme tous les glucides dont l'index glycémique est supérieur à 35.
Si le repas du soir est glucido-protéique, le véritable pain intégral sera acceptable dans la mesure où son IG est inférieur à 50.

Q&R

Peut-on manger des pâtes?

Comme les pâtes sont faites avec de la farine blanche, vous vous attendez sans doute à ce que je vous conseille de les exclure de votre alimentation. Au risque de vous surprendre, je ne le ferai pas, car j'ai depuis quelques années découvert que les pâtes (tout au moins certaines d'entre elles) ne font pas forcément grossir. Au contraire, si elles sont cuites d'une certaine manière, elles peuvent même nous aider à maigrir grâce à leur faible IG.

Q Comment les choisir?

Le choix des pâtes qui pourront être consommées en phase I sera fait sur deux critères. D'abord, elles devront être faites exclusivement avec du blé dur, qui a l'avantage de contenir plus de protéines et plus de fibres. Ensuite, la pâte doit être pastifiée, c'est-à-dire fabriquée d'une certaine manière (voir p. 65).

Les pâtes complètes constituent une option intéressante, mais comme elles doivent être cuites plus longtemps, leur IG est sensiblement le même que celui des pâtes normales cuites *al dente* (5 minutes).

Q Quand va-t-on manger des pâtes?

Dans la phase I, nous avons vu que les glucides à IG compris entre 35 et 50 peuvent être mangés au cours de repas glucido-protéiques, plus faciles à faire le soir chez soi.

Ce sera donc le cas des pâtes définies ci-dessus et notamment des spaghettis pour lesquels la cuisson *al dente* est la plus facile à réaliser.

Q Qu'est-ce que la pastification ?

C'est un processus mécanique qui permet d'extruder la pâte à très haute pression en la faisant passer à travers des petits trous.
Ce procédé forme un film protecteur autour des pâtes qui limite considérablement la gélatinisation des amidons au cours de la cuisson.
Les pâtes les plus communément pastifiées sont les spaghettis, les tagliatelles et le vermicelle.
Attention, les pâtes fraîches faites à la main ne sont pas pastifiées. Leur IG est donc supérieur à 50. Elles ne peuvent donc pas être consommées dans la phase I.

Q Quelle est la meilleure cuisson ?

Toutes les pâtes extrudées devront être cuites *al dente*, mais quand elles sont grosses (macaronis, penne...), la cuisson doit être plus longue au risque de déclencher la gélatinisation des amidons. C'est pourquoi ma recommandation est de se contenter des spaghettis et des petites tagliatelles pour lesquels une cuisson de 5 minutes sera suffisante, sans risque de gélatinisation.

Q Quelles pâtes ont l'IG le plus bas ?

Rappelons que si des spaghettis cuits *al dente* sont refroidis pendant quelques heures au réfrigérateur, l'IG sera diminué de 5 points du fait de la rétrogradation des amidons. Dès lors, avec un IG de 35, ils pourront être consommés froids dans un repas protido-lipidique.
Quant aux vermicelles chinois, ils sont généralement faits à base de soja (haricot mungo). Leur IG est donc particulièrement bas (30).
En revanche, bien que pastifiées, les pâtes de riz ont un IG élevé et devront être exclues de la phase I.

Les fruits

Mis à part dans les régimes d'exclusion glucidique (Atkins, Miami...), les fruits font l'unanimité sur le plan de leurs bienfaits nutritionnels, eu égard principalement à leur contenu vitaminique.
Dans la méthode Montignac, les fruits ne sont pas seulement recommandés pour leurs vitamines mais aussi pour leurs fibres et leur index glycémique généralement bas.

L'IG DES FRUITS

Les fruits sont des glucides. Ils contiennent pour la plupart du glucose, du fructose et même pour certains de l'amidon (banane). Quand ils contiennent majoritairement du fructose et des fibres, leur IG est très bas (35 ou inférieur) ; ce sont ces fruits-là en particulier qui vont contribuer à la perte de poids. Les pommes et les poires sont notamment riches en pectine, une fibre soluble qui permet de diminuer l'absorption intestinale.

Les fruits ne font pas grossir

L'énergie des fruits est facilement utilisable par les muscles et donc peu susceptible de se stocker en se transformant en graisse. C'est pourquoi les fruits secs (abricots et figues notamment) sont recommandés avant, pendant et après un important effort physique (pratique sportive).

Certains fruits ont cependant un IG critique. Les dattes ont un IG de 70 et la banane mûre de 60. En revanche, si la banane est verte, son IG est de 45 et elle pourra donc être intégrée dans un repas glucido-protéique (petit déjeuner par exemple).

Quant aux melons et pastèques, dont l'index glycémique est élevé, ils peuvent occasionnellement être mangés en phase I dans la mesure où leur contenu en glucide pur est très faible.

« Seuls les fruits dont l'IG est de 35, ou moins, peuvent contribuer à la perte de poids. »

Faut-il peler les fruits ?

Les fruits qui ont une peau comestible devraient être mangés sans être pelés, car la peau est généralement très riche en fibres, ce qui contribue à faire baisser l'IG. De plus, les vitamines sont généralement concentrées à la périphérie du fruit.

La digestion des fruits

La digestion des fruits commence dans la bouche pour se terminer dans l'intestin grêle. Ils ne font donc que traverser l'estomac. Leur trajet peut cependant être quelque peu ralenti par la digestion des protéines et des graisses qui se fait principalement dans l'estomac. C'est ainsi que certaines personnes peuvent ressentir des problèmes intestinaux (flatulences) après avoir mangé des fruits à la fin du repas. Les fruits (salades de fruits en particulier) peuvent en effet provoquer une fermentation dans l'estomac, qui entraîne ces troubles intestinaux.

Il est conseillé aux personnes sensibles de manger les fruits avant le repas (le petit déjeuner par exemple) ou encore en dehors des repas. Elles peuvent aussi manger des fruits cuits.

Tous les fruits rouges et les baies (fraises, framboises, myrtilles…) ne comportent aucun risque de fermentation et peuvent donc être consommés en fin de repas par des personnes sensibles.

Ceux qui n'ont pas de problèmes digestifs pourront consommer les fruits à n'importe quel moment de la journée, y compris à la fin du repas, à condition que le fruit ait un IG inférieur ou égal à 35.

Attention aux jus de fruits

L'extraction du jus de fruits revient à augmenter son IG, car la plupart des fibres sont supprimées. C'est donc plutôt au cours du petit déjeuner glucido-protéique que le jus de fruits trouvera sa place.

AMICALEMENT FRUIT

Si vous faites partie de ceux dont la consommation de fruits au cours du repas perturbe la digestion (voir ci-contre), il est préférable que vous les mangiez à jeun. Cependant, vous ne devriez pas avoir de problème à manger des fruits rouges et des baies (fraises, framboises, myrtilles, mûres) en fin de repas. Ces fruits, qui contiennent en effet peu de sucre, ne comportent aucun risque de fermentation.

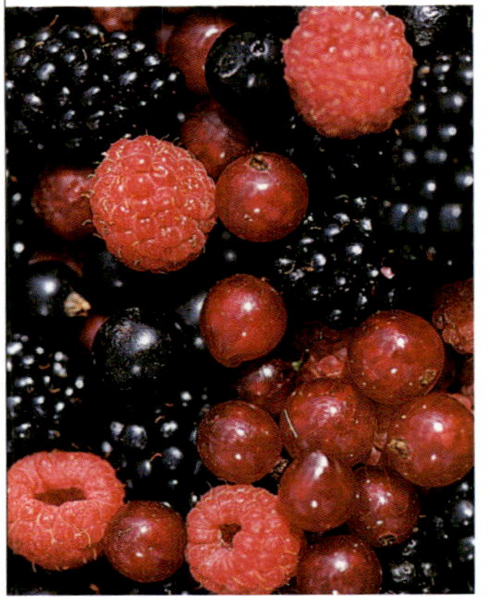

FRUITS : QUE PEUT-ON MANGER ?

Les pommes sont un des meilleurs fruits recommandables en phase I. Elles sont riches en vitamines et contiennent des fibres (pectine) qui leur confèrent un IG bas. Mangez-les entre les repas si vous avez une petite faim, mais aussi cuites au four comme dessert.

Autres fruits acceptables en phase I :

- **abricots ;**
- **pêches ;**
- **poires ;**
- **prunes ;**
- **oranges ;**
- **cerises ;**
- **fraises ;**
- **framboises ;**
- **mûres ;**
- **myrtilles ;**
- **kiwis ;**
- **figues ;**
- **abricots secs ;**
- **figues séchées ;**
- **pruneaux.**

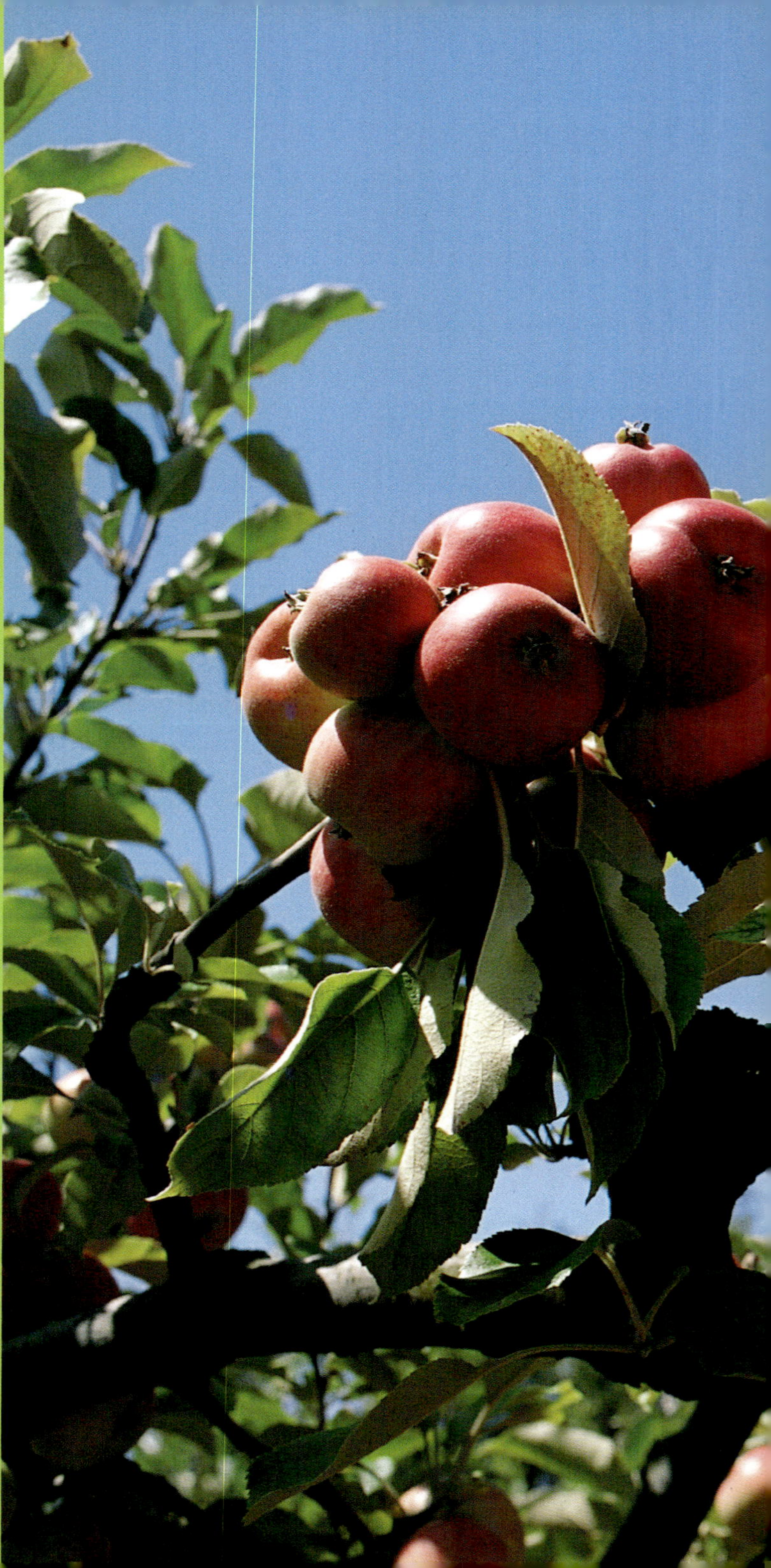

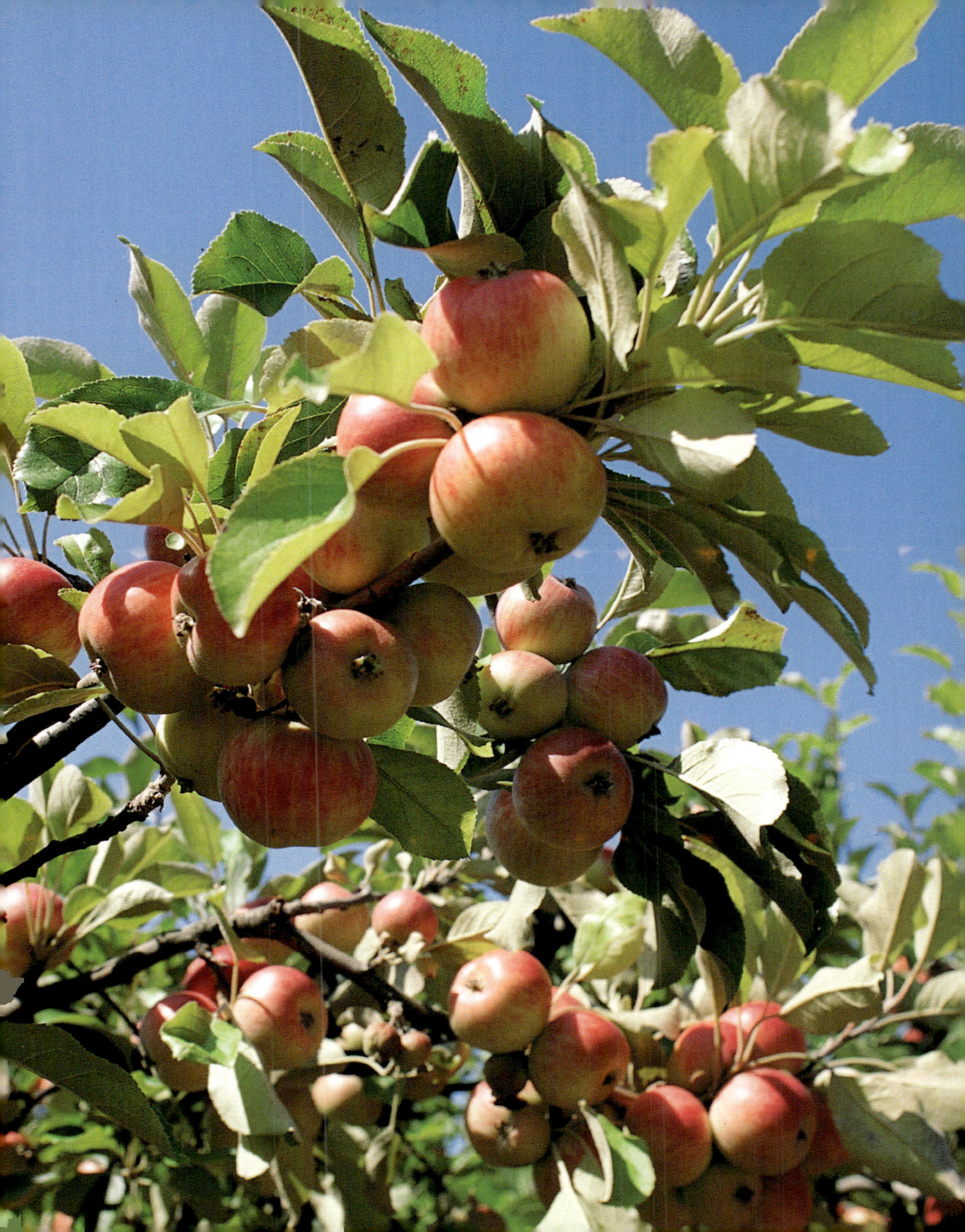

Les boissons

Ce que vous buvez est presque aussi important que ce que vous mangez. Il faudra éviter toutes les boissons sucrées telles que sodas, jus de fruits industriels... mais aussi le café, le thé noir ou encore le lait entier. On leur préférera l'eau (plate ou naturellement gazeuse), le café décaféiné, le thé vert, les tisanes ou encore les jus de fruits frais. Quant à l'alcool et au vin en particulier, nous verrons qu'il est acceptable en phase I à certaines conditions.

LE THÉ

Le thé très infusé, qui est presque noir, peut être aussi fort en caféine qu'un café standard et risquer aussi de provoquer une sécrétion d'insuline (voir ci-contre). C'est pourquoi il vaudra mieux choisir des thés moins forts (thé vert par exemple), le boire plus léger ou encore choisir du thé sans théine (caféine du thé). Mais on pourra aussi substituer au thé une tisane telle que tilleul, menthe, verveine ou même une de ces nouvelles tisanes au parfum de fruit.

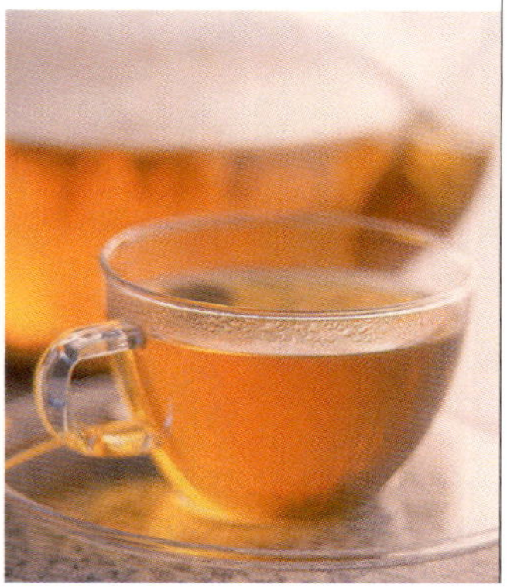

LE LAIT

Le lait entier est un aliment complexe. Il contient à la fois des protéines, des glucides (le lactose, qui est le sucre du lait) et des graisses saturées, celles qui se stockent le plus facilement en graisse de réserve (voir p. 28-29).

C'est pourquoi il est préférable de consommer du lait écrémé. Le lait écrémé en poudre est une solution très pratique car, en le reconstituant, on peut réaliser un liquide assez crémeux. Cependant, il conviendra de faire une utilisation très modérée du lait étant donné l'incidence de certaines de ses protéines sur la sécrétion d'insuline (voir p. 126-127).

LE CAFÉ

La caféine a pour effet de stimuler la sécrétion d'insuline. Elle peut donc compromettre l'amaigrissement de quelqu'un qui fait déjà de l'hyperinsulinisme et dont l'objectif est de diminuer toute stimulation du pancréas.

Il faut savoir qu'il y a plus de caféine dans le café infusé de type américain que dans un café italien réalisé au percolateur. La recommandation en phase I est donc de ne consommer que du café décaféiné ou exceptionnellement du café 100 % arabica, dont le taux de caféine est très bas.

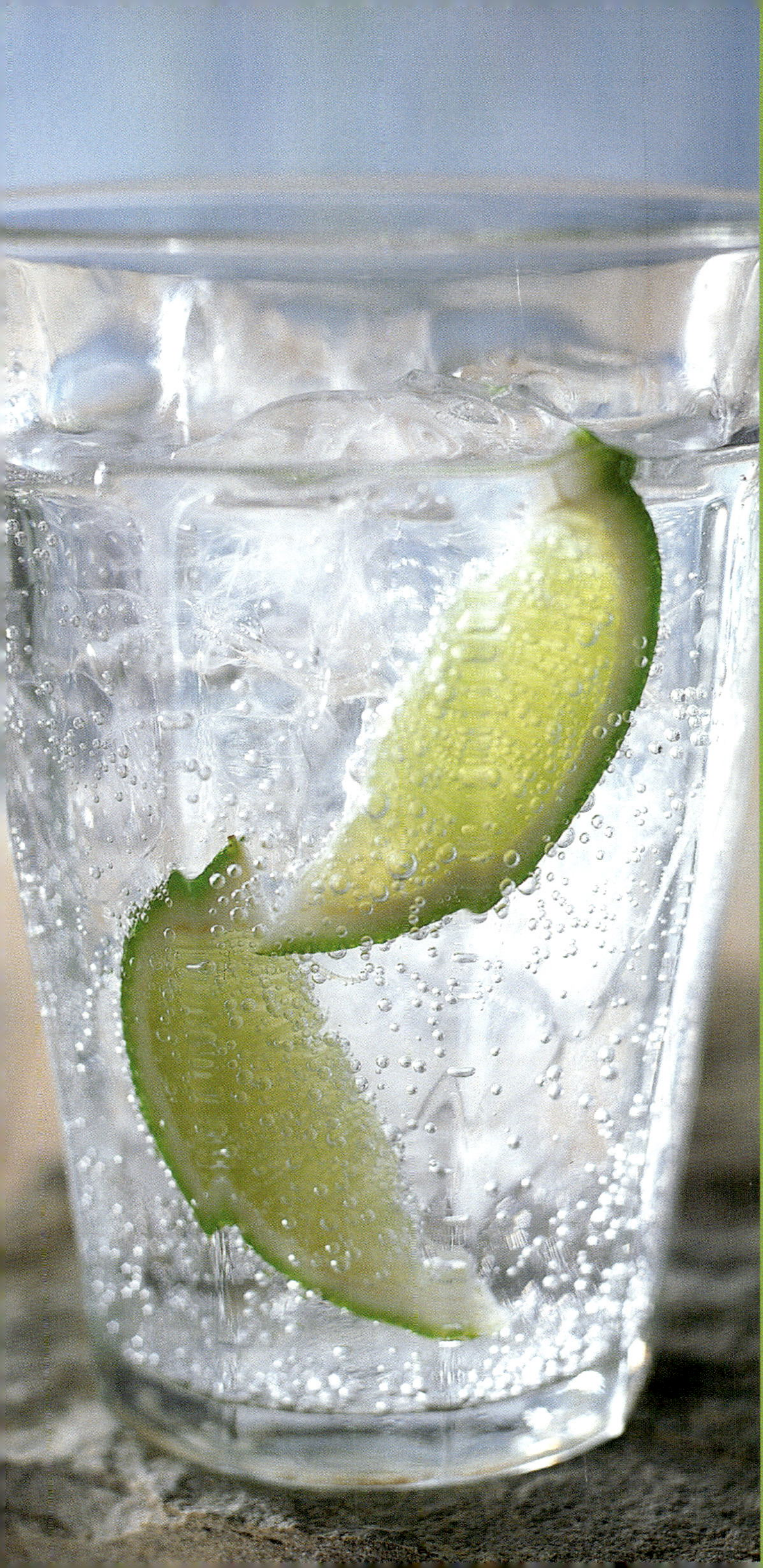

LES BOISSONS GAZEUSES

Choisissez une eau minérale gazeuse naturelle !
Bannissez toutes formes de déclinaisons marketing contenant, outre du sucre ou un édulcorant quelconque, des arômes artificiels de pseudo-fruits plus ou moins exotiques.

Évitez par-dessus tout les sodas qui non seulement contiennent beaucoup de sucre mais aussi force quantité de produits chimiques. Tous les colas comportent par exemple de l'acide phosphorique qui empêche la calcification et est aussi un puissant décalcifiant.
Or c'est généralement ce type de boisson que les parents donnent à boire à leurs enfants.

Les boissons gazeuses non naturelles, les eaux simples gazéifiées comme toutes celles qui sont aromatisées telles que les sodas, sucrés ou non, peuvent aussi entraîner des troubles allant de l'irritation de l'estomac au ballonnement, du fait de l'agression des gaz artificiels.

Peut-on boire de l'alcool?

Du vin au whisky en passant par la bière, les boissons alcoolisées occupent une place importante dans nos vies de consommateurs, mais bues au-delà d'une certaine quantité, elles peuvent constituer un facteur supplémentaire de prise de poids. Dans la méthode Montignac, il est possible de continuer à consommer certaines boissons alcoolisées, sans pour autant mettre en péril la perte de poids mais à la seule condition de respecter certaines règles.

Q Pourquoi l'alcool fait-il grossir?

L'alcool constitue un apport énergétique qui est utilisé en priorité par l'organisme. Pendant ce temps-là, le métabolisme se ralentit. L'utilisation des graisses de réserve comme carburant est suspendue et le système d'approvisionnement minimum en glucose (néoglucogenèse) est interrompu. Résultat : le processus d'amaigrissement est suspendu et si l'apport d'alcool est important, le sujet peut se retrouver en hypoglycémie (coup de pompe, syndrome des jambes coupées…) et il peut même y avoir prise de poids. Mais ceci se produit surtout quand on boit de l'alcool à jeun. En revanche, lorsque l'estomac est déjà rempli, particulièrement de protéines et de lipides (viande, poisson, fromage, œufs…), l'alcool se métabolise beaucoup moins rapidement et si les doses sont raisonnables, les phénomènes décrits ci-dessus sont inexistants.

Q Que devrait-on manger avant de boire?

Quelques morceaux de fromage, de charcuterie non grasse, un œuf dur, mais aussi quelques amandes, noix de cajou ou encore des cacahuètes dont les index glycémiques sont très bas.

Q Peut-on boire du vin et du champagne?

En phase I, il est possible en effet de boire un verre de vin ou de champagne soit 10 cl environ, mais à condition de le faire le plus tard possible après avoir commencé à manger.

Il est préférable de choisir du vin rouge, car celui-ci est riche en antioxydants (voir p. 130-131). Bu dans ces conditions, le verre de vin rouge peut même contribuer à l'amaigrissement, dans la mesure où il améliore la sensibilité à l'insuline. Nous verrons qu'en phase de stabilisation (phase II), il sera même possible de boire deux ou trois verres de vin sur un repas sans risque de prise de poids.

Q Peut-on boire des spiritueux?

Non! D'abord parce que, comme nous venons de le voir, la consommation éventuelle de boissons alcoolisées ne peut se faire qu'au cours des repas. Ensuite parce que les alcools durs du type whisky, cognac, gin, vodka... n'ont, contrairement au vin, aucun intérêt métabolique. Ils sont inutiles et pervers, au même titre que le sucre, et leur abus conduit inévitablement à la dépendance.

En phase I, il n'y a pas d'apéritifs alcoolisés. En phase II, nous recommanderons plutôt le vin rouge ou blanc ou mieux encore, le champagne ou ses substituts (crémant, saumur...).

Q Et la bière?

La bière ne pourra être bue qu'avec grande modération car, même si elle est peu alcoolisée, elle a l'inconvénient de contenir 5 % de maltose, dont l'IG est très élevé (110).

Pour ceux qui n'aiment pas le vin, une bière de 25 cl pourra donc être bue au cours du repas de phase I en respectant les mêmes conditions que pour le vin. Une bière sans alcool serait préférable.

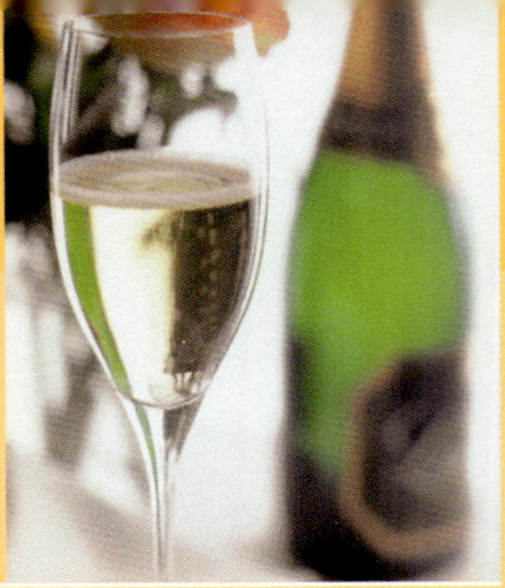

Phase I
Résumé du chapitre

Restez en phase I au moins trois mois, même si vous obtenez des résultats satisfaisants avant, car l'objectif n'est pas seulement de perdre rapidement du poids mais aussi de donner toutes les chances à votre pancréas de retrouver un fonctionnement normal.

Évitez les sucres sous toutes leurs formes. Prenez l'habitude de lire attentivement toutes les étiquettes afin de traquer tous les sucres cachés. Ne remplacez pas systématiquement le sucre par des édulcorants. Essayez de casser votre dépendance au goût sucré.

Supprimez tous les mauvais glucides dont l'IG est supérieur à 50 et notamment la pomme de terre sous toutes ses formes et tous les produits contenant des farines raffinées (pain blanc).

Choisissez les bons glucides dont l'IG est inférieur à 50. Dans les repas glucido-protéiques à base de riz basmati (ou complet) ou de spaghettis, ne consommez pas de graisses saturées. Dans les repas protido-lipidiques, les glucides d'accompagnement doivent avoir un IG de 35 ou moins, comme les lentilles, les flageolets ou les pois chiches.

POINTS IMPORTANTS À RETENIR

La cuisson peut augmenter l'IG des féculents en accélérant la gélatinisation des amidons. C'est le cas des carottes, des pommes de terre, du riz, mais aussi des pâtes.

Mangez du bon pain au petit déjeuner, c'est-à-dire du pain fabriqué avec de véritables farines intégrales (boutiques diététiques) ou encore des crackers contenant un taux de fibres supérieur à 20 %.

Mangez des spaghettis de blé dur cuits *al dente* ! Les pâtes pastifiées telles que les spaghettis ont un IG de 40 qui peut même descendre à 35 quand elles ont été réfrigérées.

Évitez les boissons contenant de la caféine telles que le café (café américain notamment) et le thé noir, car elle stimule la sécrétion d'insuline.

Limitez votre consommation d'alcool à un verre de vin (rouge de préférence) de 10 cl par repas ou 25 cl de bière. Ne buvez jamais de boisson alcoolisée à jeun.

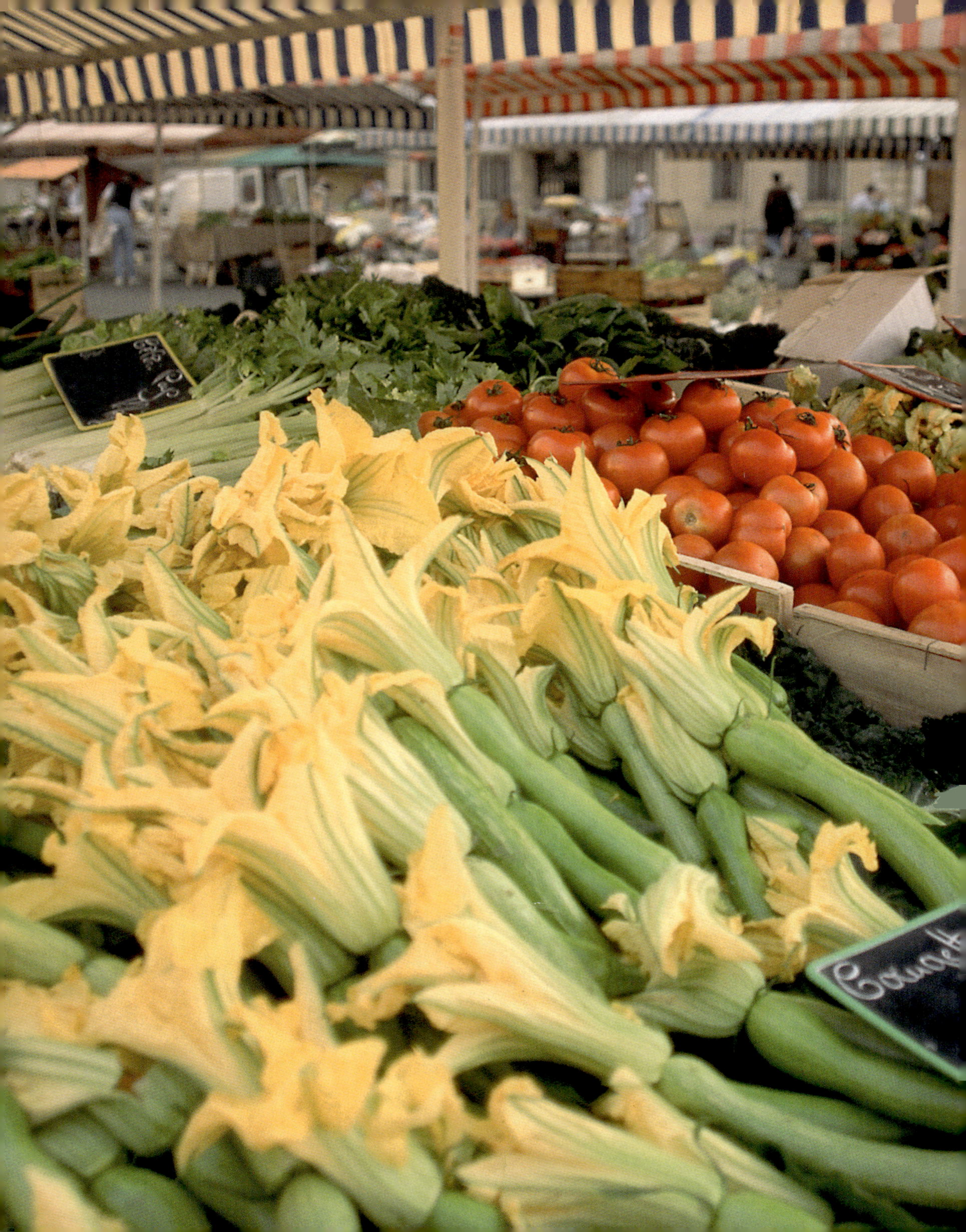

PHASE I
LES OPTIONS DE REPAS

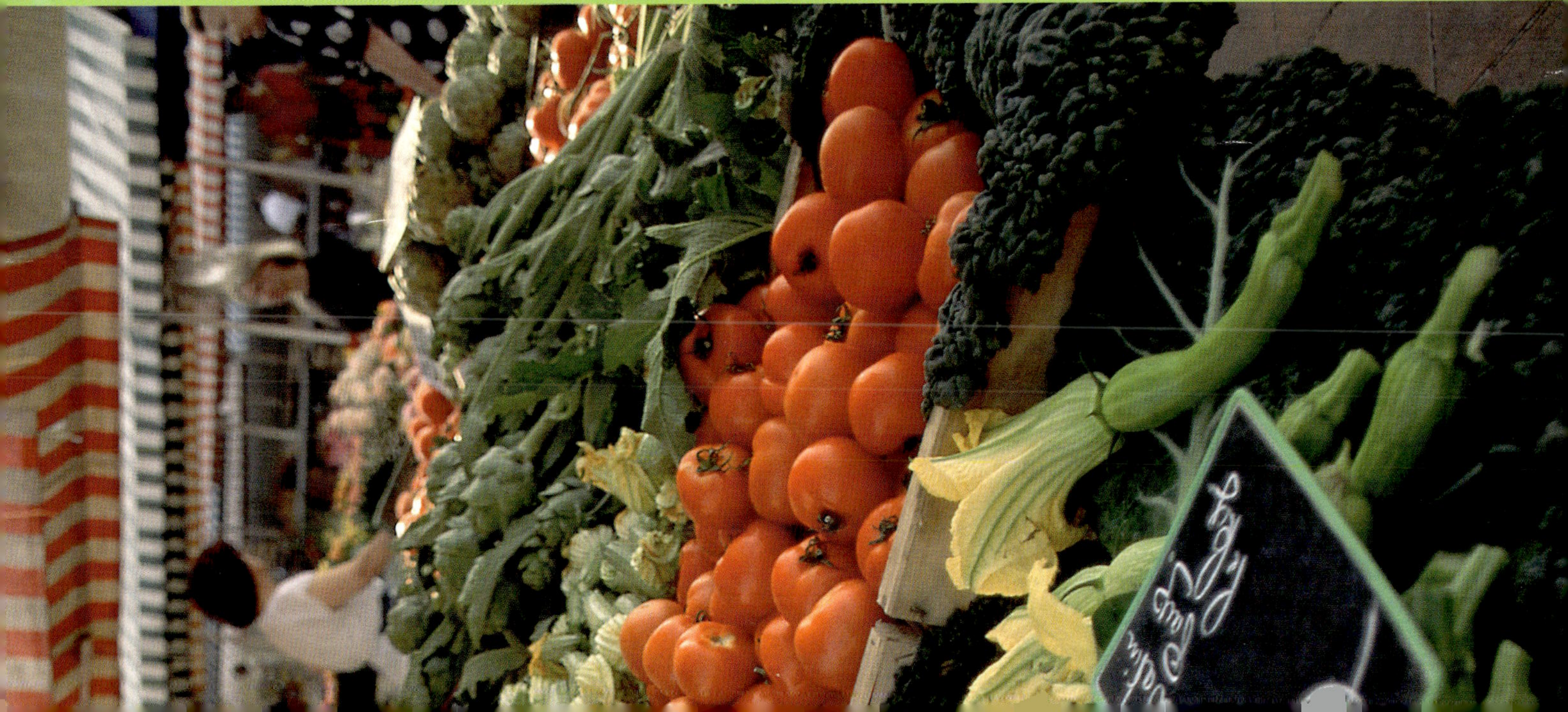

Le petit déjeuner

Il y a deux options pour le petit déjeuner :
la première est **glucido-protéique** (voir p. 80-81) ;
la seconde est **protido-lipidique** (voir p. 82-83).
La première option est particulièrement riche en glucides à IG bas. C'est le type de petit déjeuner qu'il est conseillé de pratiquer le plus souvent possible. La seconde option est plus riche en protéines et en graisses, et les glucides qui pourraient y figurer devront obligatoirement avoir un IG très bas (35 et moins). Ce type de petit déjeuner ne devrait cependant pas être pris plus de deux fois par semaine.

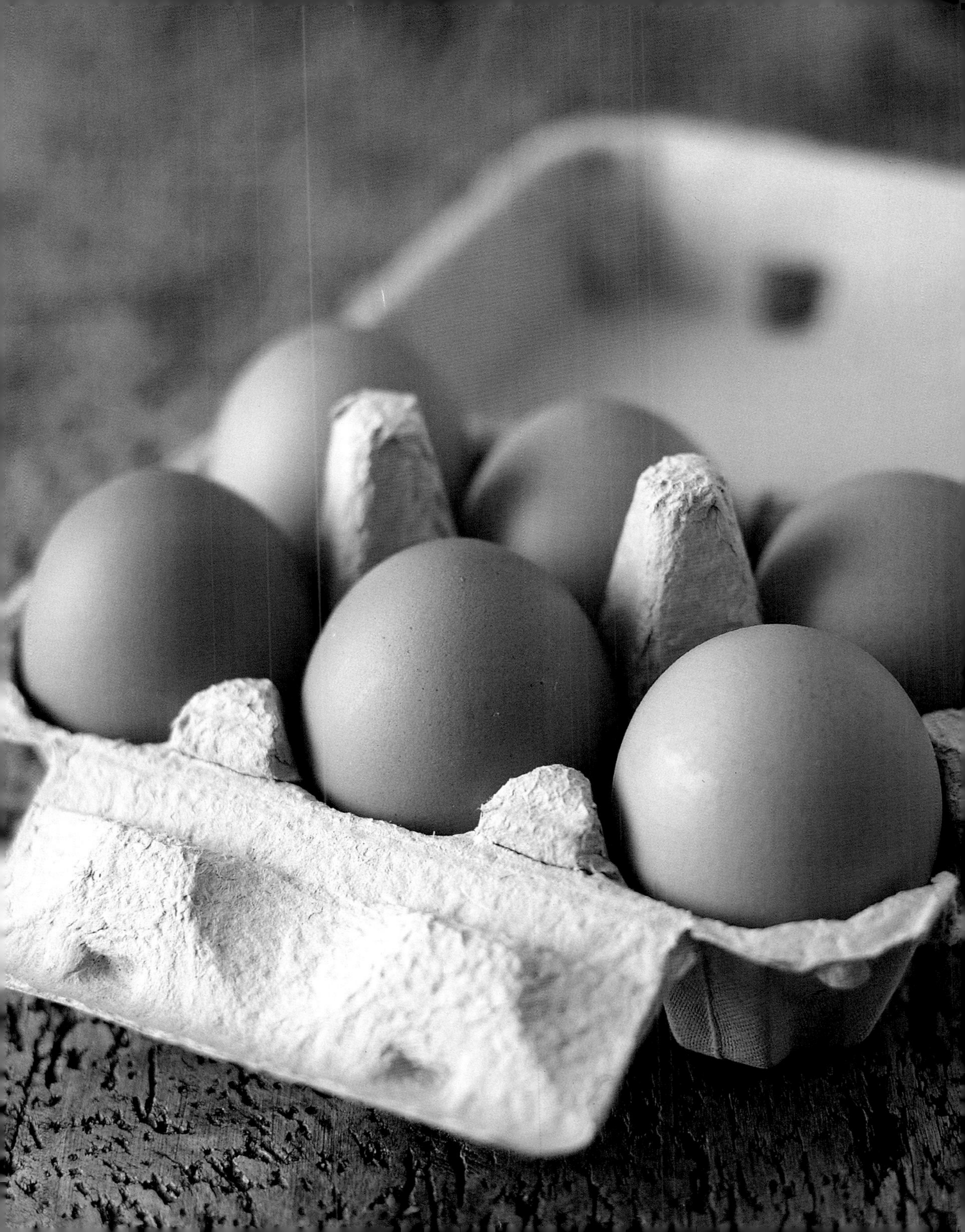

Option 1
Le petit déjeuner glucido-protéique

C'est le petit déjeuner de base de la méthode Montignac. Il sera principalement constitué de glucides à IG bas provenant de pain ou de céréales brutes, de protéines d'origine laitière et ne contiendra aucune graisse saturée.

LES APPORTS GLUCIDIQUES

Ils seront essentiellement constitués par du pain, mais pas n'importe lequel. Des études ont montré que la plupart des pains dits « complets » ont un IG très proche de celui du pain blanc, sinon identique. Seul le vrai pain intégral (voir p. 63) est acceptable. Ce pain se trouve frais ou grillé dans les boutiques diététiques. Certains crackers 100 % seigle, très riches en fibres, pourront faire l'affaire. Sur le pain intégral, il est conseillé de mettre de la confiture sans sucre 100 % fruit.
En lieu et place du pain, vous pourrez aussi manger des céréales brutes sans sucre sous forme de flocons (grains écrasés) que l'on trouve aussi en boutiques diététiques. Le muesli sans sucre et sans fruits confits est aussi acceptable. Évitez dans ce domaine tous les produits du commerce comme les corn flakes dont l'IG est très élevé, ce qui est le cas des Special K®. Si vous choisissez les flocons d'avoine, mangez-les plutôt avec du lait froid ou tiède, ou encore du yaourt. Une crêpe de sarrasin (blé noir) est aussi tout à fait acceptable.

LES APPORTS PROTÉIQUES

Ils viendront des laitages maigres : yaourt et fromage blanc à 0 % ou éventuellement du poisson.

LES APPORTS LIPIDIQUES

Toutes les graisses saturées (beurre) sont exclues, y compris les margarines.
En revanche, l'huile d'olive peut être acceptable ou mieux encore, les graisses de poisson, le plus recommandé à consommer étant le saumon, fumé ou non.

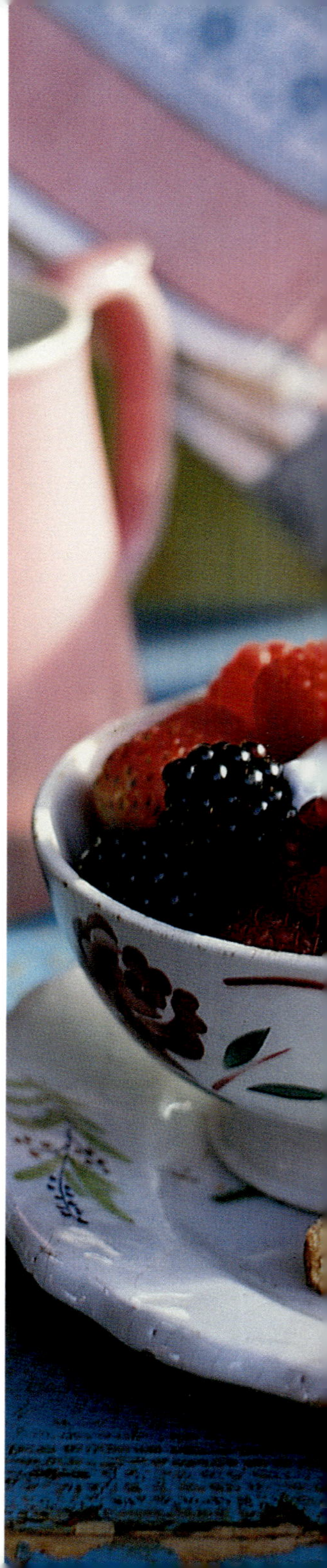

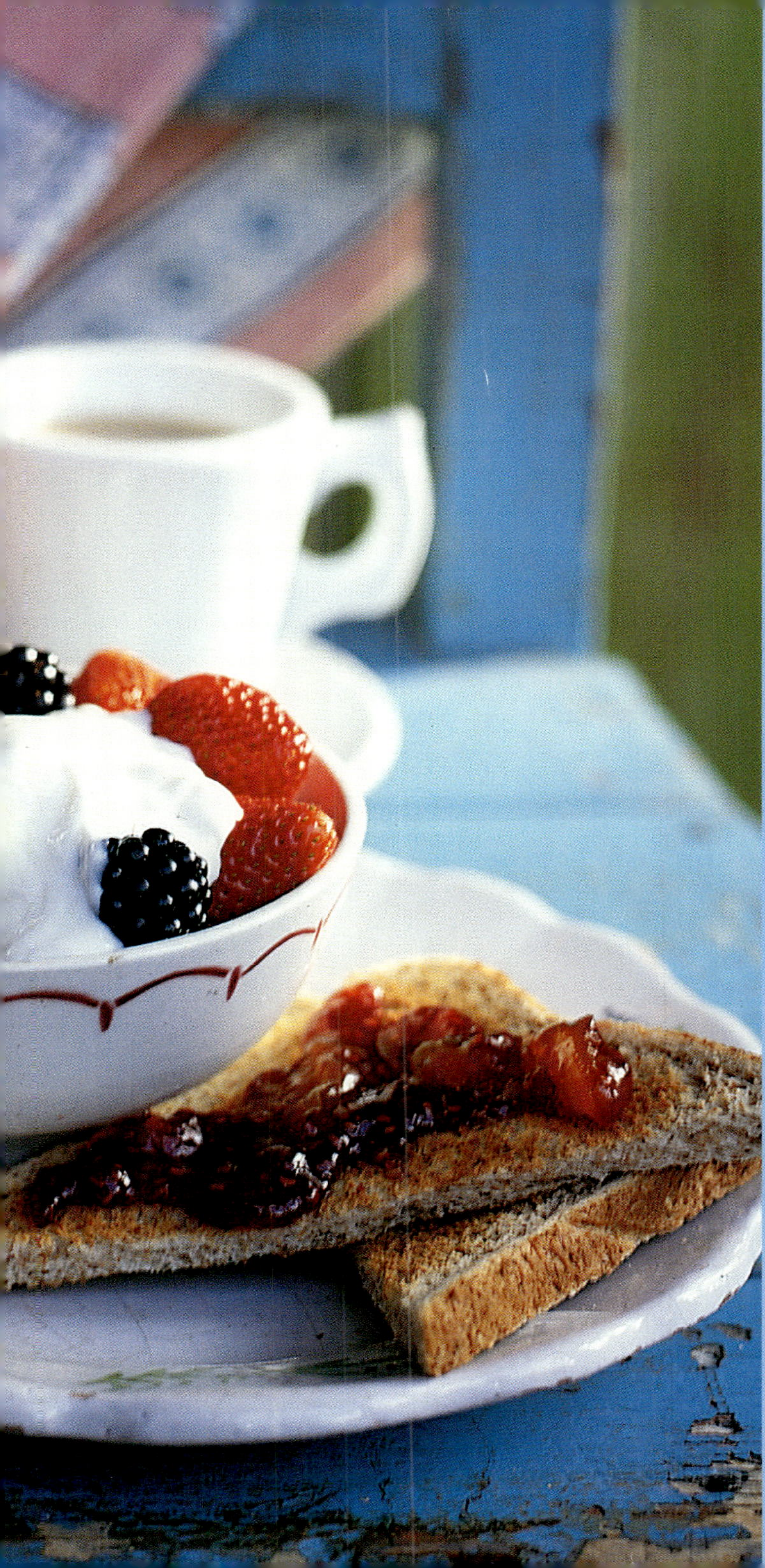

QUE PEUT-ON MANGER ?

Ce petit déjeuner est largement dominé par les « bons glucides » car le matin, il faut reconstituer ses réserves en glucose, épuisées au cours de la nuit. Toutes les combinaisons sont possibles à partir des suggestions ci-dessous.

Les bons glucides

- véritable pain intégral (blé, seigle, kamut) ;
- flocons de céréales brutes sans sucre, flocons d'avoine crus ;
- muesli sans sucre ni miel, ni riz soufflé ni fruits confits ;
- crackers au seigle (plus de 20 % de fibres).

Les protéines

- yaourt maigre à 0 % ;
- fromage blanc à 0 % ;
- *cottage cheese* à 0 % ;
- lait écrémé ;
- poisson.

Les lipides

- huile d'olive ;
- graisses de poisson.

Les boissons

- café décaféiné ;
- thé léger (thé vert) ;
- tisanes.

Mais aussi

- confiture sans sucre ;
- fruits ;
- fructose ;
- édulcorant de synthèse.

Option 2
Le petit déjeuner protido-lipidique

Ce petit déjeuner ne trouve sa place que lorsque les bons glucides – et notamment le pain intégral – ne sont pas disponibles, ce qui est généralement le cas quand on est à l'hôtel. Il est essentiellement composé de protéines, de graisses et de glucides dont l'IG est obligatoirement inférieur ou égal à 35. Étant donné son contenu en graisses saturées, ce petit déjeuner ne doit pas être consommé plus de deux fois par semaine.

LES APPORTS PROTÉIQUES
Ils peuvent avoir pour origine la charcuterie, notamment le bacon, le fromage, les œufs, quelle que soit leur préparation (omelette, brouillés, au plat, durs) ou encore le poisson.

LES APPORTS LIPIDIQUES
Ils sont généralement partie intégrante des protéines (gras des charcuteries, du fromage, du poisson…) mais peuvent aussi avoir été ajoutés lors de la cuisson (omelette). Le problème majeur est que, mis à part celles du poisson, les graisses ainsi apportées par ce petit déjeuner sont principalement saturées. C'est pourquoi, pour ceux qui ont déjà un taux de cholestérol ou de triglycérides critique, cette forme de petit déjeuner est à exclure. Pour tous les autres, il suffira de ne pas en abuser, car les graisses saturées sont toujours plus facilement stockables.

LES APPORTS GLUCIDIQUES
Étant donné que la plupart des céréales ont un IG supérieur à 35, aucune d'entre elles ne pourra faire partie de ce petit déjeuner. On pourra cependant y intégrer certains fruits (pêches, pommes, abricots, fraises, framboises…) mais aussi tous les légumes, notamment les tomates. Si vous faites un petit déjeuner comme celui-ci, veillez à assurer un bon équilibre alimentaire sur la journée en faisant notamment un dîner glucido-protéique, à base de spaghettis par exemple.

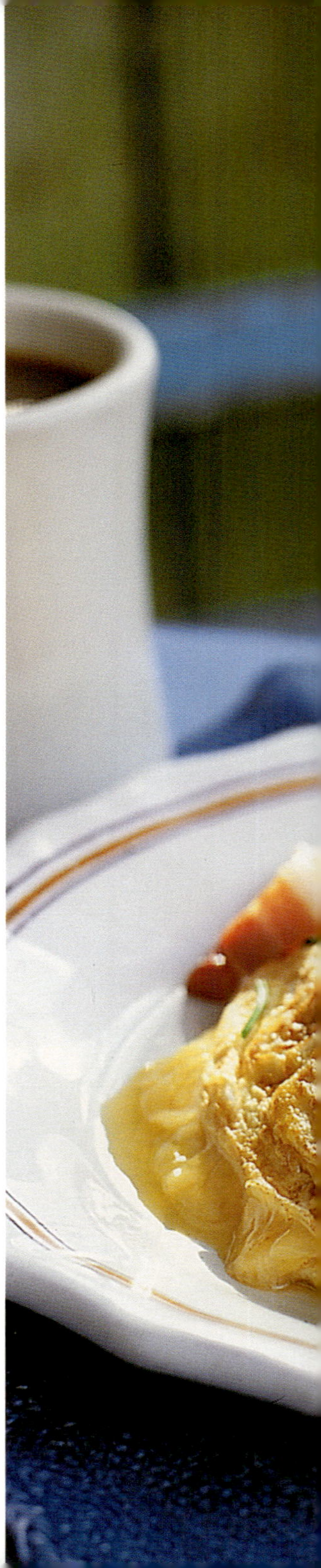

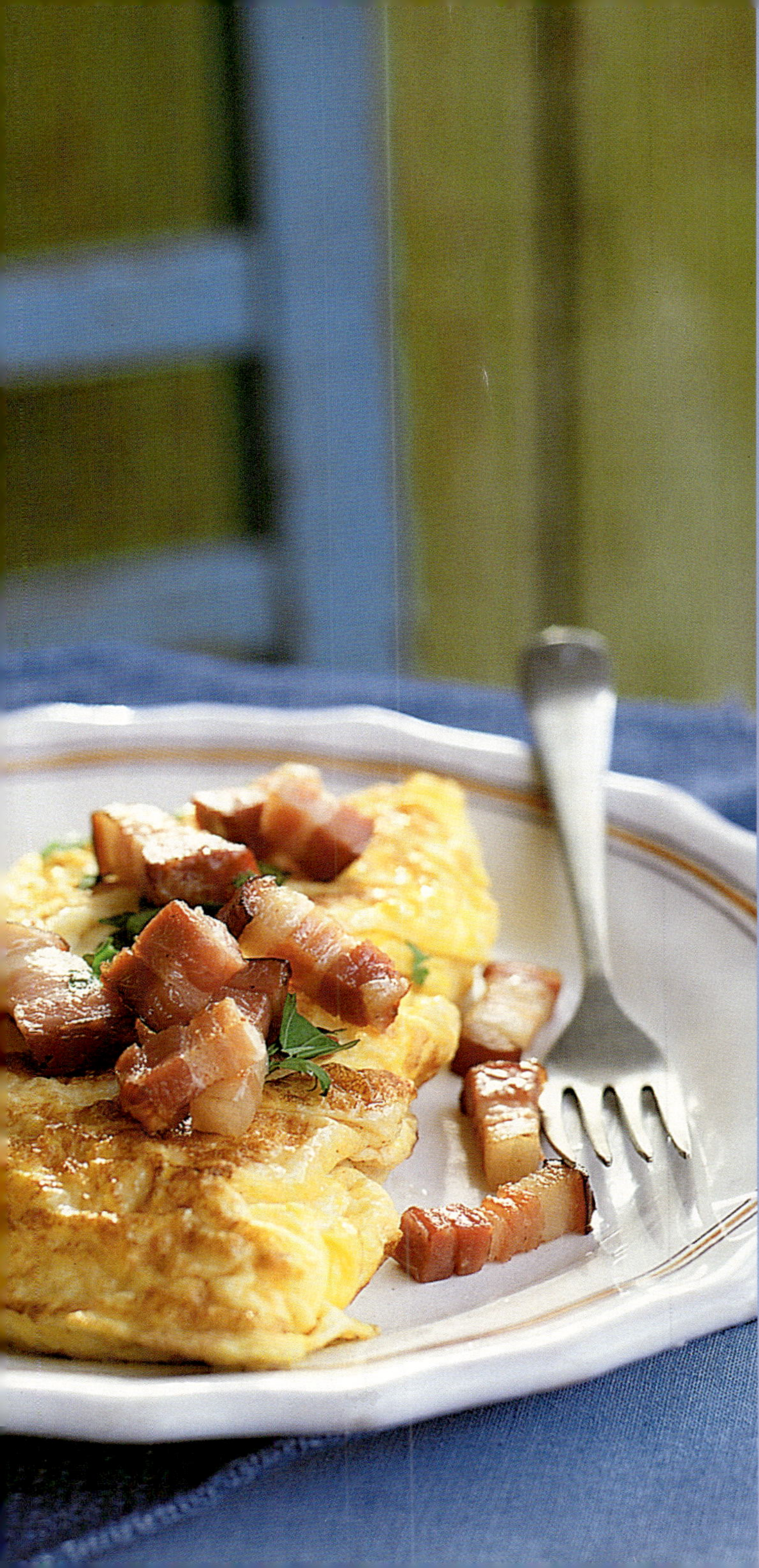

QUE PEUT-ON MANGER ?

Cette formule ressemble beaucoup au traditionnel petit déjeuner anglo-saxon mais ne contient pas de mauvais glucides comme les toasts, beignets, gaufres, muffins…

Toutes les combinaisons sont possibles à partir des suggestions ci-dessous.

Les protéines et les lipides

- œufs ;
- fromages ;
- laitages ;
- charcuteries (bacon) ;
- poisson ;
- volailles.

Les glucides

- confiture sans sucre ;
- pommes ;
- pêches ;
- abricots ;
- fraises, framboises ;
- tomates ;
- champignons ;
- amandes ;
- noix, noisettes.

Les boissons

- café décaféiné ;
- thé léger (thé vert) ;
- chocolat ;
- lait.

Autres

- fructose ;
- édulcorant de synthèse.

Le déjeuner

Le déjeuner sera, sauf exception, de type protido-lipidique.

Au milieu de la journée, l'organisme assimile en effet beaucoup mieux que le soir les apports de protéines et de graisses. Le déjeuner, qui devrait constituer le repas le plus important de la journée, sera structuré. Des apports glucidiques pourront évidemment être faits au cours de ce repas, mais les glucides choisis devront avoir un IG inférieur ou égal à 35.

Cependant, il est toujours possible de choisir l'option glucido-protéique au déjeuner, formule qui autorise aussi les glucides compris entre 35 et 50 mais avec certaines restrictions en ce qui concerne les graisses.

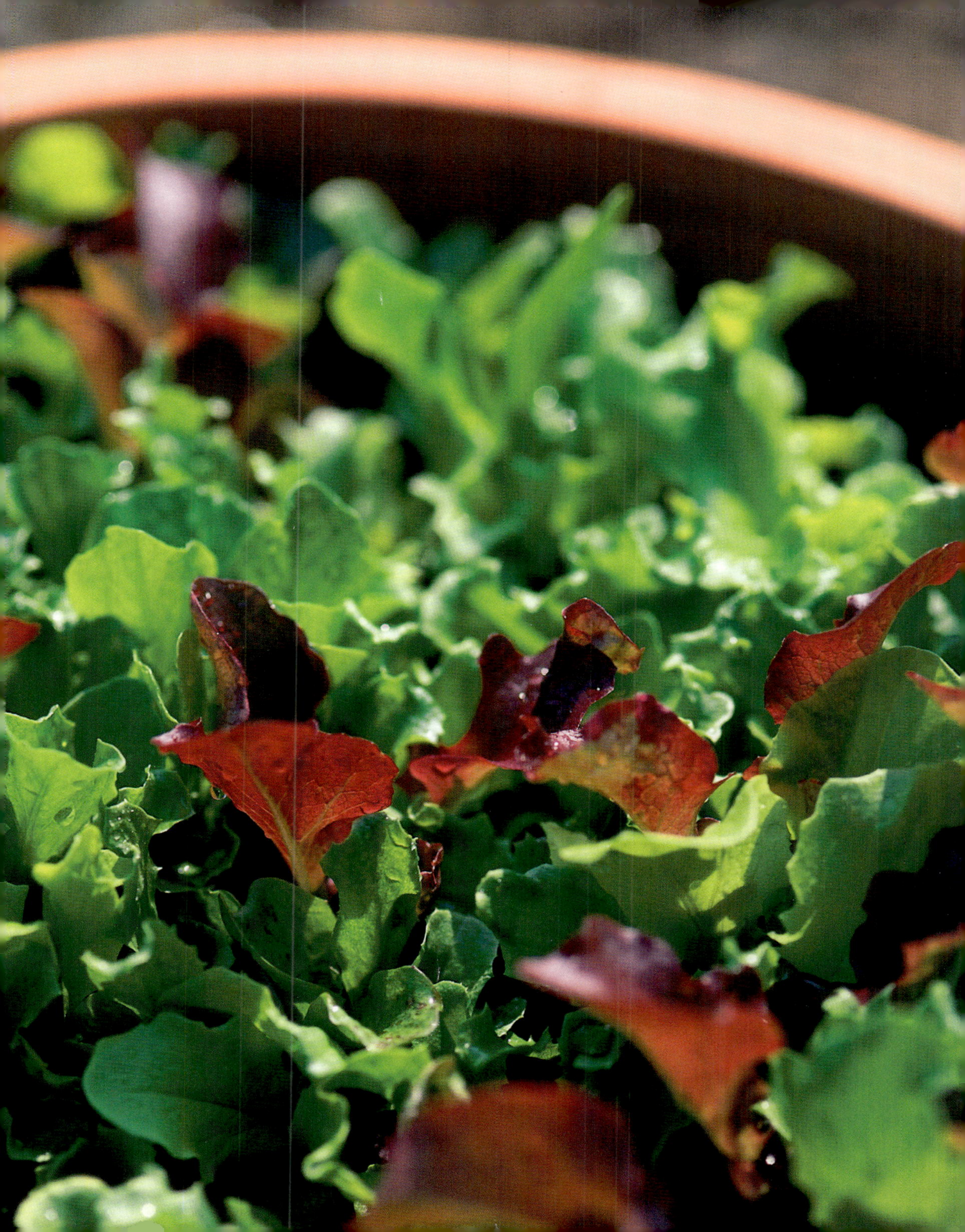

Option 1
Le déjeuner protido-lipidique

C'est un repas typique de la méthode Montignac. Il est composé de protéines, de lipides et de glucides à IG très bas. Les protéines proviendront essentiellement des viandes, des poissons, des œufs et du fromage. Les lipides seront soit associés aux protéines (graisse de poisson par exemple), soit ajoutés aux préparations (huile d'olive). Les glucides auront un IG inférieur ou égal à 35 (voir p. 104-105).

ENTRÉES

La meilleure de toutes est vraiment l'assiette de crudités. La grande majorité des salades sont les bienvenues pour autant que l'un des ingrédients ne soit pas un mauvais glucide (croûton, pomme de terre, maïs...). C'est ainsi que l'on pourra commencer le repas avec une assiette de haricots verts, poireaux, artichauts, endives, asperges, avocats, champignons, radis... ou même lentilles, haricots secs et pois chiches (hoummos). Mais cette entrée peut aussi être un peu plus sophistiquée que la traditionnelle salade à la feta ou les tomates à la mozzarella. Si c'est un repas festif, vous pouvez très bien commencer par du foie gras et pourquoi pas des huîtres ou encore de la salade d'asperges et de poireaux (voir recette p. 166).

PLAT PRINCIPAL

Il sera la source principale de protéines et sera composé de viandes, de volailles ou de poisson, accompagnés d'un légume à IG très bas (inférieur ou égal à 35). Les escalopes panées ou farinées sont évidemment exclues.
Les viandes seront choisies les moins grasses possibles afin de limiter les apports en graisses saturées. Pour la même raison, on évitera de manger la peau des volailles. En revanche, les poissons gras seront les bienvenus.
Les cuissons seront faites de préférence sans graisse (le beurre est exclu) à la poêle antiadhésive, au gril ou mieux encore, à la vapeur. Ce type de repas ne comprendra évidemment aucun glucide à IG supérieur à 35. Donc pas de pain !

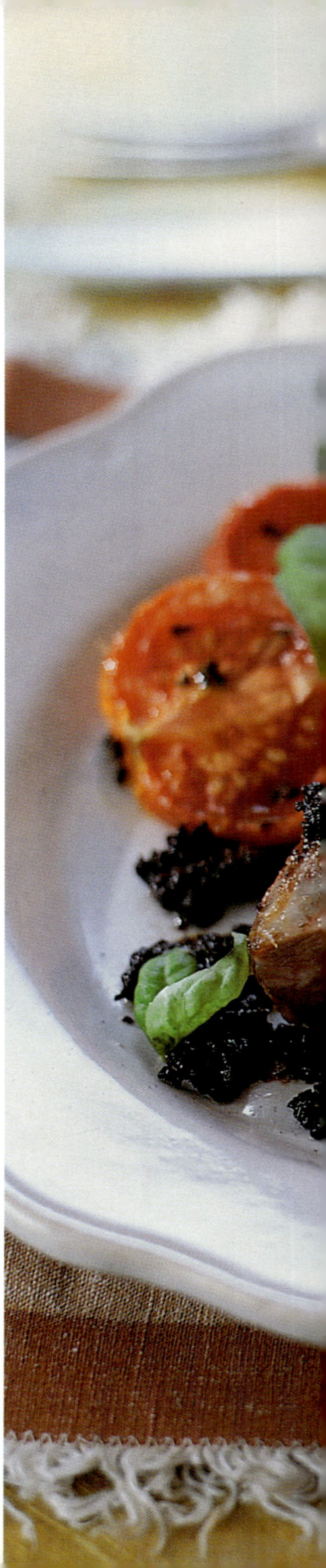

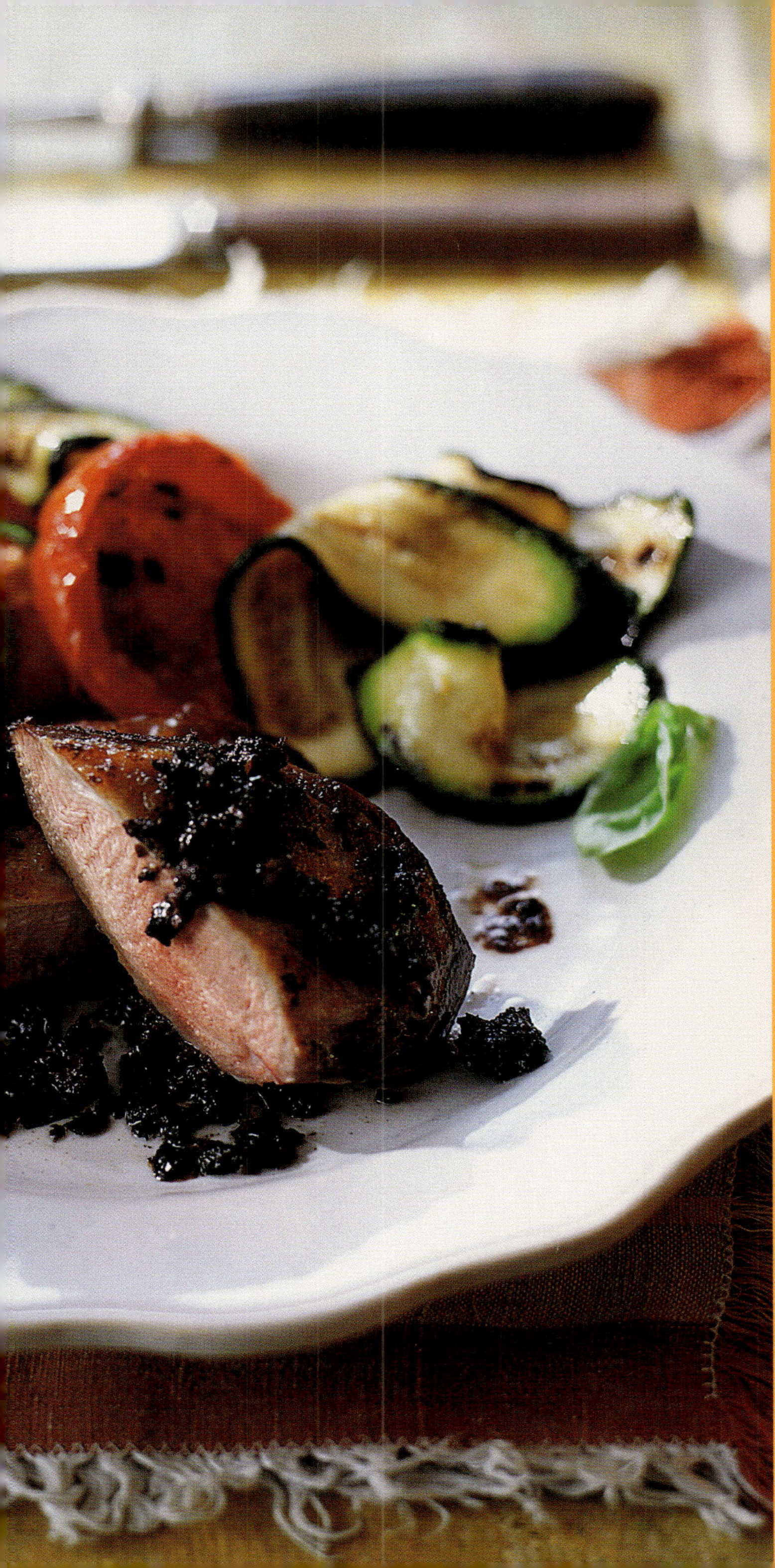

QUE PEUT-ON MANGER?

Le type de plat ci-contre est un bon exemple d'équilibre entre les protéines (le magret), les graisses (de canard) et les bons glucides (tomates, courgettes, olives de la tapenade).
Mais l'équilibre pourra se faire aussi sur l'ensemble du repas en faisant les choix qui conviennent parmi les aliments ci-dessous.

Les bons glucides dont l'IG est inférieur ou égal à 35 sont :

- soit des légumes tels que tomates, concombres, poireaux, haricots verts, brocolis, radis, carottes crues, champignons, épinards…
- soit des légumes secs tels que lentilles, haricots secs, pois chiches, quinoa, ou encore riz sauvage.

Les protéines

- viandes (bœuf, porc, mouton…) ;
- volailles (poulet, dinde, canard…) ;
- œufs ;
- soja (tofu) ;
- fromages.

Les boissons

- eau plate ou naturellement gazeuse ;
- thé léger (vert) ;
- vin (10 cl) ;
- bière (25 cl) ;
- café décaféiné.

Option 2
Le déjeuner glucido-protéique

Comme son nom l'indique, ce repas sera surtout composé de glucides à IG bas et très bas, et de protéines. Il comportera très peu ou pas de graisses : aucune graisse saturée et très peu de graisses polyinsaturées et monoinsaturées.

PEUT-ON MANGER DES PÂTES ?

Dans l'option 2, les glucides à IG bas ou très bas constituent l'essentiel du repas, c'est pourquoi certaines pâtes, notamment les spaghettis cuits *al dente*, sont les bienvenues. Elles ne pourront être associées qu'à des protéines sans graisses et à du poisson ; mais elles pourront aussi être accompagnées de tomates et basilic frais avec ou sans filet d'huile d'olive. Bien évidemment, toute graisse saturée sera proscrite.

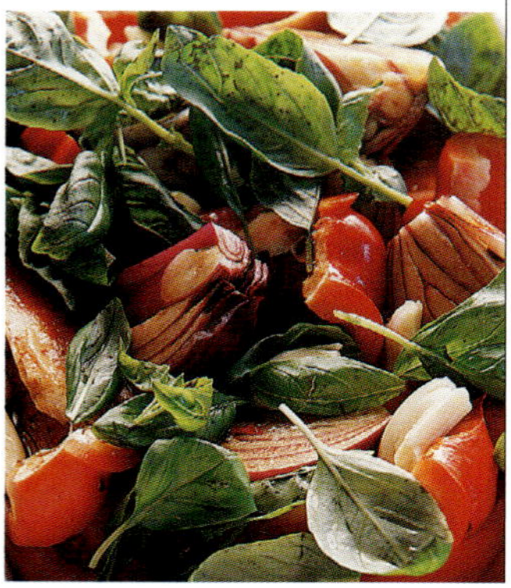

L'ENTRÉE

Elle pourra être constituée de crudités dont l'assaisonnement sera dépourvu de graisse comme des carottes râpées au jus de citron, des concombres au yaourt à 0 % ou encore n'importe quelle salade verte assaisonnée d'un mélange de vinaigre balsamique, citron, moutarde et yaourt à 0 % ou exceptionnellement d'un filet d'huile d'olive.

L'entrée peut aussi être constituée d'une bonne soupe de légumes (poireau, céleri, tomate...) ne contenant surtout pas de pommes de terre. Attention aux soupes toutes faites qui contiennent invariablement des fécules, amidons divers ou sirops de glucose. Il existe dans le commerce des soupes « 100 % légumes » qui sont parfaites à condition qu'elles n'incluent pas de mauvais glucides.

LE PLAT PRINCIPAL

Il sera constitué de glucides à IG bas et très bas comme les spaghettis (voir ci-contre), le riz basmati ou complet, mais aussi de haricots secs, lentilles ou pois chiches.

Des protéines pourront accompagner ce plat de bons glucides, mais il faudra cependant choisir parmi celles qui ne sont pas associées à des graisses, à l'exception de poisson cuit au gril ou à la vapeur. C'est le cas du jambon de poulet ou de dinde, de la viande des Grisons, du blanc de poulet cuit à la vapeur ou encore du blanc d'œuf dont on peut faire une sorte d'omelette sans jaune.

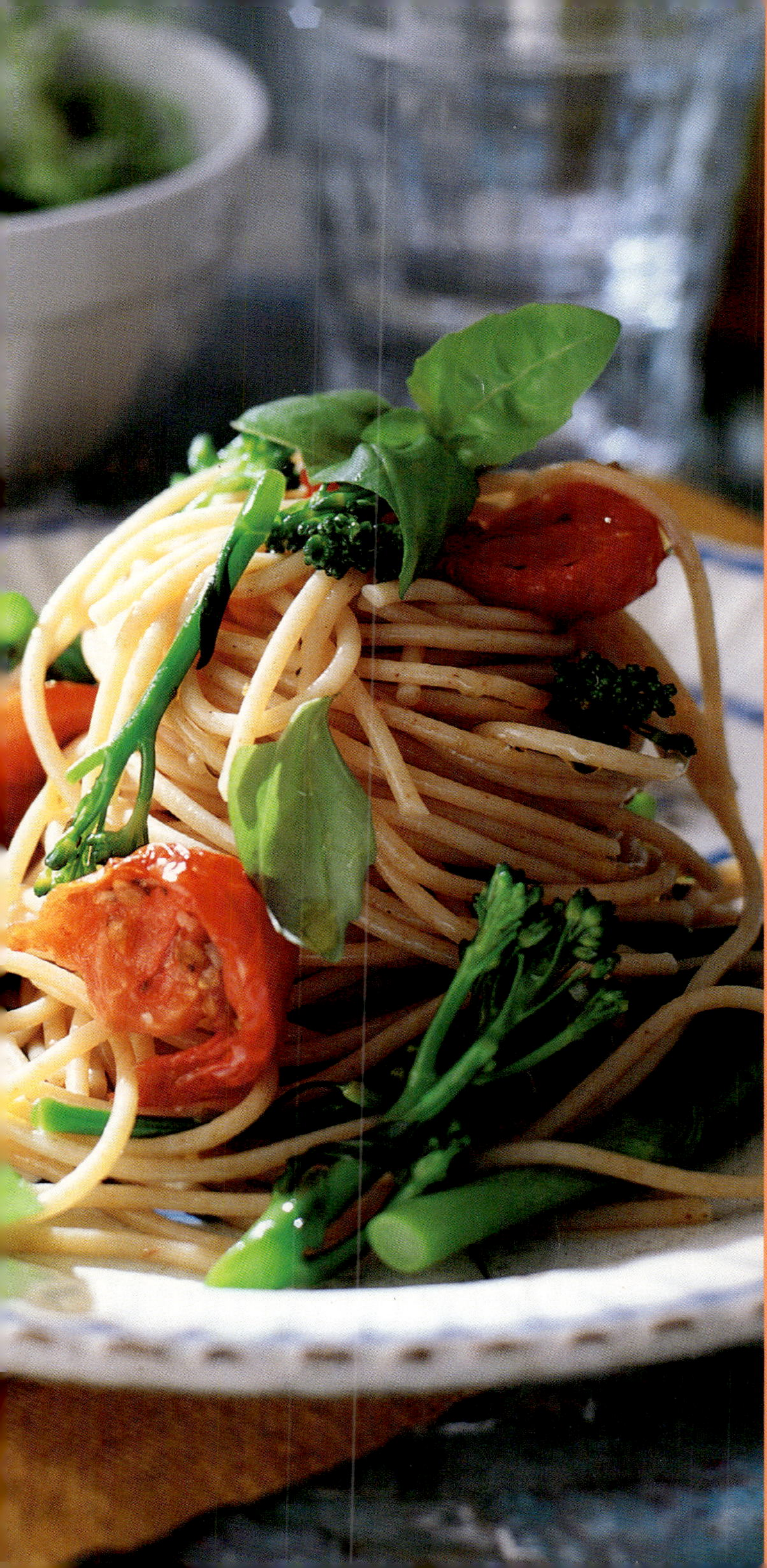

QUE PEUT-ON MANGER ?

Le plat ci-contre est un bon exemple de l'option 2. Il comprend des spaghettis servis froids avec des herbes, des légumes et une salade en accompagnement. Faites votre choix parmi les aliments ci-dessous en limitant les apports en graisse, sachant que les acides gras saturés sont totalement exclus.

Les bons glucides

- tous les légumes ; salade, brocoli, chou, concombre, courgette, poireau, tomate… (voir p. 104)
- les légumes secs ; lentilles, haricots secs, pois chiches, quinoa…
- les spaghettis, le riz basmati, les patates douces…

Les protéines

- blanc de poulet cuit à la vapeur ;
- jambon de poulet et de dinde ;
- viande des Grisons ;
- blanc d'œuf.

Les boissons

- eau plate, eau naturellement gazeuse ;
- thé léger (vert) ;
- vin (10 cl) ;
- bière (25 cl) ;
- café décaféiné.

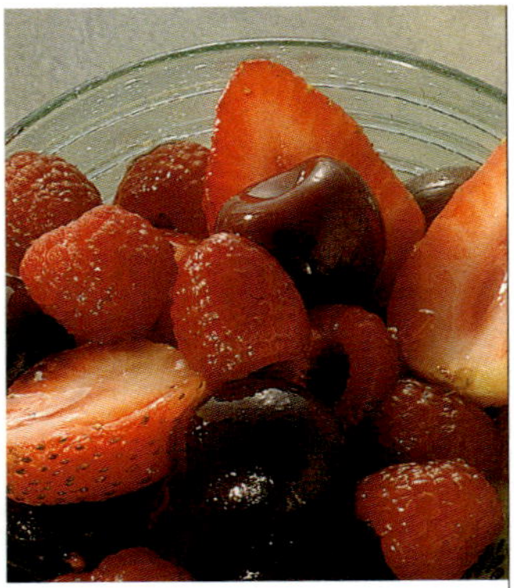

Les desserts

Le problème majeur avec les desserts habituels est qu'ils sont généralement faits à base de farines blanches, de sucre et de beurre, trois ingrédients qui figurent dans la liste noire des mauvais glucides et des mauvaises graisses.
Cela ne veut pas dire pour autant qu'il faudra se passer de dessert pour toujours. Vous verrez qu'il existe des solutions de remplacement.

LES FRUITS

Dans la phase I, vous pouvez consommer comme dessert tous les fruits dont l'IG est inférieur ou égal à 35. Cela concerne les fruits frais si vous n'avez pas de problème pour les digérer (voir p. 66-67), mais aussi les fruits cuits ou en compote.
Les meilleurs fruits à consommer frais en fin de repas sont les fraises, les framboises, les myrtilles et les mûres. Vous pouvez les manger tels quels ou encore avec du fromage blanc (à 0 % si le repas est glucido-protéique) ou même avec de la chantilly édulcorée au fructose.

LES DESSERTS MONTIGNAC

En phase I, le principe de base consiste à n'intégrer dans les préparations que des glucides dont l'IG est inférieur ou égal à 35 lorsque des graisses sont présentes. C'est ainsi que dans des pâtisseries contenant des œufs, nous allons pouvoir intégrer du chocolat à plus de 70 % de cacao (IG 25), des fruits sous différentes formes ou encore des laitages, le tout édulcoré si nécessaire avec un peu de fructose.

Ces principes de base étant posés, nous allons pouvoir les décliner sous toutes les formes. Vous pourrez ainsi confectionner un délicieux gâteau au chocolat (recette p. 232) qui trouvera naturellement sa place dans un menu protido-lipidique de phase I.

Vous pourrez aussi réaliser des mousses de fruits dans lesquelles la génoise sera sans farine, faite seulement à base de poudre d'amandes et de blanc d'œuf. Mais de grands classiques comme la crème brûlée, les œufs au lait ou encore les œufs à la neige pourront aussi être acceptés s'ils sont confectionnés sans sucre ; ce dernier étant remplacé par un édulcorant ou du fructose.

J'ai beaucoup traité de la confection de ces desserts dans différents livres de recettes que vous retrouverez sur le site Internet www.montignac.com, mais je vous engage d'abord à découvrir les recettes spécialement préparées pour ce livre (voir p. 230-237).

Vous pouvez aussi terminer votre repas protido-lipidique par deux ou trois petits carrés de chocolat noir à 70 %.

LES FROMAGES

La France est un des rares pays au monde où le fromage peut faire office de dessert en étant consommé en fin de repas.

Tous les fromages affinés, quels qu'ils soient, seront les bienvenus pour clore un repas protido-lipidique. Mais attention, en phase I, il est exclu de consommer du pain, quel qu'il soit, puisque aucun pain n'affiche un IG inférieur ou égal à 35. Ma recommandation est donc que le fromage soit mangé avec une petite salade.

Dans un repas glucido-protéique, seuls les laitages à 0 % sont acceptables. Il faut alors choisir un fromage blanc à 0 % présenté en faisselle et bien égoutté, car le petit-lait (lactosérum) comporte un risque de sécrétion d'insuline important… C'est pourquoi il ne faut pas consommer plus d'un yaourt par jour (au petit déjeuner de préférence) et il faut bannir tous les fromages blanc battus de type Câlin®, dont le petit-lait a été gardé par homogénéisation.

« Tous les fromages affinés, quels qu'ils soient, seront les bienvenus pour clore un repas protido-lipidique. »

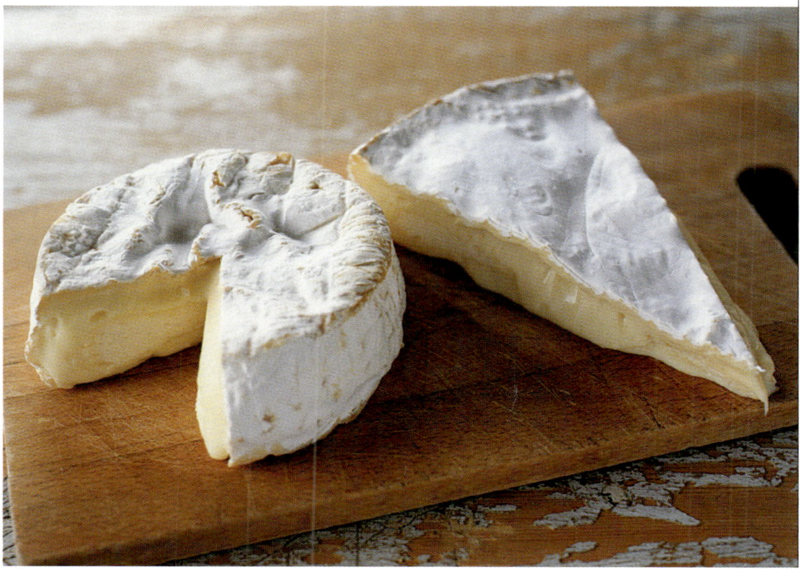

Ci-contre : *les fromages affinés tels que le brie ou le camembert peuvent être considérés comme un bon dessert.*

Le dîner

Il suit les mêmes règles de base que celles du déjeuner mais sera d'une manière générale plus léger. Il pourra donc être soit protido-lipidique, sans apport de graisses saturées et même en limitant au minimum les autres graisses au profit des légumes ; soit (et le plus souvent) glucido-protéique – et si possible sans graisses quelles qu'elles soient.
En effet, ce sont les graisses du dîner qui sont le plus facilement stockables du fait de l'inactivité du corps mais surtout des différentes sécrétions hormonales nocturnes.

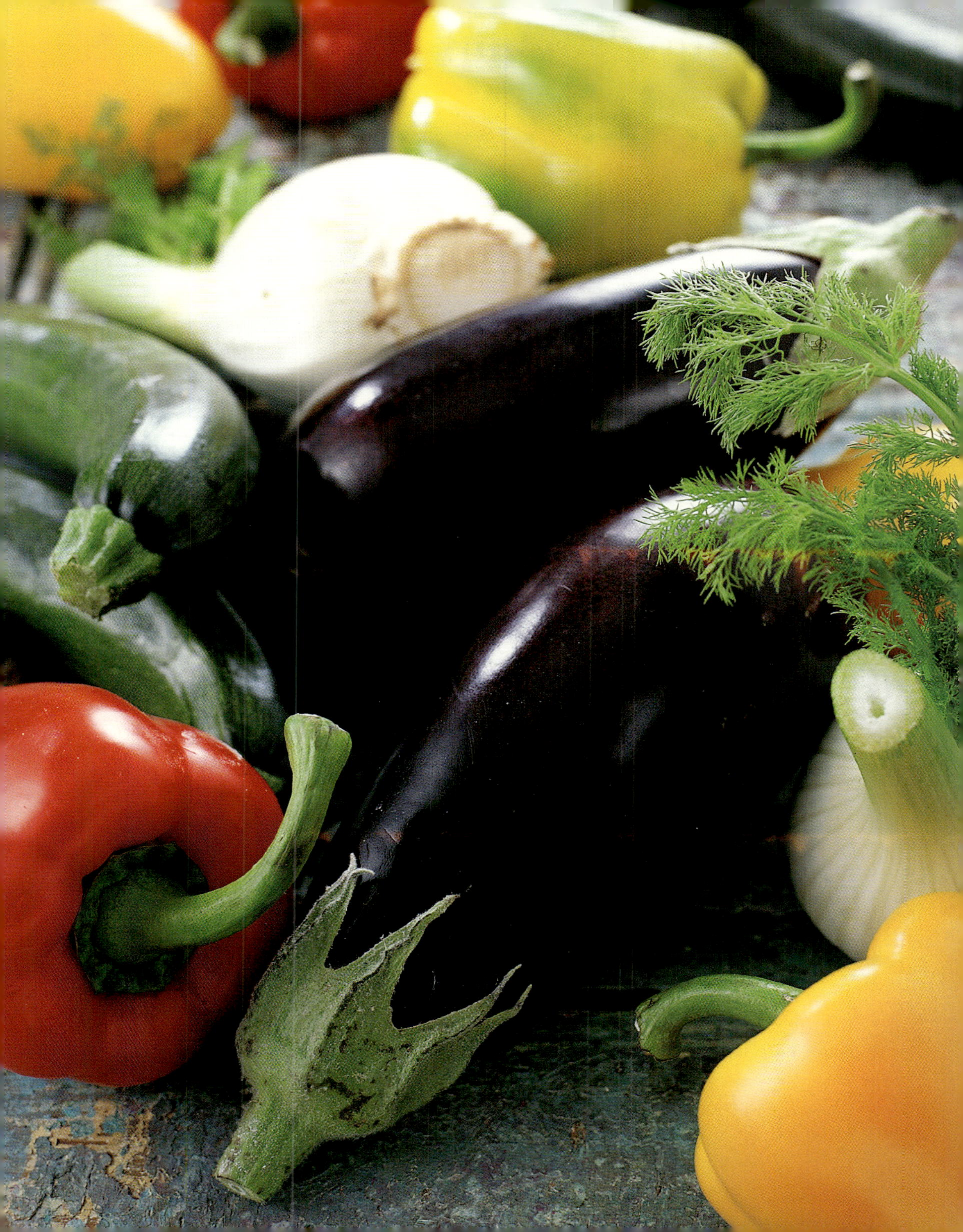

Option 1
Le dîner protido-lipidique

Ce repas est presque le même que le déjeuner du même type décrit précédemment (p. 86-87), à quelques exceptions près. D'abord, les portions seront différentes, car le dîner doit être plus léger. Mais surtout, il devra comporter le moins de graisses possible. Pour bien faire, les graisses saturées devraient même être complètement exclues, car elles sont facilement stockables pendant le sommeil. La règle d'or est ici encore celle qui consiste à choisir uniquement des glucides dont l'IG est inférieur ou égal à 35.

L'ENTRÉE

Une soupe de légumes convient parfaitement. Il faudra éviter de la passer au mixeur car plus les morceaux de légumes sont fins, plus leur IG augmente. Bien évidemment, cette soupe ne devra comporter que des légumes à IG bas : poireau, courgette, chou, céleri, tomate… Pour lui donner plus de goût, vous pourrez diluer dans la soupe un cube de concentré de volaille dégraissé.

L'autre entrée classique sera, comme pour le déjeuner, une petite salade de crudités ou de légumes cuits assaisonnés avec du citron et un filet d'huile d'olive.

LE PLAT PRINCIPAL

Même si les graisses sont permises, il est toujours préférable de les limiter le soir, sachant que les graisses saturées seront par principe exclues. Il faudra éviter l'entrecôte, le ris de veau, la cervelle et la plupart des charcuteries, en particulier les saucisses. Ma recommandation portera donc plutôt sur les viandes très maigres comme le blanc de poulet grillé ou cuit à la vapeur ou encore les jambons blancs affichant moins de 5 % de gras et les jambons de poulet et de dinde. Tous les poissons seront en revanche les bienvenus. Enfin, on choisira un accompagnement parmi les légumes dont l'IG est inférieur ou égal à 35, tels que les haricots verts, les petits pois frais, les épinards, le brocoli, le chou sous toutes ses formes et en particulier la choucroute (voir la liste p. 104-105). Pour les desserts éventuels, voir p. 90-91.

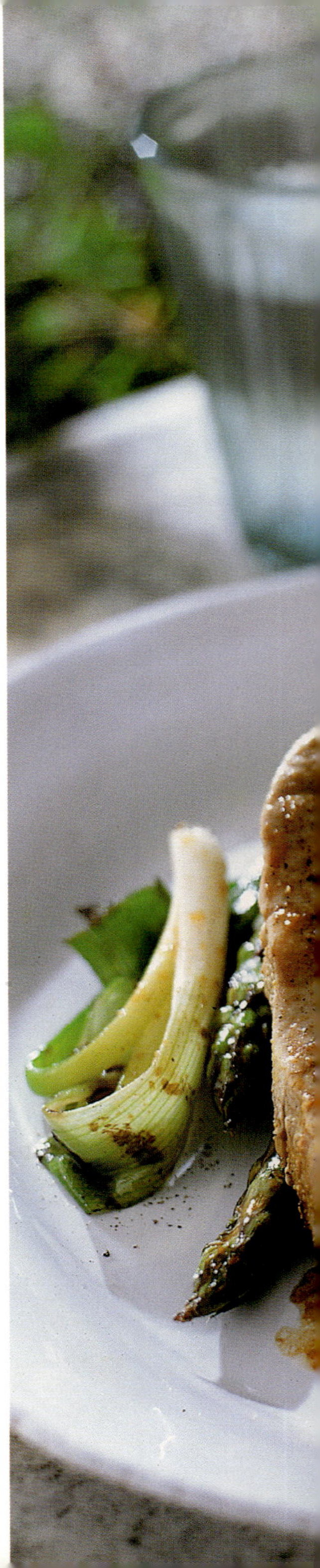

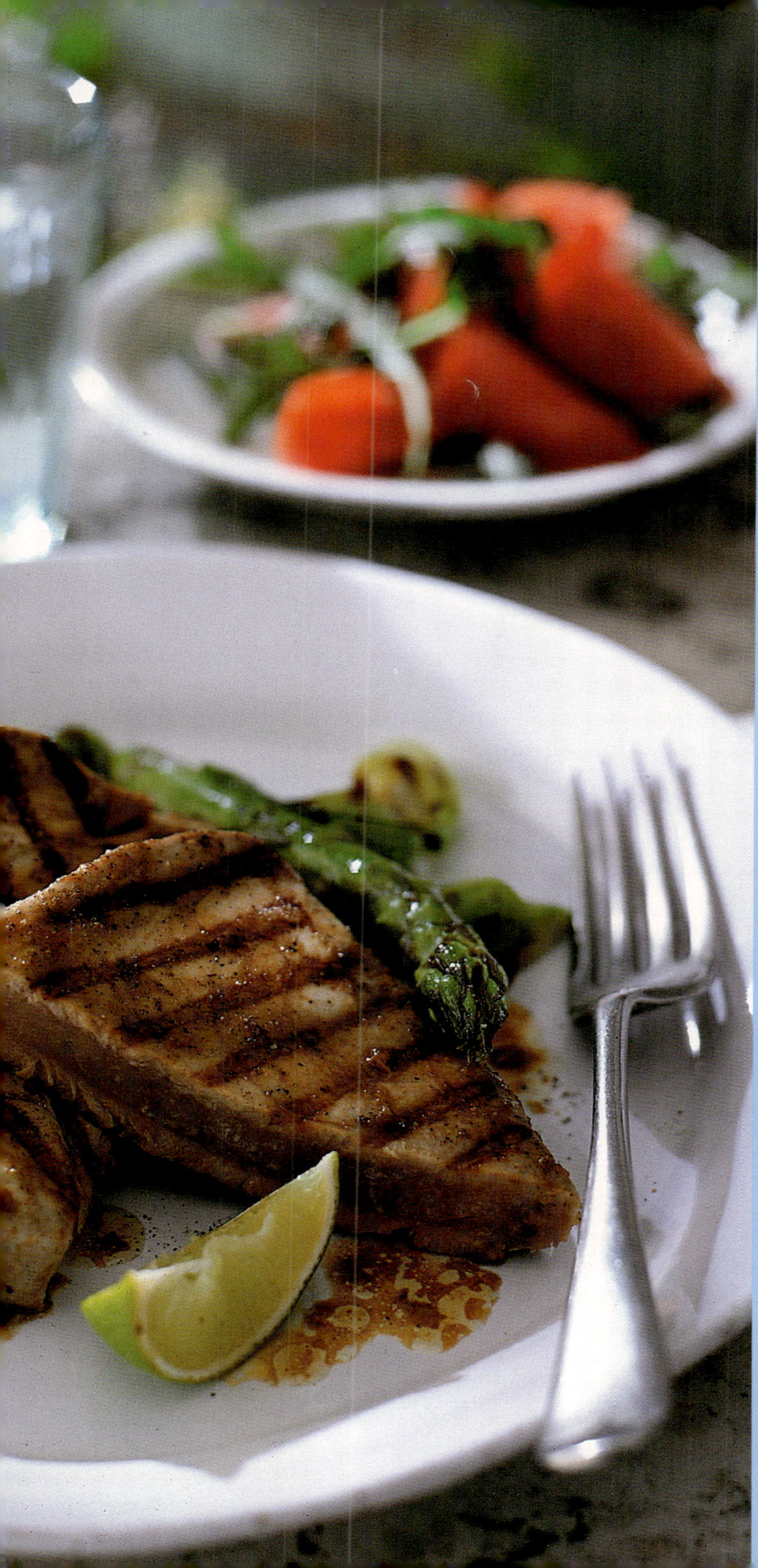

QUE PEUT-ON MANGER?

Le type de repas ci-contre est un bon exemple de dîner équilibré : une salade mixte en entrée puis un steak de thon mariné grillé (voir recette p. 200-201) accompagné d'asperges sautées. Quelques fruits rouges seront les bienvenus en guise de dessert. Mais d'autres choix aussi judicieux pourront se faire à partir des suggestions ci-dessous.

Les protéines et les lipides

- bœuf (maigre) ;
- porc (maigre) ;
- poulet ;
- dinde ;
- soja (tofu).

Tous les glucides dont l'IG est inférieur ou égal à 35, dont :

- les légumes : haricots verts, petits pois, asperges, concombre, brocoli, épinard, chou, chou-fleur…
- les légumineuses : lentilles, haricots secs, flageolets, pois chiches, soja…
- les graines : quinoa, riz sauvage.

Les boissons

- l'eau, plate et naturellement gazeuse ;
- le thé léger (vert) ;
- le vin (10 cl) ;
- la bière (25 cl) ;
- le café décaféiné.

Option 2
Le dîner glucido-protéique

Ce type de repas est dominé par la présence d'un bon glucide dont l'IG sera inférieur ou égal à 50. Il comportera très peu de graisses, voire pas du tout : aucun acide gras saturé et très peu de monoinsaturés (huile d'olive). Seules les graisses de poisson, les omégas 3, seront acceptées.

L'ENTRÉE

Comme pour l'option 1, la recommandation de base est la consommation de légumes à IG bas. Ces derniers peuvent être la base d'une soupe dont les morceaux resteront entiers. Les légumes crus ou cuits peuvent constituer une salade avec exceptionnellement un filet d'huile d'olive. Ce repas du soir qui, par principe, doit être le plus léger possible, peut n'être constitué que d'un plat principal.

LE PLAT PRINCIPAL

Il sera essentiellement composé d'un glucide dont l'IG est inférieur ou égal à 50. Des protéines pourront éventuellement être ajoutées, mais ce plat comportera très peu de graisses, voire pas du tout.

Pour composer ce repas, on pourra choisir parmi les plats suivants : lentilles aux oignons, semoule intégrale ou boulgour avec des légumes, riz basmati au coulis de tomates et surtout spaghettis sauce tomate et basilic. Tous ces plats devraient pouvoir suffire à constituer le plat principal, mais pour ceux qui en ressentiraient la nécessité, une protéine sans graisse pourra toujours être ajoutée : blanc de poulet ou de dinde, viande des Grisons, blanc d'œuf, fromage blanc à 0 % ou même un poisson poché ou cuit à la vapeur.

LE DESSERT

Il devra respecter les règles définies ci-dessus : comporter un bon glucide mais pas de graisse. On aura donc le choix entre la compote de pomme sans sucre, la pommes cuite au four ou le fromage égoutté à 0 %.

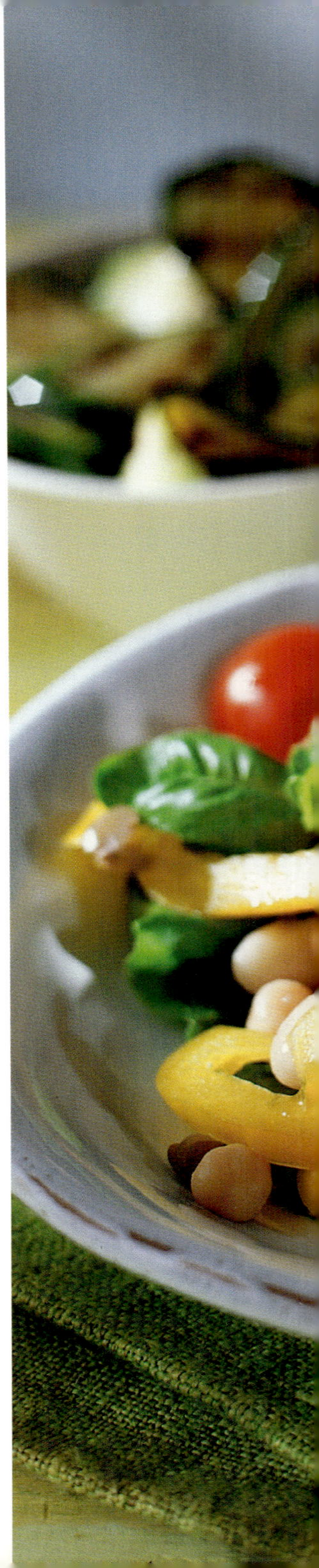

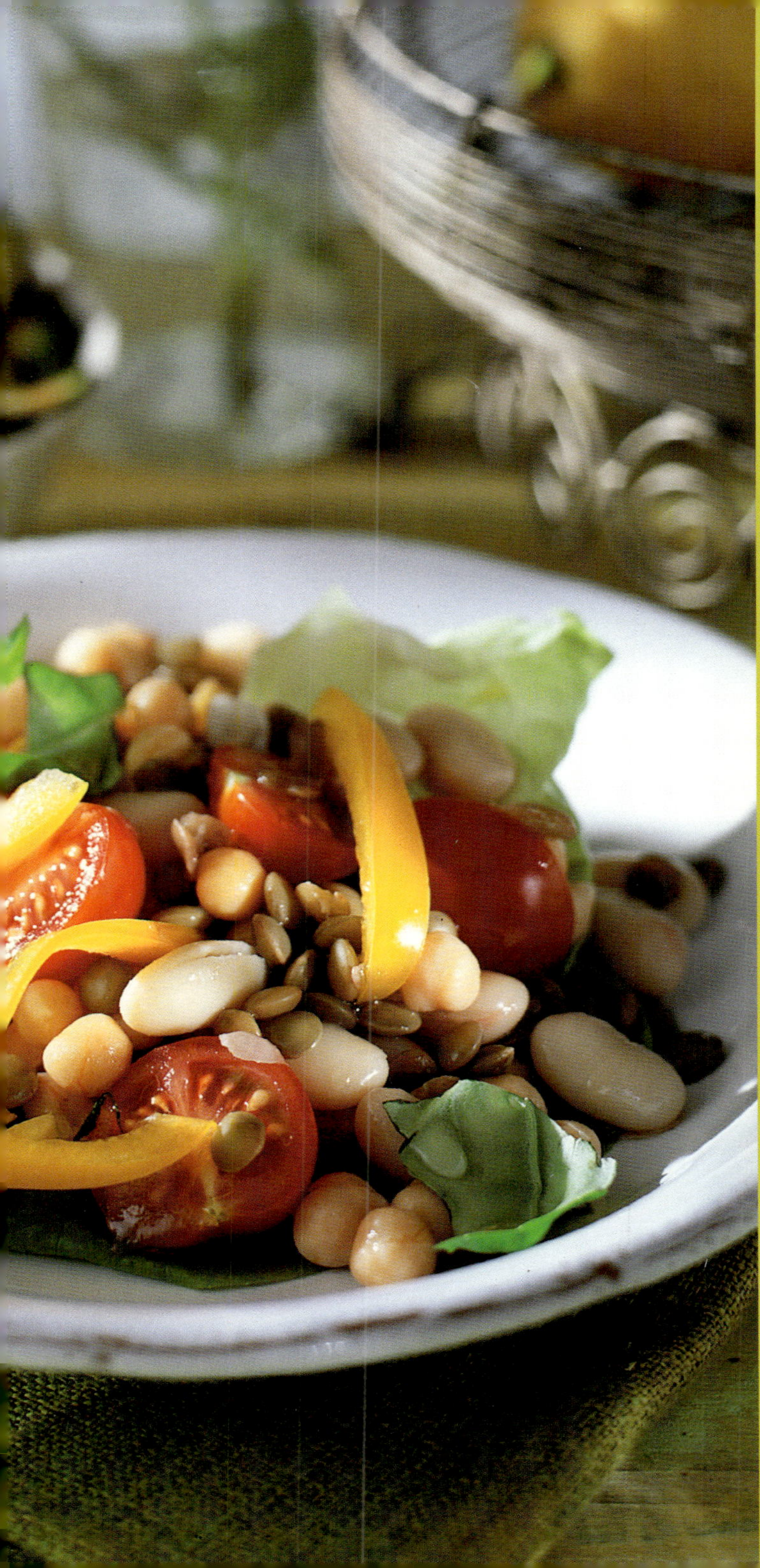

QUE PEUT-ON MANGER ?

Le dîner ci-contre est un bon exemple de repas glucido-protéique. La salade composée et le bol de courgettes grillées seront préparés en limitant au strict minimum l'apport en huile d'olive. La sauce peut aussi être réalisée avec du jus de citron, du vinaigre balsamique et du yaourt à 0 %.

Tous **les glucides** dont l'IG est inférieur ou égal à 50, notamment :

- les féculents : riz basmati ou complet, semoule intégrale ou boulgour, patates douces, spaghettis *al dente*, pâtes complètes ;
- les légumineuses : lentilles, flageolets, pois chiches, soja ;
- les graines : quinoa, riz sauvage ;
- les légumes : tomates, carottes crues, haricots verts, brocoli, épinards, chou, chou-fleur, choucroute ;
- les fruits : tous ceux dont l'IG est compatible, en particulier pommes cuites, poires pochées et compotes sans sucre.

Les protéines

Toutes celles qui ne comportent pas de graisse et poissons grillés, pochés ou cuits à la vapeur.

Les boissons

- eau plate et naturellement gazeuse ;
- thé léger (vert) ;
- vin (10 cl) ;
- bière (25 cl) ;
- café décaféiné.

REPAS « SUR LE POUCE »

Si vous n'avez pas le temps de préparer votre casse-croûte à la maison, vous pouvez toujours acheter, chez un traiteur ou dans une superette, quelques aliments tout préparés que vous mangerez « sur le pouce ». Vous pourrez aussi vous confectionner un repas composé de charcuteries (du jambon de Parme, par exemple, dont vous éliminerez le gras), de crudités (carottes râpées, céleri rémoulade) et terminer par une portion individuelle de fromage ou encore deux ou trois carrés de chocolat noir à plus de 70 % de cacao. Bien évidemment, toute forme de pain sera exclue de ce casse-croûte.

D'autres aliments pratiques pourront aussi être intégrés et notamment :

- de la viande des Grisons ;
- du saumon fumé ;
- des œufs durs ;
- des fruits ;
- des amandes ;
- des noisettes ;
- des olives.

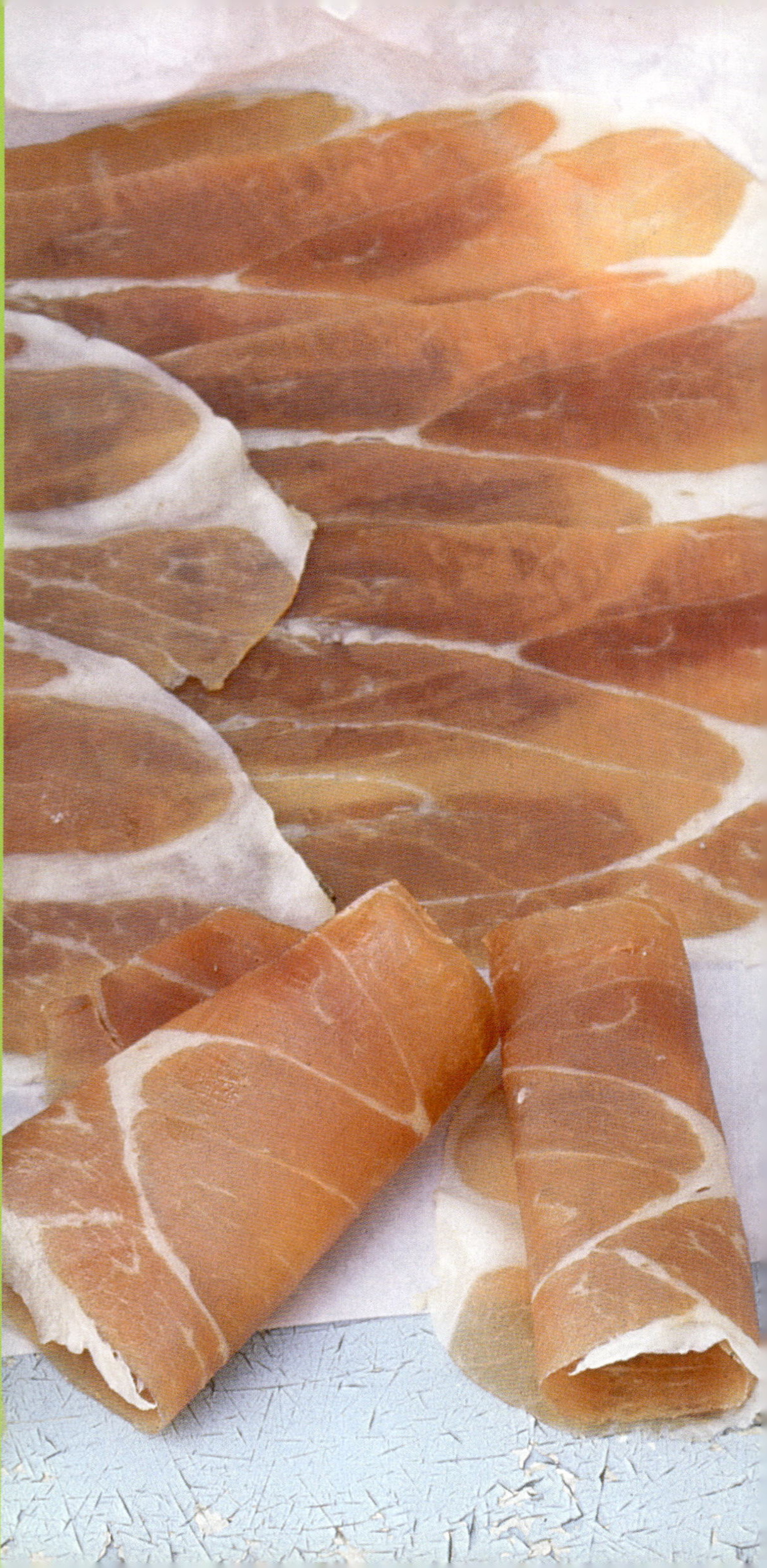

Le casse-croûte

Si vous n'avez pas le temps de faire un déjeuner normal, préparez un repas froid en respectant les règles définies précédemment. Ce sera toujours mieux que de ne rien manger ou de manger n'importe quoi. La formule du *lunch box* est même souvent la meilleure garantie que ce que vous mangez est parfaitement en accord avec vos nouvelles habitudes alimentaires. Deux types de repas sont possibles.

LE CASSE-CROÛTE PROTIDO-LIPIDIQUE

Il comprendra :

- des protéines (viande froide, thon au naturel, œufs durs, jambon blanc, mozzarella, feta ou gruyère…) ;
- des glucides à IG inférieur ou égal à 35 (concombre, avocat, tomate, endive, salade verte, lentilles, pois chiches, sans oublier tous les fruits dont l'IG est compatible…) ;
- des lipides qui, outre les quelques graisses associées aux protéines, seront apportés par une éventuelle vinaigrette à l'huile d'olive.

LE CASSE-CROÛTE GLUCIDO-PROTÉIQUE

Il pourra éventuellement consister à inventer un « sandwich à la Montignac » (voir p. 145) ; mais pour cela, il sera impératif de trouver du vrai pain intégral ou de le faire soi-même, car l'IG devra absolument être inférieur ou égal à 50. Ce pain pourra même être toasté afin de diminuer son IG par rétrogradation (voir p. 61).

Entre ces deux tranches de pain, il sera possible de disposer n'importe quel glucide à IG bas (salade, concombre, tomate, purée de pois chiches) mais aussi une protéine maigre (jambon de poulet ou de dinde, viande des Grisons…) ou du poisson (saumon fumé, thon au naturel…).

Et pour respecter nos principes à la lettre, il conviendra évidemment de n'ajouter aucune graisse à l'exception de celles du poisson.

Mais si vous n'avez pas pu préparer votre casse-croûte, vous avez toujours la possibilité d'acheter de quoi faire un repas « sur le pouce » (voir page précédente).

LES EN-CAS

Si vous êtes pressé, vous pouvez aussi faire un semblant de repas en ne consommant que des fruits. Des fruits frais (pommes, oranges, prunes, cerises, abricots, framboises, fraises) mais aussi des fruits secs (figues, abricots…), à condition évidemment que leur IG soit bas.

Le seul problème avec les fruits est qu'ils sont rapidement digérés et que l'on risque d'avoir faim une ou deux heures après. Vous pouvez alors consommer aussi des noisettes nature ou des amandes émondées. Leur apport en protéines devrait vous assurer une meilleure satiété.

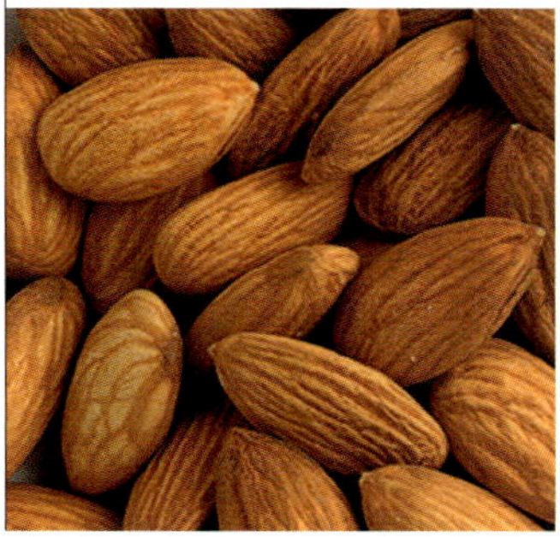

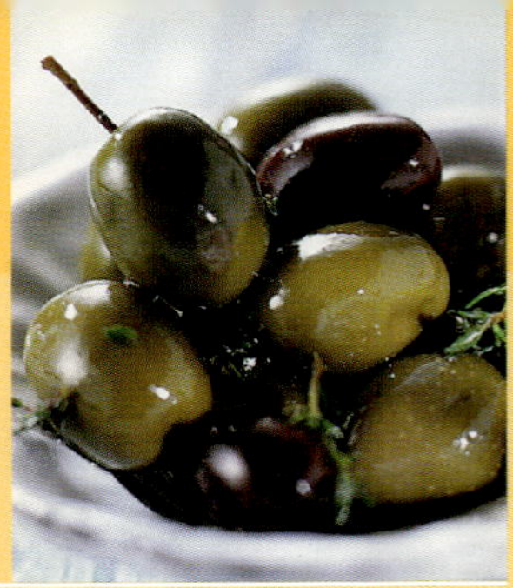

Cocktails et réceptions

Ne jetez pas un froid dès votre arrivée dans un cocktail ou une réception en déclarant que vous ne mangerez ni ne boirez rien de ce qui est servi.

Acceptez le verre de champagne que l'on vous offre mais gardez-le à la main un certain temps. Donnez l'impression de boire en trempant vos lèvres dedans, puis posez-le discrètement.

Allez ensuite au buffet vous procurer un verre d'eau pétillante avec un glaçon et une rondelle de citron pour faire croire que c'est un gin tonic.

TRUCS ET ASTUCES DE LA MÉTHODE

Mangez, avant d'arriver, un œuf dur ou un morceau de fromage, pour éviter de boire une boisson alcoolisée à jeun.

Ne cédez pas à la tentation des petits canapés à base de mauvais glucides. Ce qu'il y a dessus peut cependant être très acceptable : saumon, saucisson, rondelle d'œuf, asperge, tomate… mangez la partie acceptable et jetez le reste.

Cherchez le fromage, le saumon fumé, les petites saucisses et les olives vertes et noires. S'il n'y a rien d'autre, contentez-vous des cacahuètes.

Si vous vous accordez un verre d'alcool, buvez seulement du champagne ou du vin (rouge ou blanc). Bannissez à jamais les spiritueux de type vodka, gin, whisky…

Exemples de menus phase I

Pour démarrer la phase I, vous pouvez vous inspirer des exemples ci-dessous qui proposent une semaine de menus. La variété des plats permet un bon équilibre sur la journée. Ces menus comprennent plusieurs bons glucides mais vous pouvez en choisir encore plus.

GP : repas glucido-protéique
PL : repas protido-lipidique

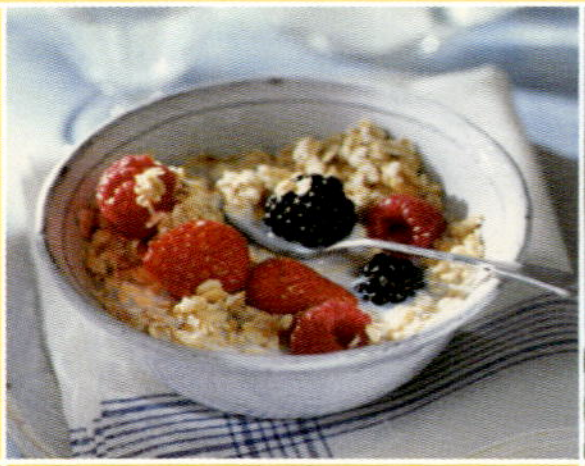

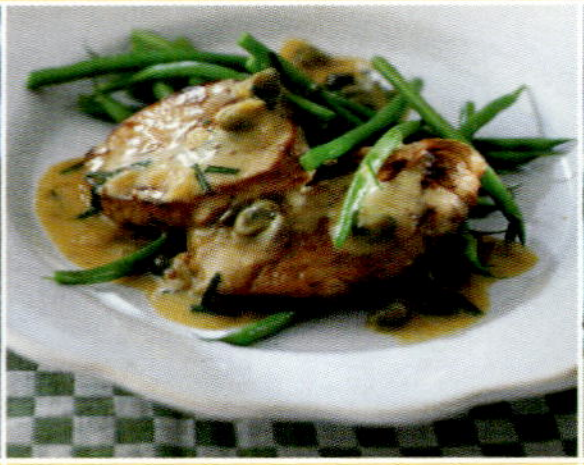

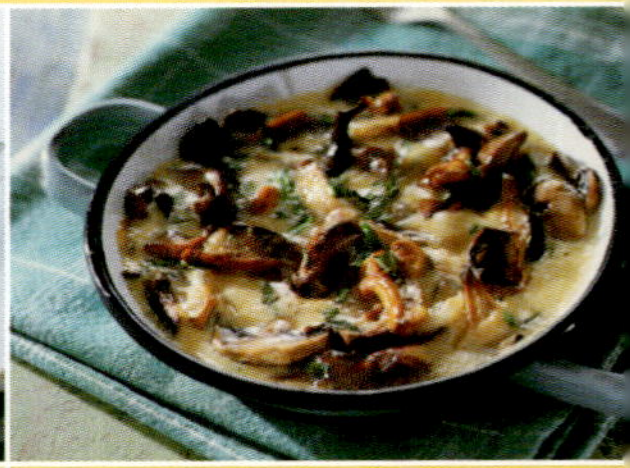

REPAS	JOUR 1	JOUR 2	JOUR 3
Petit déjeuner avec une tisane, un thé vert léger ou un café décaféiné	• Flocons d'avoine • Yaourt à 0 % • Fraises • Mûres **(GP)**	• Pain intégral • Confiture sans sucre • Yaourt à 0 % • Framboises	• Crêpe de sarrasin (blé noir) • Fromage à 0 % égoutté • Pomme **(GP)**
Déjeuner	• Salade grecque (salade verte, feta, tomates, huile d'olive…) • Filet de saumon aux épinards • 2 ou 3 carrés de chocolat noir à plus de 70 % de cacao **(PL)**	• Poireaux vinaigrette • Porc à la moutarde et aux herbes (p. 229) • Chou-fleur • Pêches au fromage blanc **(PL)**	• Salade de concombre à la vinaigrette • Ramequins de champignons mixtes (p. 185) • Salade verte • Fromage **(PL)**
En-cas (facultatif)	• Une pomme	• Amandes	• Œuf dur
Dîner	• Soupe de légumes • Lentilles vertes • Blanc de poulet à la vapeur, moutarde forte • Mousse de pêche (p. 235) **(GP)**	• Carottes râpées au citron • Riz tricolore (p. 193) • Purée de chou-fleur • Pomme au four **(GP)**	• Artichauts à la vapeur • Spaghettis au coulis de tomate et basilic • Yaourt à 0 % **(GP)**

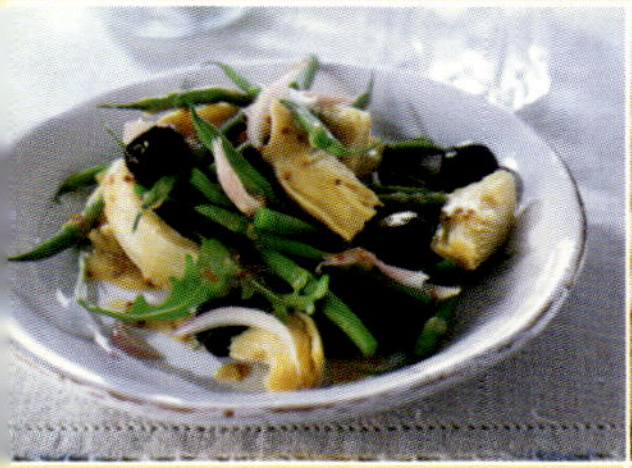
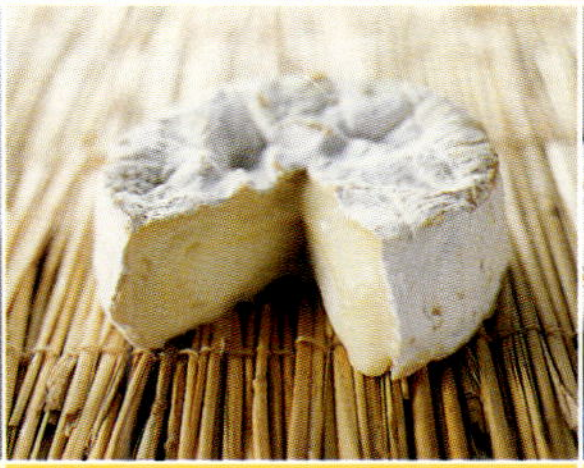
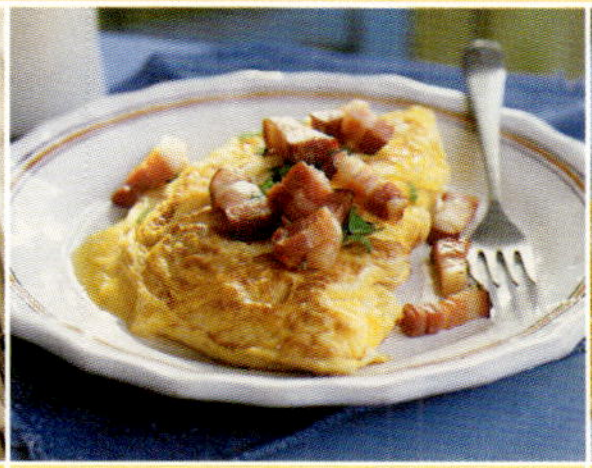
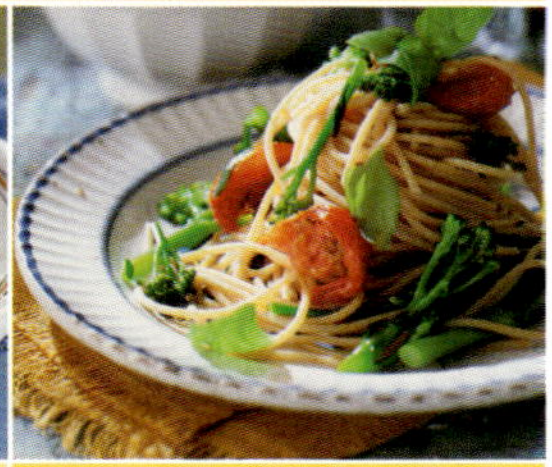

JOUR 4	JOUR 5	JOUR 6	JOUR 7
• Pain intégral • Confiture sans sucre • Fromage blanc égoutté **(GP)**	• Flocons d'avoine • Yaourt à 0 % • Abricots frais **(GP)**	• Muesli sans sucre • Lait écrémé • Confiture sans sucre **(GP)**	• Œufs au plat • Bacon • Fromage blanc égoutté **(GP)**
• Roquette aux haricots verts et aux artichauts (p. 169) • Poulet grillé • Fraises **(PL)**	• Frisée aux lardons • Filet de thon mariné grillé (p. 201) • Aubergines frites • Camembert **(PL)**	• Salade d'endives aux noix • Omelette au fromage • Salade verte • Framboises **(PL)**	• Tomates à la mozzarella • Gigot d'agneau • Flageolets • Mousse au chocolat et aux framboises (p. 237) **(PL)**
• 2 ou 3 carrés de chocolat noir à plus de 70 % de cacao	• Une orange	• Un yaourt	• Une pomme
• Taboulé de quinoa au citron • Saumon fumé • Riz basmati au safran • Framboises **(GP)**	• Asperges sauce au yaourt à 0 % et moutarde • Riz complet au coulis de tomate et basilic • Compote de pomme sans sucre **(GP)**	• Gaspacho • Lentilles • Jambon de dinde • Poire pochée **(GP)**	• Brocoli à la vapeur • Spaghettis avec tomates et asperges • Fromage blanc égoutté à 0 % **(GP)**

Sélection de bons glucides

Seuls les glucides qui contiennent une quantité significative de sucre et d'amidon ont un IG. Les aliments ci-dessous sont une sélection de « bons » glucides qui font partie de la phase I.

Avocat	10	Poivrons rouges, verts, jaunes	15
Amande	15	Myrtille, cassis	15
Asperge	15	Radis	15
Noix de cajou	15	Pépins de courge	15
Brocoli	15	Épinards	15
Chou de Bruxelles	15	Graines de tournesol	15
Choux (tous types)	15	Noix	15
Chou-fleur	15	Artichaut	20
Céréales germées	15	Aubergine	20
Céleri	15	Fructose	20
Courgette	15	Citron	20
Concombre	15	Citron vert	20
Fenouil	15	Nouilles de soja	22
Noisette	15	Flageolets, haricots	25
Herbes, épices	15	Mûre	25
Poireau	15	Cerise	25
Salade verte (tous types)	15	Chocolat noir (70 % de cacao)	25
Champignons	15	Lentilles vertes	25
Olives (tous types)	15	Framboise	25
Oignons (tous types)	15	Graines de soja (cuites)	25
Cacahuète	15	Pois cassés (jaunes, cuits)	25
Noix de pécan	15	Fraise	25

Pomme (fruit frais)	30	Mandarine	35
Abricot (fruit frais)	30	Riz sauvage	35
Haricots verts	30	Figue séchée	40
Carotte crue	30	Abricot sec	40
Pois chiches (cuits)	30		
Confiture (sans sucre)	30	**Pour le petit déjeuner glucido-protéique seulement**	
Ail	30	Pain 100 % intégral au levain naturel	40
Pamplemousse	30	Pumpernickel (pain noir allemand)	40
Lentilles rouges, jaunes, brunes	30	Pain de seigle intégral	45
Tomate	30		
Lait (demi-écrémé ou écrémé)	30	**Pour le repas glucido-protéique seulement**	
Haricot mungo (cuisson 20 minutes)	30	Spaghettis complets	40
Poire	30	Spaghettis *al dente*	40
Nectarine	35	Riz basmati	50
Pêche	35	Riz complet	50
Pomme séchée	35	Patate douce	50
Compote de pommes	35		
Haricots blancs, noirs, rouges	35		
Figue (fruit frais)	35		
Brugnon	35		
Yaourt nature	35		
Pois secs (cuits)	35		
Petits pois (frais)	35		
Prune	35		
Quinoa	35		

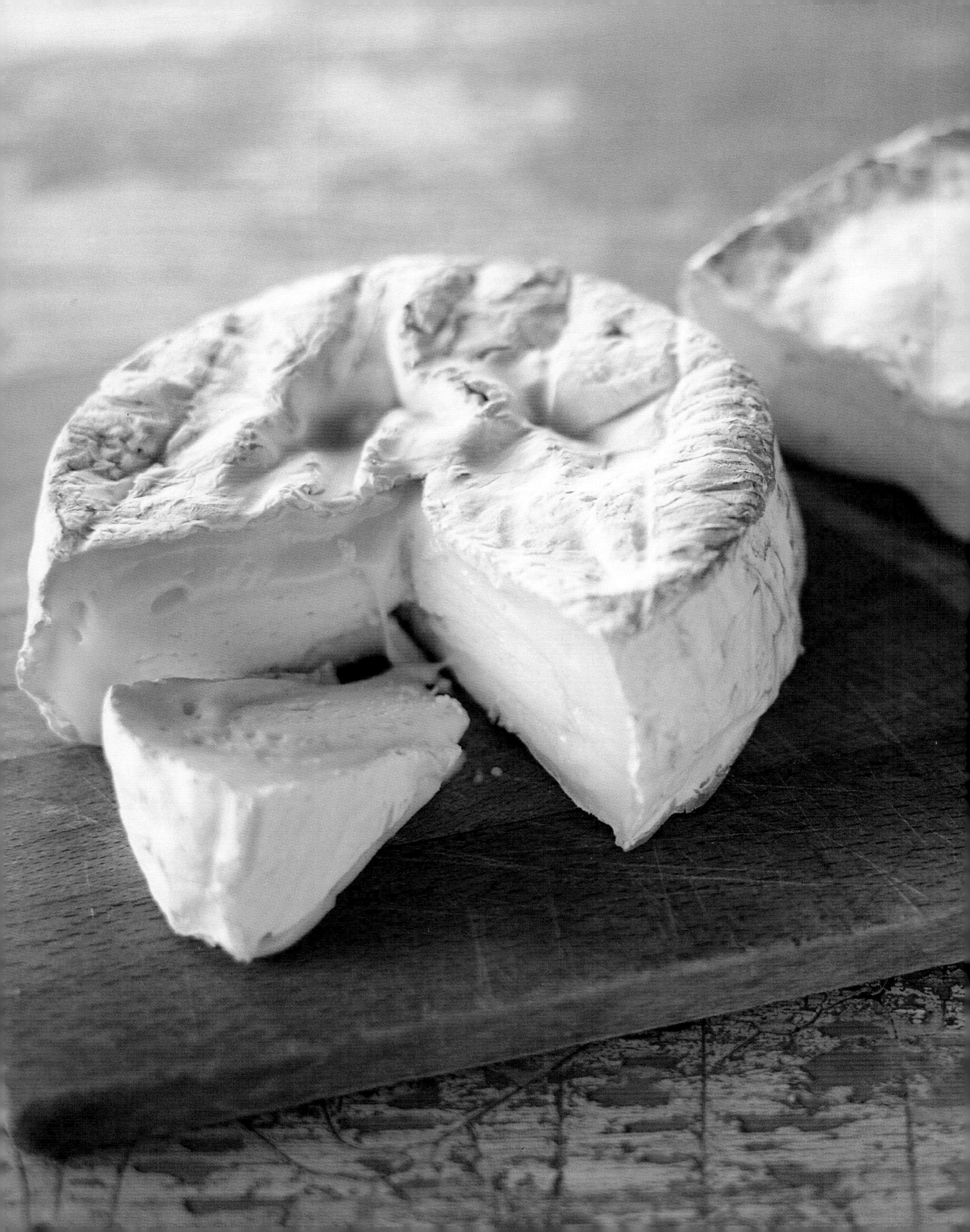

PHASE II
LA STABILISATION DU POIDS

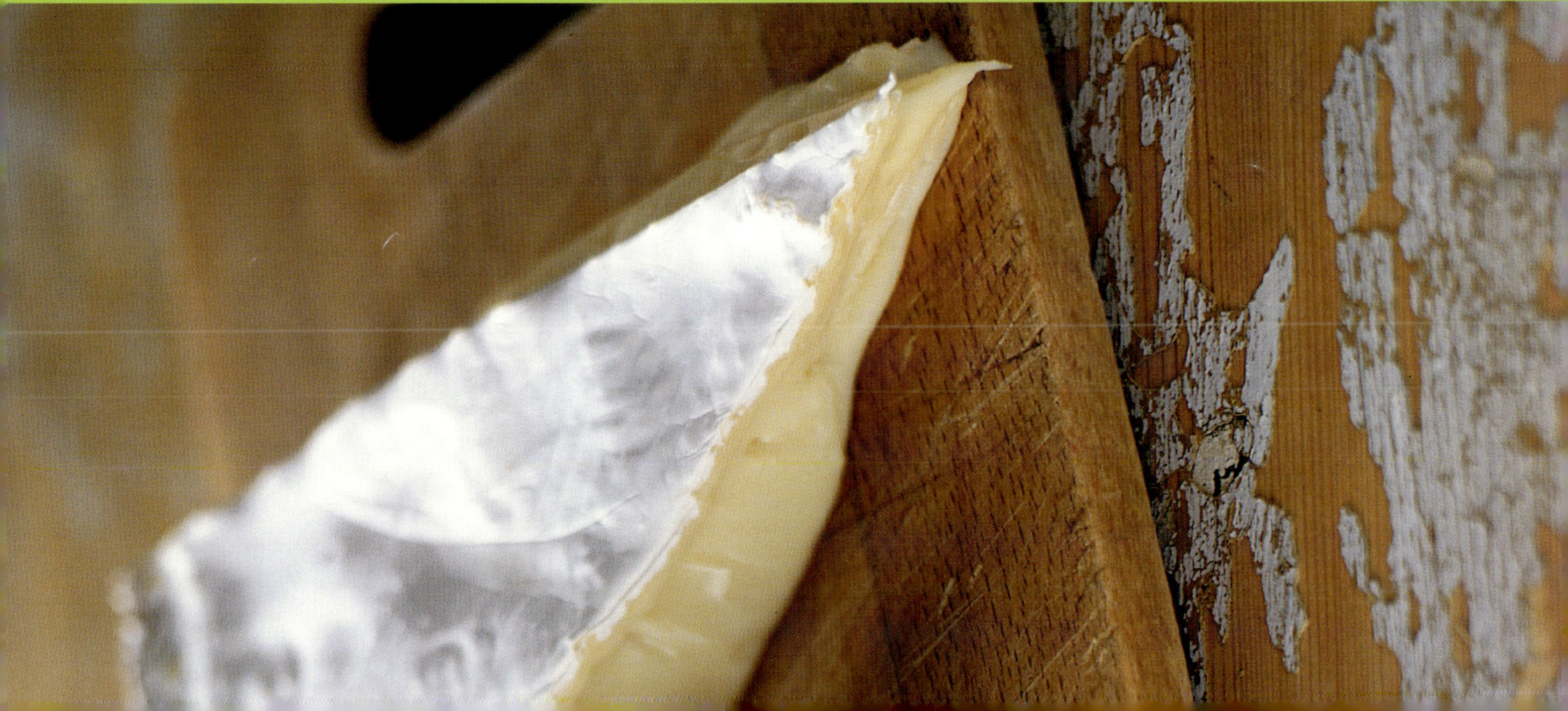

En bref…

La phase II est celle de la stabilisation pondérale. Elle ne consiste surtout pas à remanger n'importe quoi et à revenir en phase I dès que les kilos perdus seront de retour, car cela conduirait rapidement à une résistance à l'amaigrissement.
La phase II n'est en fait que le prolongement naturel de la phase I. Les principes de base restent les mêmes. Le choix des glucides sera toujours fait en fonction de l'IG, mais il sera plus large qu'en phase I. Il sera surtout affiné en utilisant un nouveau concept : celui de la résultante glycémique ou RG (voir p. 112-115).

« La phase II n'est que le prolongement naturel de la phase I. Le choix des glucides sera toujours fait en fonction de l'IG, mais il sera plus large qu'en phase I. »

LA SUITE LOGIQUE DE LA PHASE I

Même si elle est la suite logique de la phase I, la phase II n'est pas une obligation. Il n'y a d'ailleurs aucun inconvénient à rester définitivement en phase I, car les principes sur lesquels elle est fondée conduisent à une alimentation parfaitement équilibrée. C'est d'ailleurs ce que font certaines personnes qui ont découvert un tel bien-être en phase I qu'elles n'osent jamais en sortir.

Cependant, même si la phase I doit rester une référence nutritionnelle permanente, on peut regretter qu'elle conduise à exclure certains aliments qui font tout de même partie de notre paysage nutritionnel courant. Nous allons donc découvrir, dans la phase II, comment intégrer de temps en temps ces aliments à IG élevé (par exemple les pommes de terre ou le sucre), sans préjudice pour notre équilibre métabolique, en limitant leurs effets sur la glycémie et sur la réponse insulinique.

La méthode Montignac, c'est la phase II

Au risque de paraître contradictoire, sachez que la véritable méthode Montignac, c'est la phase II. Il s'agit en effet d'une philosophie alimentaire dont la vocation est avant tout de prévenir la prise de poids comme l'apparition de toute autre pathologie métabolique (diabète, risques cardiovasculaires...). Dans cette optique, la phase I ne serait qu'une phase d'exception, destinée à perdre rapidement du poids mais surtout à normaliser le fonctionnement du pancréas en réduisant l'hyperinsulinisme.

C'est pourquoi le démarrage de la méthode Montignac directement en phase II est recommandé pour tous ceux dont la surcharge pondérale est modeste, ou pour ceux qui ne cherchent qu'à adopter un mode alimentaire leur garantissant une meilleure santé et plus de vitalité.

La stabilisation pondérale est assurée si les IG $\leq$ 50

La phase II permet d'élargir le choix des glucides en fonction de leur IG. Soit les aliments choisis au cours du repas ont tous des IG inférieurs ou égaux à 50, soit on choisira d'associer au cours du même repas des glucides à IG élevés et très bas afin d'obtenir une moyenne inférieure à 50. C'est le concept de la résultante glycémique (RG) du repas que nous verrons en détail aux p. 112-115. Le diagramme ci-dessous indique comment le poids est affecté par l'IG moyen du repas : la résultante glycémique (RG).

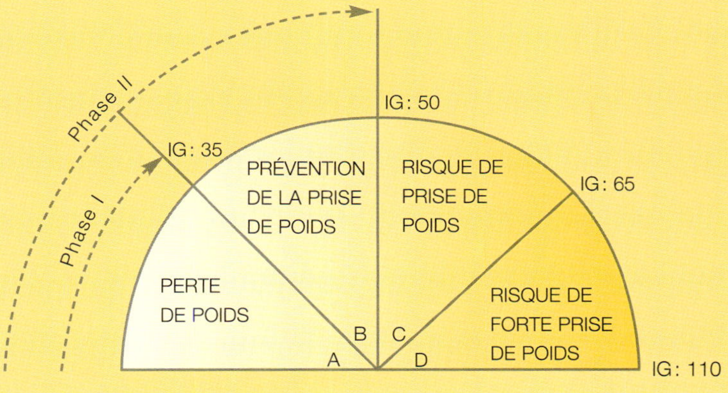

Amplitude des risques de prise de poids et des possibilités d'amaigrissement en fonction de la résultante glycémique des repas selon la méthode Montignac.

Zone A - IG de 0 à 35 : perte de poids.
Zone B - IG de 35 à 50 : prévention de la prise de poids.
Zone C - IG de 50 à 65 : risque de prise de poids.
Zone D - IG de 65 à 100 : risque de forte prise de poids (obésité).

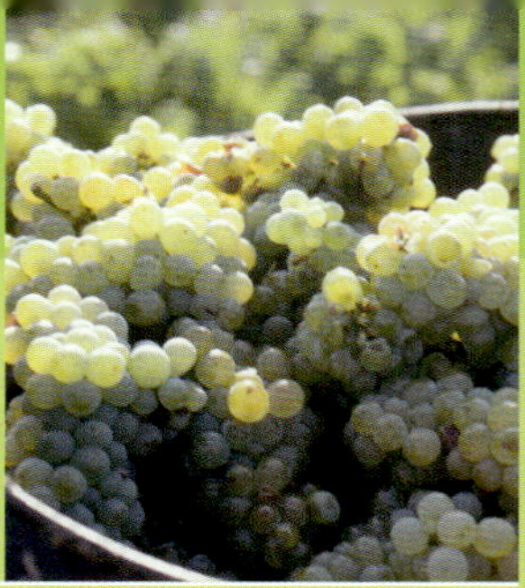

Les 7 règles de la phase II

1 Cherchez à maintenir la perte de poids

obtenue au cours de la phase I, soit en ne consommant que des glucides à IG inférieur ou égal à 50, soit en associant au cours du même repas des glucides à IG élevé et des glucides à IG très bas afin d'obtenir une résultante glycémique (RG) inférieure à 50.

2 Continuez à privilégier le petit déjeuner glucido-protéique

en étant moins restrictif sur les apports en bonnes graisses.

3 Apportez plus de flexibilité dans l'application

des deux options de repas. Exemple : au déjeuner, vous pourrez manger du riz basmati avec votre poisson ; au dîner, vous pourrez mettre de l'huile d'olive et du parmesan sur vos spaghettis.

4

Raisonnez toujours selon le principe de la RG, la résultante glycémique du repas (p. 112-115) permet d'associer, au cours du même repas, des glucides à IG élevés (pomme de terre) avec des glucides à IG très bas (lentilles vertes).

5

Apprenez à gérer vos écarts (voir p. 116-117), ce qui consiste à savoir anticiper les apports de glucides à IG élevé afin de les neutraliser préalablement par le choix de glucides à IG très bas.

6

Continuez à ne manger que du vrai pain intégral au cours des petits déjeuners protido-lipidiques et des casse-croûte. Continuez à exclure le pain (sauf écart dûment géré) au cours des repas principaux.

7

Autorisez-vous un verre de vin supplémentaire, voire deux, exceptionnellement, ce qui vous permettra d'en réserver un (ou du champagne) pour l'apéritif. Ceci s'applique à condition, toutefois, de manger quelque chose (protéine, lipide) préalablement.

La résultante glycémique (RG)

La RG est l'élévation moyenne de la glycémie obtenue à la fin d'un repas complexe, du fait de l'interaction entre les différents aliments qui l'ont composé. Ce nouveau concept va vous servir de guide dans la phase II. Grâce à lui, vous allez pouvoir intégrer un glucide à IG élevé dans un repas, tout en neutralisant une partie importante de ses effets sur la glycémie, en prenant soin de consommer préalablement des glucides à IG très bas.

COMMENT FONCTIONNE LA RG?

Prenons d'abord un exemple : le sucre blanc, composé d'une molécule de glucose (IG 100) et d'une molécule de fructose (IG 20), a un IG de 70, soit la résultante des deux. De la même manière, lorsqu'un repas est composé à la fois de légumes riches en fibres à IG très bas et de glucides à IG élevé (pomme de terre par exemple), la RG du repas, du fait de la combinaison de l'ensemble des aliments, s'établit à un niveau moyen. Et si le repas contient de surcroît de l'huile d'olive, qui a la propriété de faire baisser la glycémie, la RG sera encore légèrement diminuée.

L'objectif de la phase II : ne pas dépasser une RG de 50

Sur le diagramme de la p. 109, nous remarquons que, pour maigrir, la RG du repas ne doit pas dépasser 35. Ce n'est, en effet, que dans ces conditions que la glycémie est suffisamment basse pour éviter l'hyperinsulinisme et permettre à l'énergie des repas non seulement d'être brûlée mais aussi d'utiliser une partie des graisses de réserve. C'est ce que vous avez fait dans la phase I.

De même, on a montré par expérience que, pour prévenir la prise de poids, il convenait que la RG du repas soit inférieure ou égale à 50. Cette situation

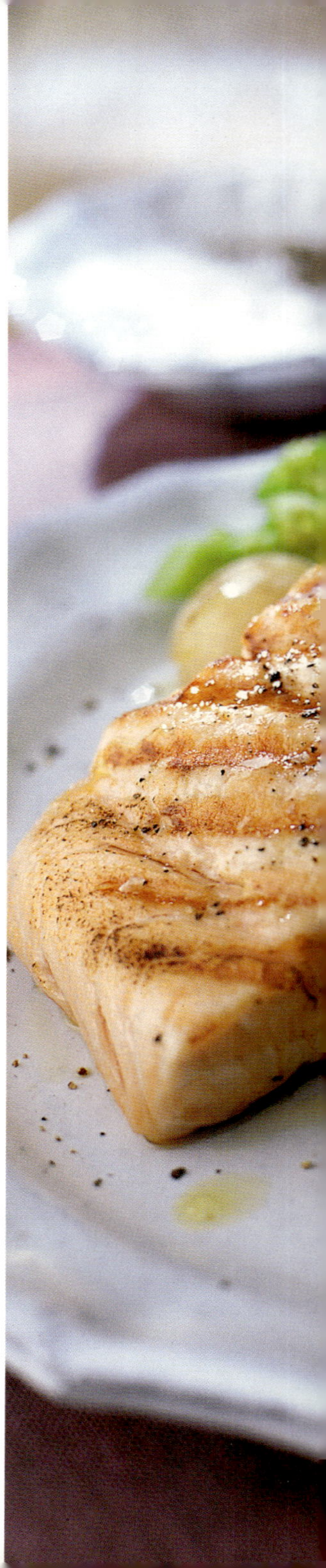

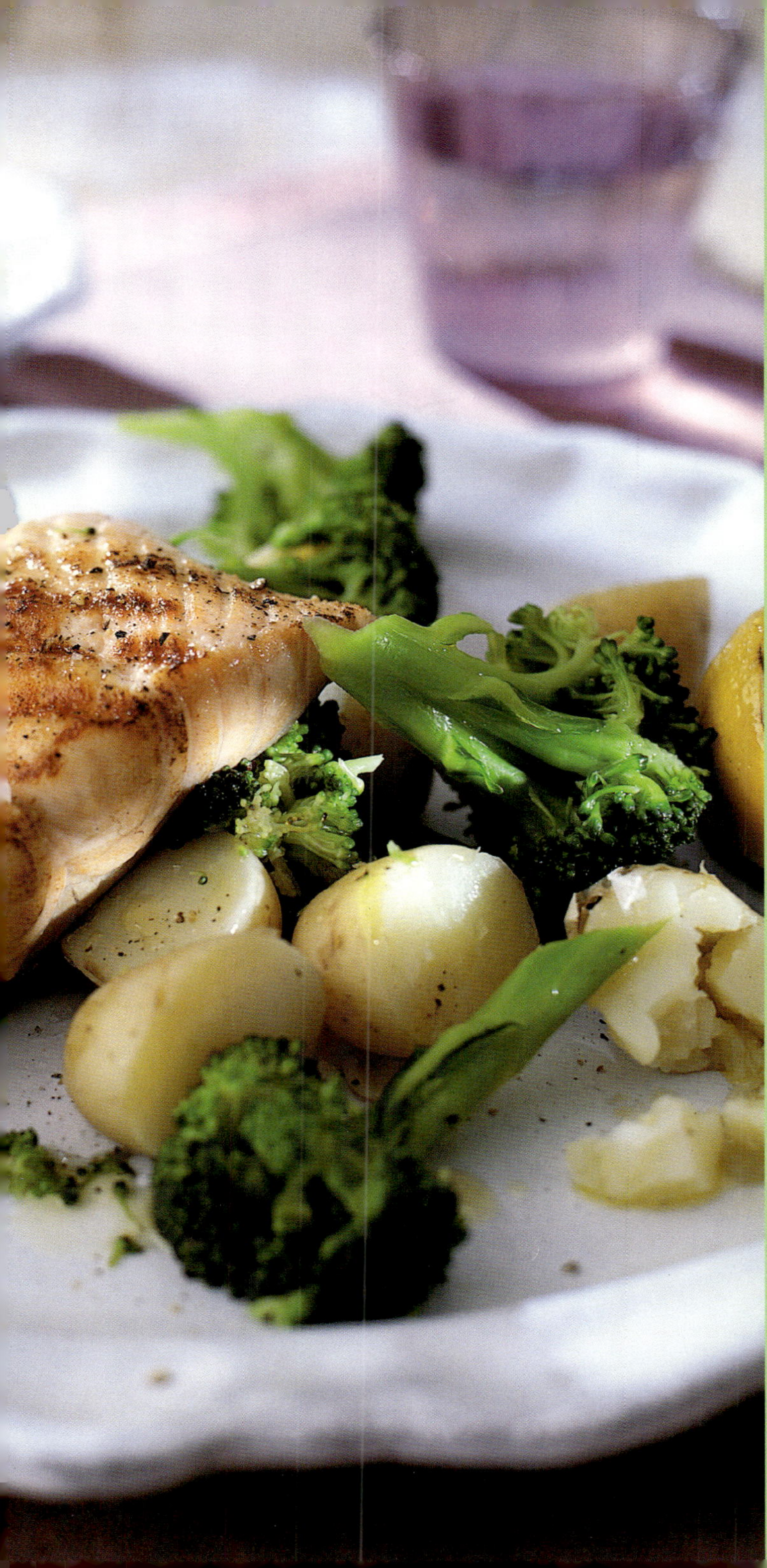

UN EXEMPLE DE RG

Le plat ci-contre illustre bien le principe de la RG qui, même si elle est en quelque sorte une moyenne, ne relève pas du calcul mathématique (voir p. 114).
Il est important de respecter à la fois le principe de compensation entre glucides à IG élevé (pomme de terre) et glucides à IG très bas (brocoli) et l'ordre dans lequel les aliments seront consommés.

- Les brocolis devront être mangés d'abord, car le fait que leur IG soit très bas (15) contribue à maintenir la glycémie à son minimum.
- Les pommes de terre, dont l'IG est élevé (70 lorsqu'elles sont bouillies et pelées), risquent d'entraîner une forte élévation de la glycémie.
- Grâce aux brocolis mangés précédemment, il se produira un phénomène de compensation de nature à limiter la RG à un niveau inférieur à 50. Si des crudités (IG très bas) ont été préalablement consommées en entrée, la RG n'en sera que plus modeste.
- Le principe de la RG ne fonctionne que si la quantité de glucides à IG élevé reste raisonnable. L'addition de tous les glucides ne doit pas être supérieure à une portion normale.

a pendant longtemps été celle des populations des pays latins : France, Italie, Espagne, Grèce, dont l'alimentation traditionnelle, même si elle contenait aussi des glucides à IG élevé (farine blanche, pomme de terre, sucre…), était principalement composée de glucides à IG très bas (lentilles, haricots, pois chiches, légumes, fruits…). Plus la consommation de glucides à IG élevé s'est développée ces dernières décennies au détriment des glucides à IG bas, plus la RG des repas s'est trouvée au-dessus de 50, déclenchant l'hyperinsulinisme des sujets concernés et *in fine* leur prise de poids.

L'approche empirique de la RG

Il n'existe pas de formule mathématique pour calculer la RG. C'est pourquoi vous devez vous contenter de raisonner d'une manière logique en appliquant les principes suivants, vérifiés par expérience :

- anticipez l'apport d'un glucide à IG élevé afin de prévoir la consommation préalable de glucides à IG très bas pour compenser ;
- choisissez la forme la moins critique du glucide à IG élevé (pomme de terre cuite dans sa peau à IG 65 plutôt que des frites à IG 95) ;
- rappelez-vous que la quantité de glucides à IG élevé doit être deux à trois fois inférieure à celle des glucides à IG bas ;
- mangez toujours les glucides de compensation (IG très bas) avant les glucides à IG élevé ;
- tenez compte, pour certains aliments, de leur concentration en glucide pur.

La concentration en glucide pur (CGP)

L'IG d'un glucide est important, mais pour certains glucides, il faut aussi tenir compte de la concentration en glucide pur (CGP). En consultant le tableau ci-contre, vous pourrez avoir certaines surprises. Par exemple, les carottes cuites ont un IG de 85 mais leur CGP est seulement de 6 g pour 100 g. Inversement, le fructose, qui a un IG très bas (20), a une CGP très élevée de 100 g pour 100 g.

Conclusion

Un glucide à IG élevé et à petite CGP a une faible incidence sur la résultante glycémique (RG) du repas. En revanche, un glucide à IG bas et à CGP très élevée, s'il est consommé en grande quantité, peut affecter la RG dans le mauvais sens.

« Les Américains ont le taux d'obésité le plus élevé au monde, parce que la RG de leurs repas se situe au-dessus de 50 et parfois bien au-dessus (entre 65 et 100). »

Concentration en glucide pur

La concentration en glucide pur (CGP) est le pourcentage de sucre ou d'amidon contenu dans 100 g de l'aliment en question. Les aliments ayant une faible CGP et un IG élevé peuvent être mangés normalement en phase II.

Produit	CGP	IG	Produit	CGP	IG
Abricot sec	63 g	40	Lait demi-écrémé	5 g	30
Abricot (fruit frais)	10 g	30	Lentilles (rouges…)	17 g	30
Banane mûre	20 g	60	Lentilles vertes	17 g	25
Betterave cuite	10 g	65	Melon	6 g	60
Cacahuètes	9 g	15	Miel	80 g	85
Carotte cuite	6 g	85	Navet	3 g	70
Carotte crue	6 g	30	Pastèque	7 g	75
Chocolat noir (70 %)	32 g	25	Patate douce	20 g	50
Citrouille	7 g	75	Pois chiches	22 g	30
Confiture sans sucre	37 g	30	Pois sec	7 g	35
Confiture sucrée	70 g	65	Quinoa	18 g	35
Corn flakes	85 g	85	Raisin	16 g	45
Farine bise	53 g	70	Raisin de Corinthe	66 g	65
Fève de soja	15 g	25	Raisin sec	66 g	65
Frites, chips	33 g	95	Riz basmati	23 g	50
Fructose	100 g	20	Riz complet	23 g	50
Gâteau de riz	24 g	85	Riz précuit	24 g	85
Gros haricots	11 g	35	Spaghettis *al dente*	25 g	40
Haricots secs	17 g	35	Sucre	100 g	70
Haricots verts	3 g	30	Vermicelles au soja	15 g	30
Kiwi	12 g	50	Yaourt nature	5 g	35

Q&R

Qu'est-ce que la gestion des écarts ?

La gestion des écarts, c'est ce qui conditionne la résultante glycémique (RG) du repas. Ce point est probablement le plus subtile à mettre en œuvre, car même si les règles sont simples, elles doivent être appliquées avec beaucoup de nuance.

Q Qu'est-ce qu'un écart?

Un écart est une déviation contrôlée par rapport aux principes de base de la méthode Montignac. Il vous permet occasionnellement de consommer un glucide à IG élevé. Ce n'est pas une faute dans la mesure où il est délibérément décidé et géré en conséquence.

Q Y a-t-il des écarts interdits?

Non! Il n'y a aucun aliment dont la consommation soit interdite. Même les plus gros écarts, comme la consommation d'un glucide à IG très élevé (frites, pain très blanc...), sont possibles. Le problème consiste simplement à mettre en œuvre la procédure de compensation nécessaire.

Q Quelle peut être la fréquence des écarts?

Par principe, un écart doit être une exception. Cependant, il convient de faire la différence entre les petits écarts (IG de 55 à 65) et les gros écarts (IG de 70 et plus). Pour être raisonnable, il ne faudrait jamais dépasser deux petits écarts par semaine et deux grands par mois.

Q Y a-t-il une règle d'or ?

Oui ! Il y en a même plusieurs. D'abord, un écart ne s'improvise pas au cours d'un repas, il doit toujours être prévu avant de commencer à manger, car sa compensation ne se fait jamais en fin de repas mais au début. Par exemple, si vous décidez de manger une tarte aux abricots dont l'IG sera de 65 environ (RG de la farine et des abricots), vous devrez à la fois consommer des crudités en entrée (blanc de poireau, asperges, salades diverses...) et choisir en accompagnement du plat principal un légume à IG très bas comme le chou ou même la choucroute. Faites aussi en sorte de manger suffisamment de protéines dans un repas avec écart, car elles contribuent à diminuer la RG.

Q Peut-on faire plusieurs écarts au cours d'un même repas ?

Par principe non ! Sauf si les écarts sont très modestes ou en très petite quantité, comme par exemple un cracker (IG 55) avec du fromage ou une banane mûre (IG 60).

Q Y a-t-il d'autres recommandations ?

Oui. Par exemple, il vaut mieux choisir de faire des écarts avec des aliments à faible concentration en glucide pur (CGP), comme les carottes cuites (IG 85, CGP 6 g), le melon (IG 60, CGP 6 g) ou la citrouille (IG 75, CGP 7 g).
En revanche, il faut particulièrement se méfier des aliments à IG élevé qui ont en plus une CGP élevée, ce qui est le cas des frites (IG 95, CGP 33 g), des corn flakes (IG 85, CGP 85 g), du miel (IG 85, CGP 80 g), du pain blanc (IG 70, CGP 53) et bien évidemment du sirop de glucose ou des amidons modifiés (IG 100, CGP 100).

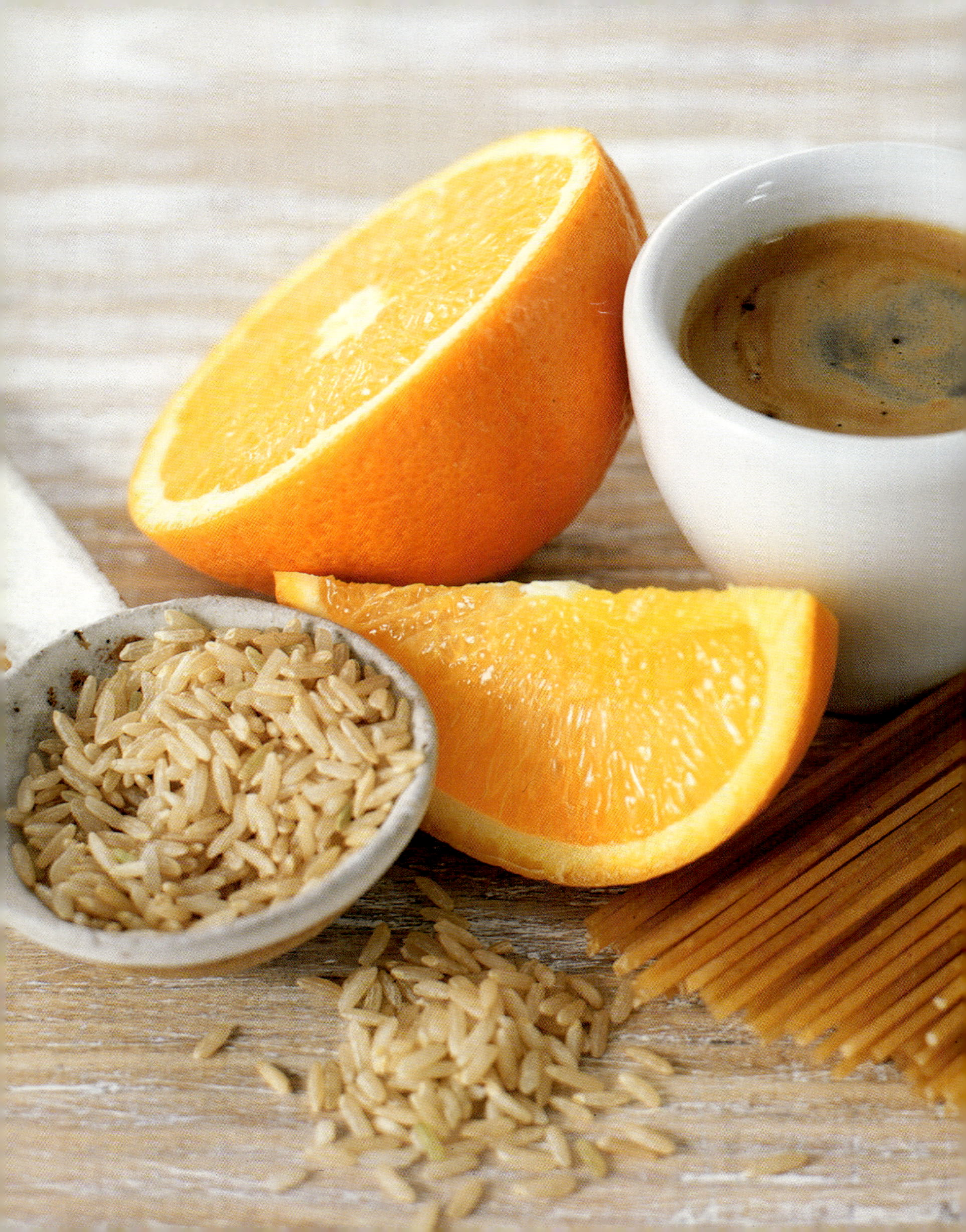

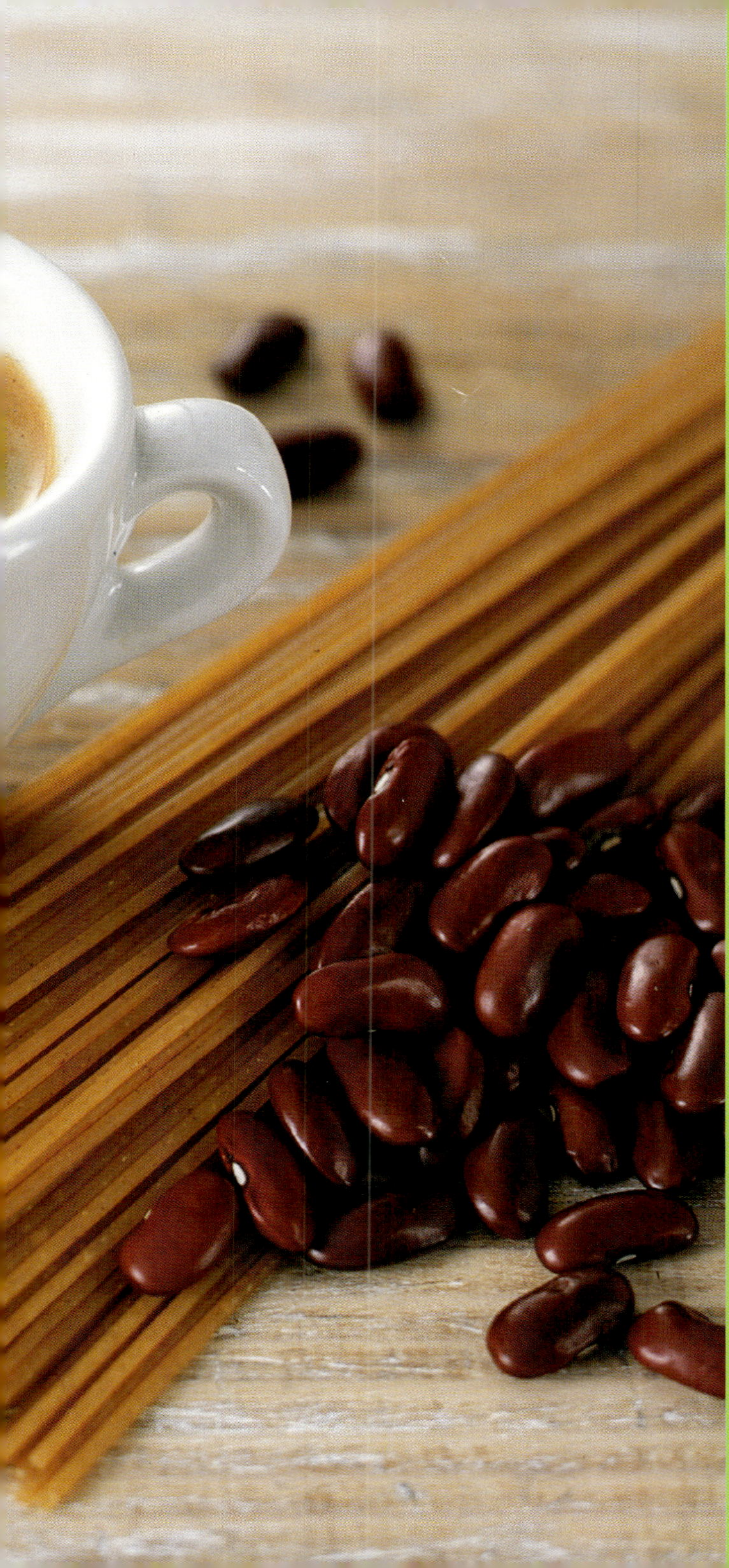

Les bons choix alimentaires

La phase II est certes plus libérale que la phase I, mais il n'en faudra pas moins rester vigilant dans le choix des glucides, notamment dans leur association, pour maintenir une RG la plus basse possible. Cette section vous permettra de faire les bons choix pour pérenniser la perte de poids de la phase I.

- Les féculents
- Le pain
- Les pâtes
- Les fruits
- Les boissons

Les féculents

Même en phase de stabilisation, certains féculents vont rester dans la zone rouge. Ils pourront cependant être consommés exceptionnellement et en petite quantité (voir p. 112-117), dans le respect de la règle des grands écarts. Les pommes de terre, le sucre, les farines blanches, le maïs ou encore certains riz dont l'IG et la CGP sont élevés resteront donc sous haute surveillance en phase II.

LES PÂTES

Dans la phase II, il n'y a désormais aucune restriction en ce qui concerne la consommation des pâtes dont l'IG est inférieur ou égal à 50 : pâtes complètes (50), pâtes intégrales (40), spaghettis *al dente* (40), mais aussi toutes les pâtes au blé dur fabriquées par pastification (voir p. 64-65), ce qui est le cas des tagliatelles sèches.
En phase II, vous pouvez manger vos spaghettis avec de l'huile d'olive et du parmesan.
Rappelez-vous cependant que, si vous les mangez en salade après les avoir réfrigérées pendant quelques heures, leur IG sera encore plus bas.

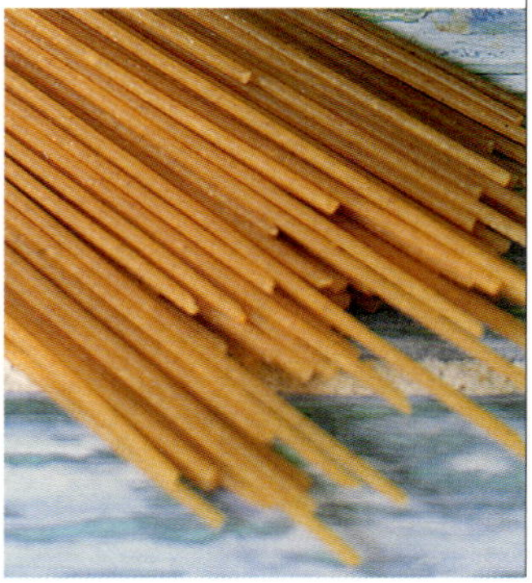

LES POMMES DE TERRE

La patate douce, dont l'IG est de 50, est un excellent substitut à la pomme de terre (frite notamment). Nous devons donc la redécouvrir, car il faut avouer que, même si elle est disponible un peu partout, sa consommation reste marginale, sauf chez les végétariens.

Lorsqu'on choisira de faire un écart avec des pommes de terre, il faudra donc toujours choisir la cuisson qui élève le moins l'IG, c'est-à-dire cuite avec la peau à l'eau ou à la vapeur. Sachez par ailleurs que les pommes de terre nouvelles ont un IG légèrement plus bas.

LE RIZ ET AUTRES GRAINS

Le riz basmati (blanc ou brun), dont l'IG est bas, pourra d'autant plus faire partie de vos choix en phase II qu'il entraîne une sécrétion insulinique très inférieure à son niveau d'IG. Mais il faut le cuire à l'indienne : 1 volume de riz pour 2 volumes d'eau. Faites cuire pendant 3 à 4 minutes en remuant, puis couvrez et laissez gonfler une demi-heure. Réchauffez au micro-ondes si nécessaire. Évitez en particulier les riz glutineux et tous les riz précuits dont l'IG est très élevé.

Pensez au quinoa, que vous pourrez servir en taboulé, comme accompagnement de viandes et poissons ou même en remplacement de la semoule dans le cas du couscous.

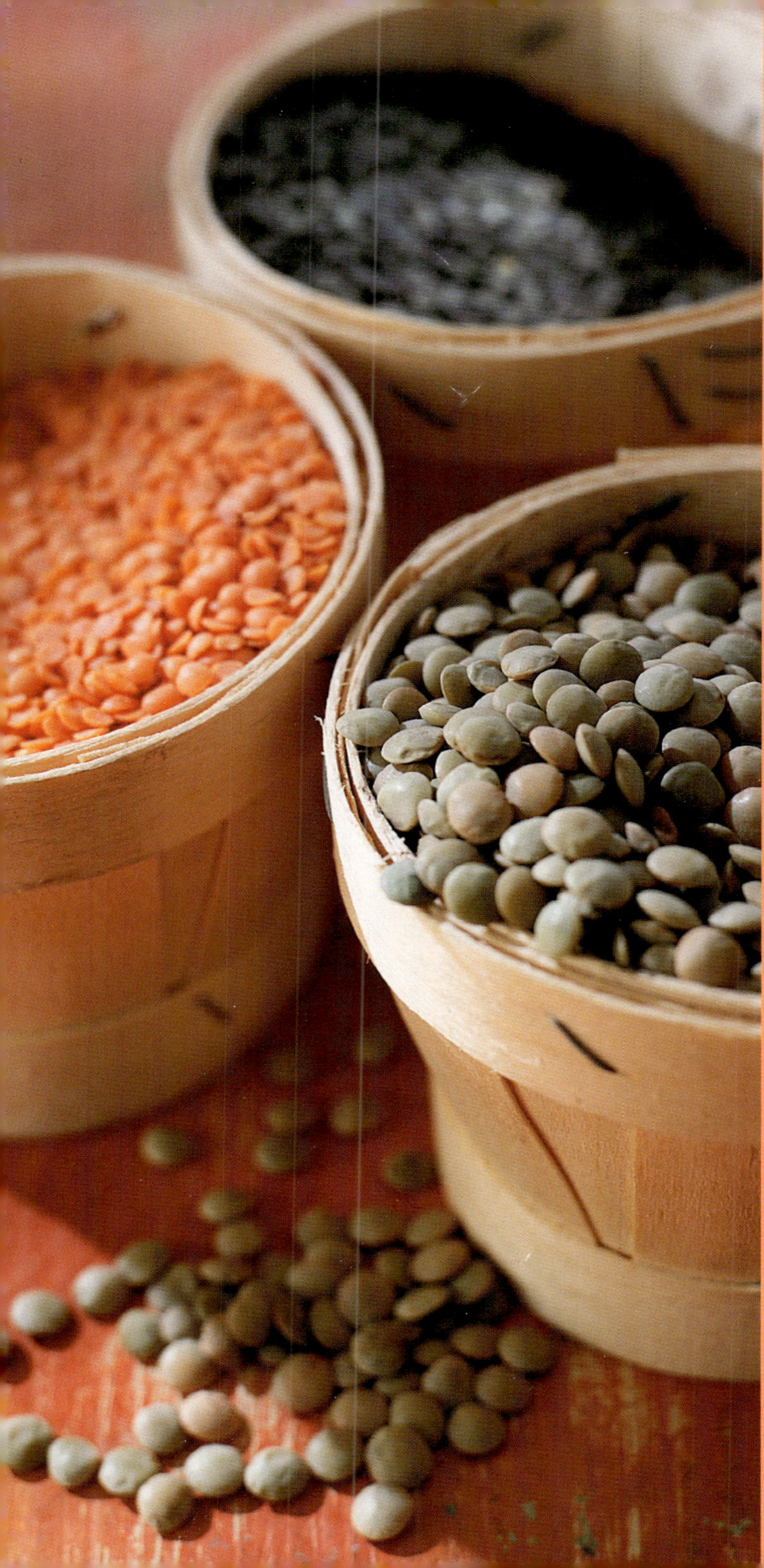

LES LÉGUMINEUSES

Tous les types de lentilles, de même que les pois chiches, haricots secs et autres flageolets faisaient déjà partie des féculents de base en phase I, car leur IG est inférieur à 35. Ils garderont naturellement une place privilégiée en phase II.

Continuez à les consommer aussi souvent que possible car ce sont d'excellents glucides riches en fibres qui vous aideront à minimiser le niveau de la résultante glycémique (RG) de vos repas. Pensez à deux plats traditionnels, le cassoulet et le petit salé aux lentilles, qui ont permis aux générations de nos grands-parents de garder la ligne.

Q&R

Peut-on manger du pain?

Le pain est un sujet délicat dans la gestion de l'équilibre pondéral. D'abord parce que la quasi-totalité des pains ont un IG des plus critiques (70), ensuite, parce que le contenu en glucide pur (CGP) du pain est élevé (53 g/100 g), et enfin parce que la corporation des meuniers de France a toujours refusé de mettre à la disposition des boulangers de la véritable farine intégrale.

Q Le pain fait-il grossir?

Le débat dure depuis des décennies. Le bruit a pendant longtemps couru que le pain faisait grossir, mais on ne savait pas pourquoi. On avait seulement remarqué que, quand un gros mangeur de pain en était sevré, ou diminuait ses rations, il maigrissait et « dégonflait ». Avec la complicité des nutritionnistes, les lobbies professionnels ont réussi à redorer aujourd'hui l'image du pain dont le goût, il faut l'admettre, a été amélioré. Mais des études ont montré que les pains dits « spéciaux », aux « multicéréales », de même que les prétendus pains complets, ont un IG toujours aussi élevé.

Q Qu'en est-il au petit déjeuner?

Si vous avez réussi à trouver, en phase I, du vrai pain intégral ou des crackers de seigle très riches en fibres (plus de 20 %), continuez à en consommer au petit déjeuner en phase II.

Q Quel pain peut-on manger ?

Seul le vrai pain intégral (de blé ou de seigle) est acceptable (voir p. 62-63). Ce pain est celui qui constituait autrefois, pour le « bon peuple », la base de l'alimentation, car il était d'une richesse nutritionnelle exceptionnelle.

Q Où peut-on trouver du pain intégral ?

Aujourd'hui, seuls quelques puristes (meuniers et boulangers) continuent à perpétrer cette tradition et à fournir un produit dont l'IG est bas (40-50).

Au Québec, vous trouverez partout du vrai pain intégral Montignac, y compris en grande surface. En revanche, vous ne trouverez jamais ce pain chez votre boulanger. En France, vous aurez plus de chance de trouver quelque chose de semblable dans les boutiques de diététique.

Q Outre au petit déjeuner, quand peut-on manger

Si c'est du vrai pain intégral, vous pouvez, en phase II, manger un sandwich contenant des protéines sans graisses saturées (blanc de poulet, de dinde, saumon fumé...) et des crudités.

Vous pouvez aussi en consommer comme toast avec le foie gras ou même encore avec le fromage, mais attention aux quantités qui doivent être modestes étant donné le CGP élevé du pain.

Les fruits

Que l'on soit en phase I ou II, le sucre doit toujours être regardé avec un œil critique. Bien que les fruits recèlent force vitamines et fibres, dont les bienfaits ne sont plus à démontrer, ils contiennent aussi plus ou moins de sucre. Heureusement, la plupart d'entre eux ont un IG bas. Grâce à cela, ils seront les bienvenus en phase II, comme ils l'étaient pour la plupart en phase I.

FRUITS FRAIS ET FRUITS SECS

Les règles générales concernant la consommation des fruits, définies pour la phase I (voir p. *66-67*), s'appliquent aussi en phase II. Comme pour les autres glucides, nous avions considéré que, dans un repas protido-lipidique, seuls les fruits dont l'IG était inférieur ou égal à 35 étaient acceptables. La plupart d'entre eux et notamment les plus courants (pommes, poires, pêches, abricots, prunes, oranges, cerises, fraises, framboises…) entrent dans cette catégorie. En phase II, tous les fruits dont l'IG est inférieur ou égal à 50 seront les bienvenus. Nous allons donc pouvoir réintégrer le kiwi, ou encore les bananes vertes.

Certains fruits, tels le melon ou la pastèque, ont un IG élevé mais, comme nous l'avons déjà dit, leur CGP (voir p. 114) étant très bas, ils sont tout à fait acceptables. Le melon au jambon de Parme est donc une entrée que vous pouvez consommer sans scrupules en phase II.

Les fruits secs (abricots, figues, pruneaux) ont pour la plupart un IG inférieur ou égal à 50 et pourront donc faire partie du programme phase II. Grâce à leur concentration en fructose et en fibres, ils sont particulièrement intéressants pour le sportif, avant, pendant et après l'effort. Certains fruits secs ont en revanche un IG trop élevé, car leur contenu en sucre est surtout constitué de glucose. C'est le cas des bananes séchées, de la noix de coco, des dattes et même des raisins secs.

LES JUS DE FRUITS

Tous les jus de fruits du commerce, qu'ils soient pur fruits ou non, avec ou sans sucre ajouté sont suspects, voire condamnables, car même si certains peuvent démontrer qu'il leur reste encore des vitamines, il ne leur reste plus aucune fibre, l'un des grands atouts des fruits. Conséquence : leur IG est élevé, voire pour certains très élevé. Seul le jus de fruits frais fait maison est acceptable, mais il ne remplacera jamais le fruit frais dont l'IG est toujours beaucoup plus bas. Il est préférable de le boire en fin de repas plutôt qu'en début.

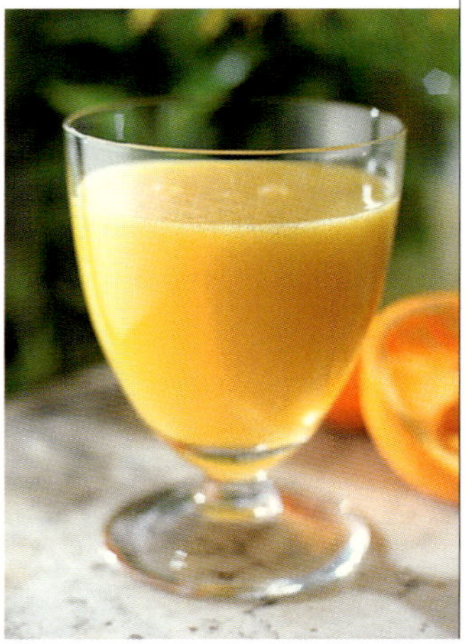

FRUITS EN BOÎTE

Si vous trouvez des fruits en boîte sans sucre (ce qui est plutôt rare), vous pourrez considérer que leur IG sera très proche de celui du fruit frais. Malheureusement, la plupart des conserves de fruits sont faites avec l'adjonction d'un sirop qui a pour effet d'augmenter l'IG au minimum de 5 points.

« Les fruits secs sont particulièrement intéressants pour le sportif, avant, pendant et après l'effort. »

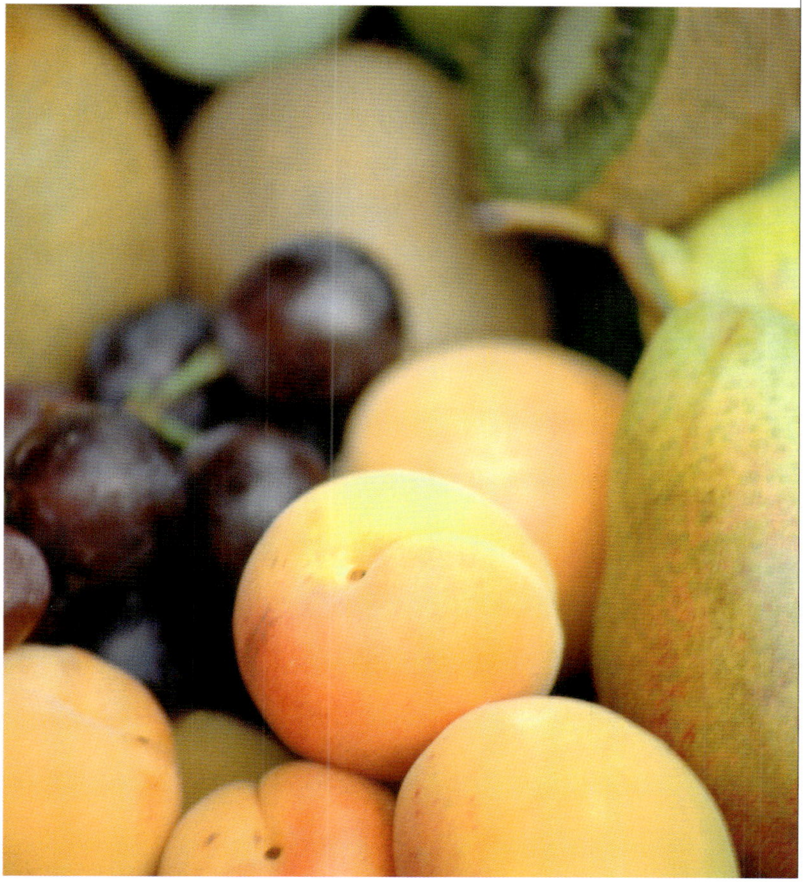

Ci-contre : *kiwis, raisins, abricots et poires sont les bienvenus en phase II.*

Les boissons

Même au cours de la phase II, le sucre (et en particulier celui de certaines boissons) est maintenu dans la zone rouge. À quelques nuances près et sauf exception, les règles de la phase I (voir p. 70-71) devront être maintenues en phase II.

LES SODAS

Tous les sodas devront être exclus définitivement de votre consommation habituelle et même occasionnelle. Ces boissons « infectées » de sucre sont la plaie de notre société moderne. Il est pitoyable de voir aujourd'hui des millions d'enfants américains (et de plus en plus d'Européens) qui n'ont jamais bu autre chose dans leur vie, à part du lait, autre boisson « moderne » très controversée (voir ci-dessous).

Continuez à boire des eaux de table ou des eaux minérales plates ou naturellement gazeuses.

LE CAFÉ ET LE THÉ

Continuez à boire du café décaféiné ou du 100 % arabica, car c'est une très bonne habitude. Vous pouvez cependant faire un écart de temps en temps, notamment si vous êtes au restaurant pour le déjeuner et que l'on y sert un véritable café *espresso*. Quant au thé, il n'y a plus aucune restriction en phase II.

LE LAIT

Au petit déjeuner, continuez à consommer du lait écrémé ou demi-écrémé, car moins vous apporterez de graisses saturées dans votre alimentation, mieux vous vous porterez, à tout point de vue.

Abstenez-vous de boire du lait le reste du temps, comme le font malheureusement les Scandinaves et les Américains du Nord, sous l'influence des messages trompeurs des puissants lobbies laitiers.

Mangez du fromage, mais ne buvez pas d'importantes quantités de lait, car le lactose qu'il contient est indigeste pour un adulte. De plus, son lactosérum est insulinogène, ce qui est un facteur de prise de poids.

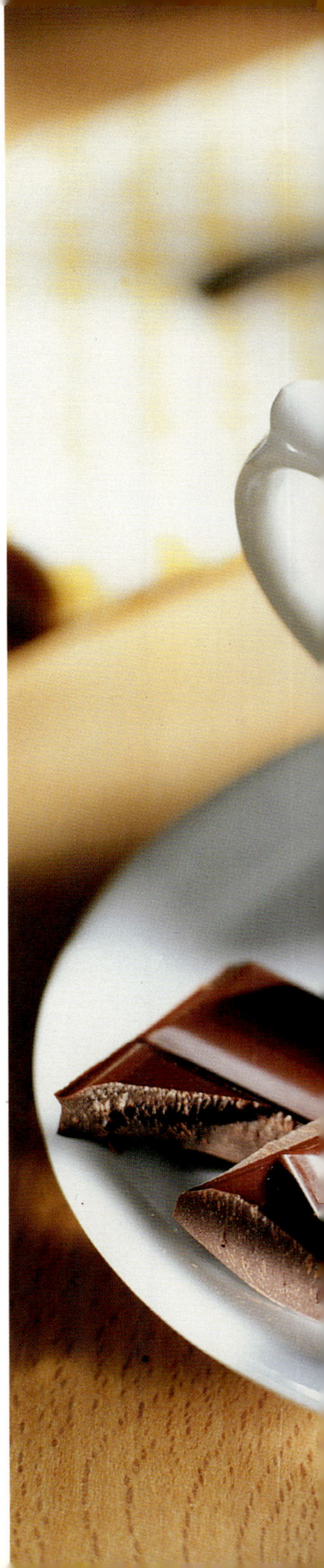

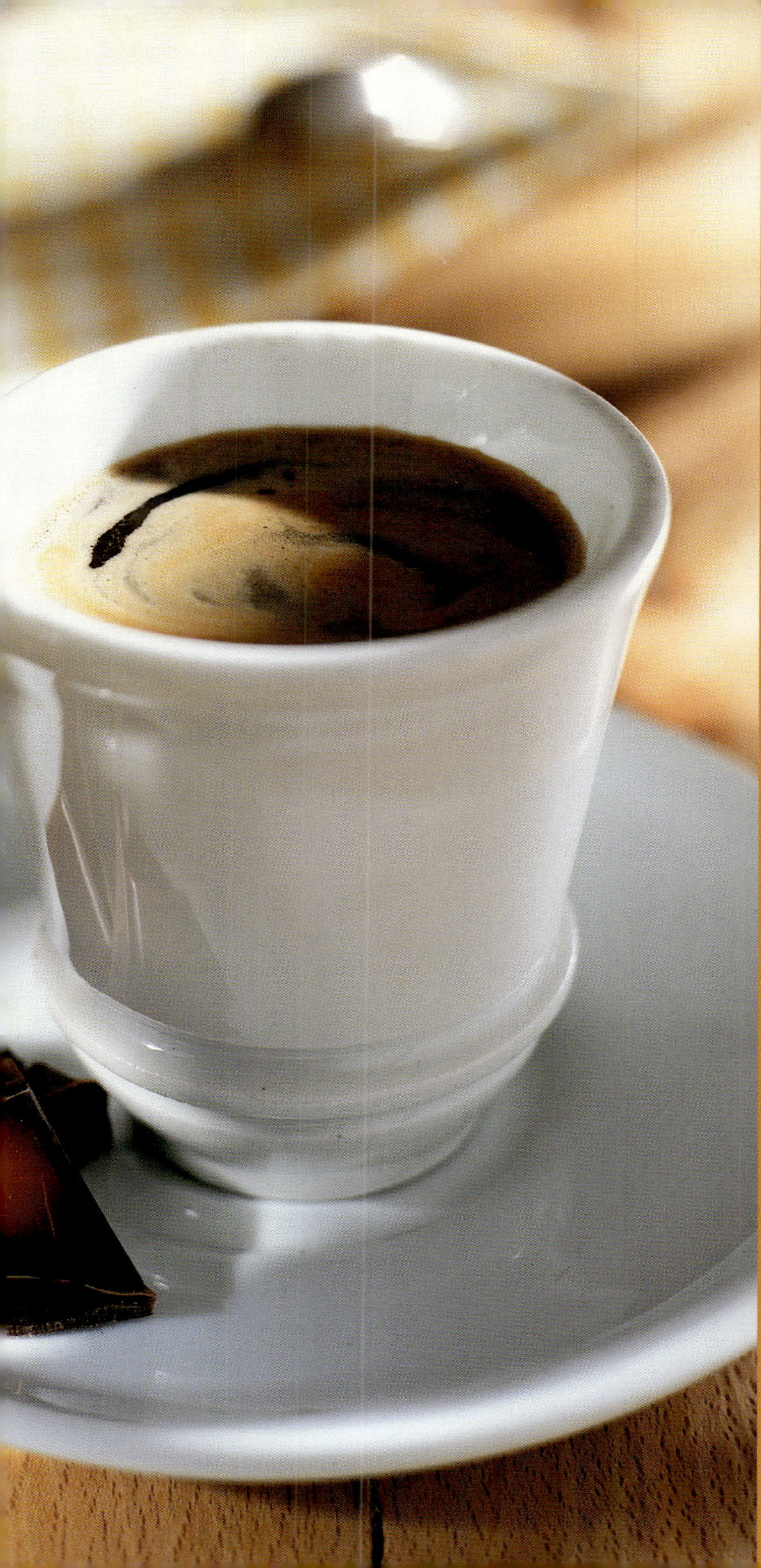

ESPRESSO

Peu de gens savent que le vrai café – l'express ou *espresso* italien – contient très peu de caféine grâce à la rapidité avec laquelle l'eau traverse le café.

Le café américain, vulgairement appelé en France « à la chaussette », est au contraire un café infusé où toute la caféine a été récupérée du fait de la macération et où beaucoup d'arômes se sont dissipés.

En phase II, il est donc possible de temps en temps de terminer le repas sur un bon *espresso* si celui-ci est disponible. Malheureusement, de l'avis unanime des Italiens, la plupart des bistrots français servent de mauvais *espresso*, ce qui n'est pas le cas des bons restaurants.

Un carré de chocolat noir à plus de 70 % de cacao a toujours une place privilégiée associé à un *espresso*.

Q&R

Peut-on boire de l'alcool?

En phase II, vous pourrez également boire modérément certaines boissons alcoolisées mais toujours sous certaines conditions. La règle d'or demeure celle qui consiste à ne jamais boire d'alcool sans avoir préalablement mangé quelque chose : fromage, charcuterie, olives, cacahuètes.

Q Quelle quantité de vin peut-on boire?

En phase I, vous pouvez boire quotidiennement deux verres de vin de 10 cl par repas, soit un maximum de quatre verres par jour. Exceptionnellement, vous pourrez être amené, au cours d'un repas festif, à consommer plus, mais ne dépassez jamais quatre verres au cours d'un repas. Exemple : un verre de champagne à l'apéritif, un verre de vin blanc avec le poisson, un verre de vin rouge avec la viande et un petit dernier pour le fromage. Si cela vous arrive (ce qui doit rester exceptionnel), il conviendra de s'abstenir de boire de l'alcool au repas suivant pour compenser cet écart.

Q Et la bière?

Les règles sont un peu plus strictes que pour le vin, étant donné la présence de maltose dans la bière. En phase II, on pourra donc s'accorder 33 cl de bière par repas, mais il faudra continuer à s'abstenir de boire de la bière à jeun en dehors des repas. Une bière sans alcool est cependant possible.

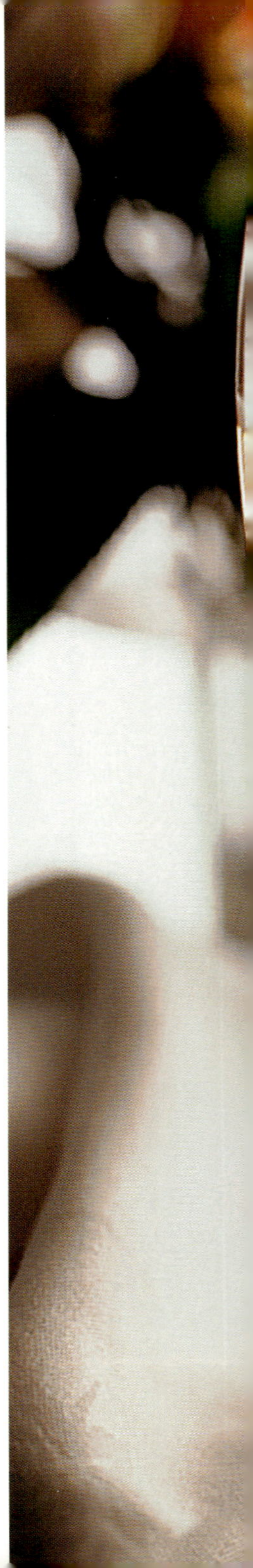

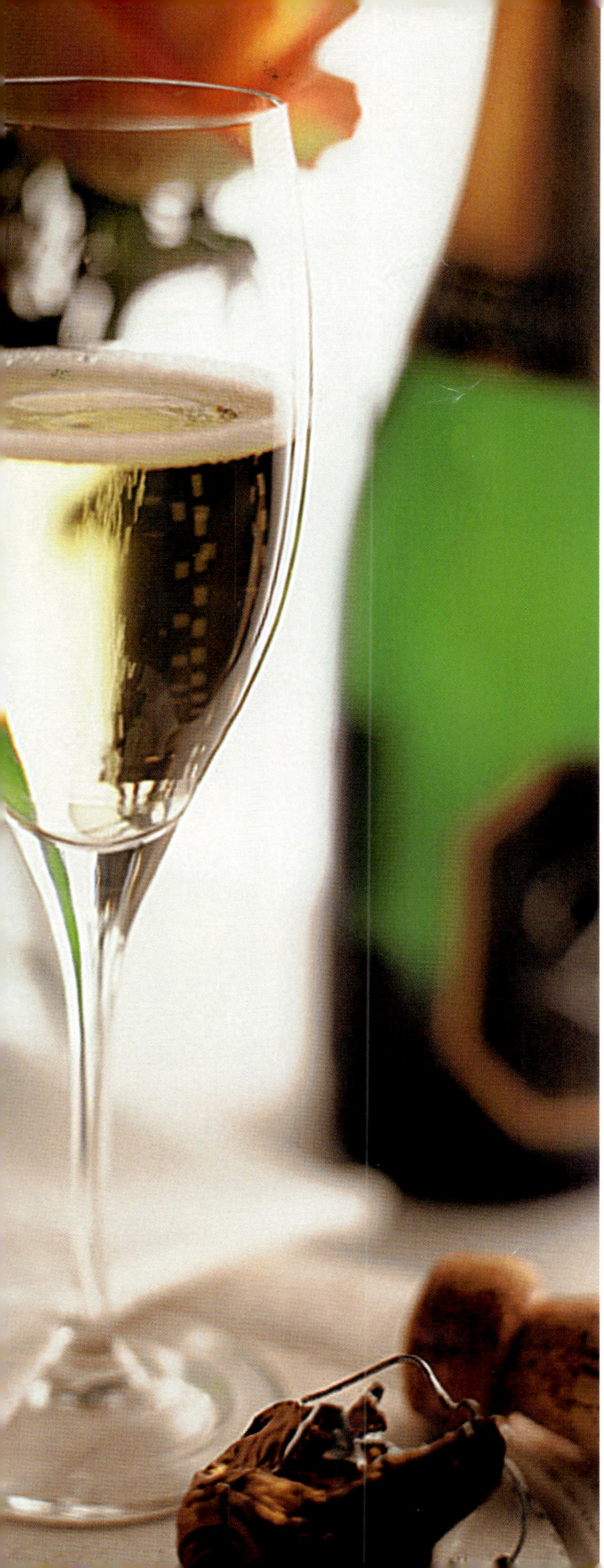

Q Peut-on boire des spiritueux ?

Évitez autant que possible tous les apéritifs à base d'alcool pur (whisky, gin, vodka, cognac...), de même que tous les apéritifs à fermentation interrompue (porto, pineau...).
Si vous êtes un amateur d'anisette, regardez la composition inscrite sur la bouteille et vous aurez vite compris le bien-fondé de mes réserves.

Q Qu'en est-il des digestifs ?

Même motif, même punition ! Pour les raisons évoquées ci-dessus, l'alcool pur en fin de repas est aussi condamnable qu'au début du repas, encore que l'on pourrait considérer que, sur un estomac plein, les effets pervers sont légèrement diminués. L'ennui, c'est que ceux qui prennent des digestifs ont aussi bu de l'alcool pur à l'apéritif, sans compter les verres de vin entre le deux. Bonjour les dégâts ! Sur le poids, comme sur le foie.

LES EFFETS BÉNÉFIQUES DU VIN

Une multitude d'études scientifiques ont démontré depuis vingt-cinq ans les effets bénéfiques du vin (rouge notamment) sur la santé. Deux composants du vin sont à l'origine de son incidence positive sur un certain nombre de pathologies : l'alcool, et surtout les polyphénols qui sont de très puissants antioxydants contenus dans l'enveloppe des graines de raisin. En fait, les polyphénols ne sont stables et parfaitement assimilables que grâce au milieu alcoolique dans lequel ils sont conservés. Ce sont les vins rouges très foncés et avec beaucoup de tanin qui en contiennent le plus.

De nombreuses études ont en effet démontré l'effet bénéfique du vin, à dose modérée et quotidienne, sur la diminution des risques cardiovasculaires, sur la prévention de la maladie d'Alzheimer et même sur la prévention du cancer.

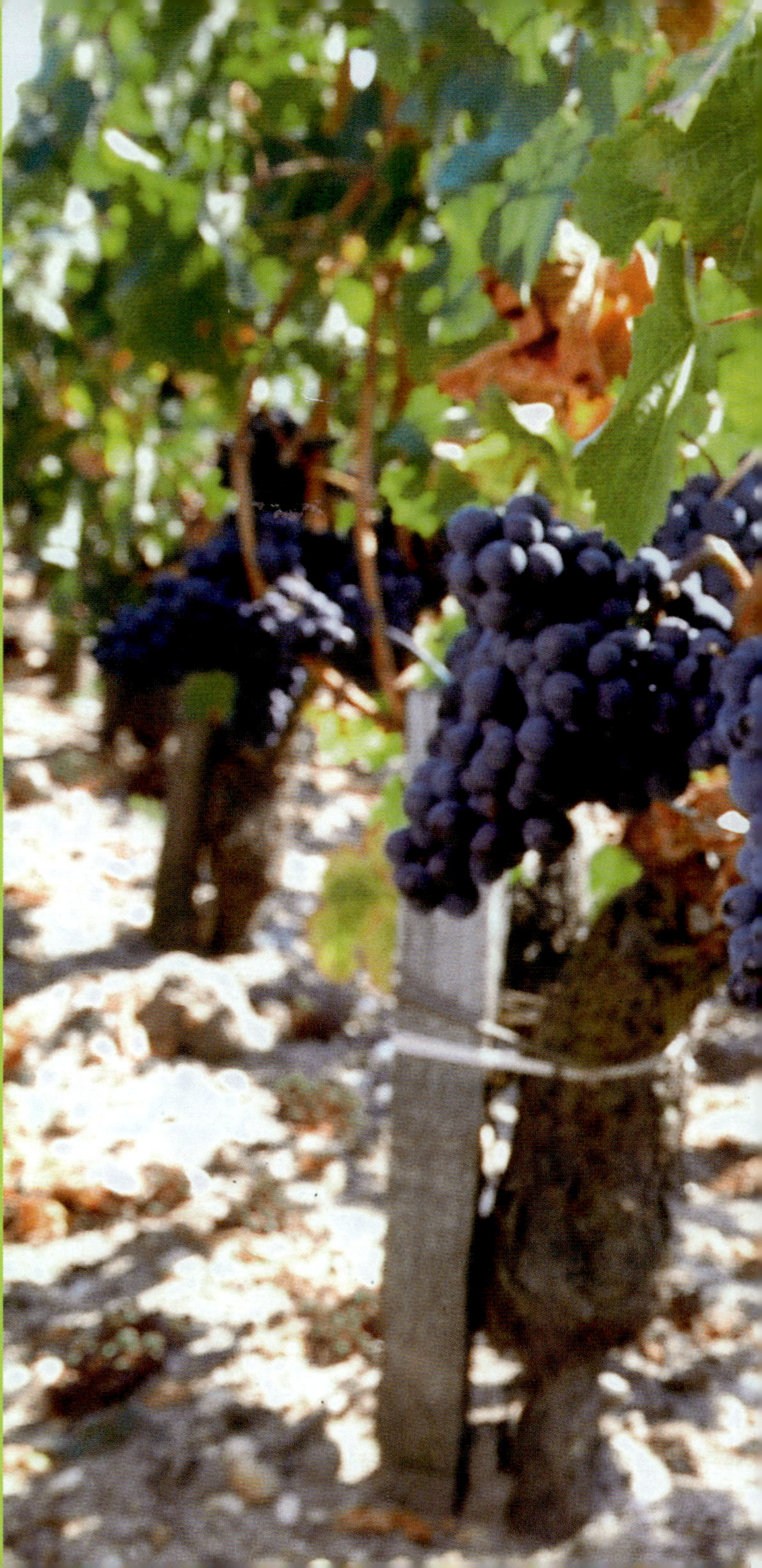

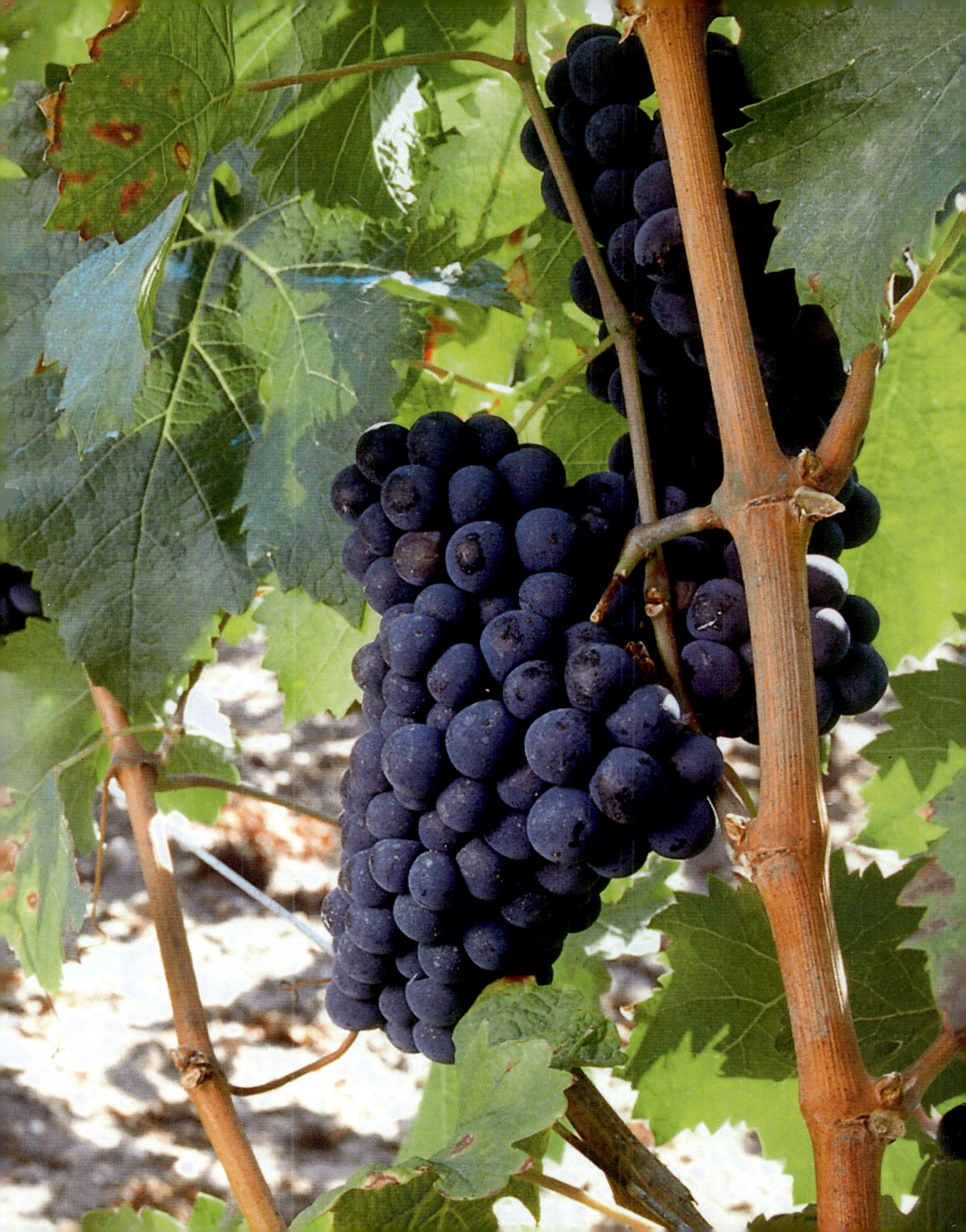

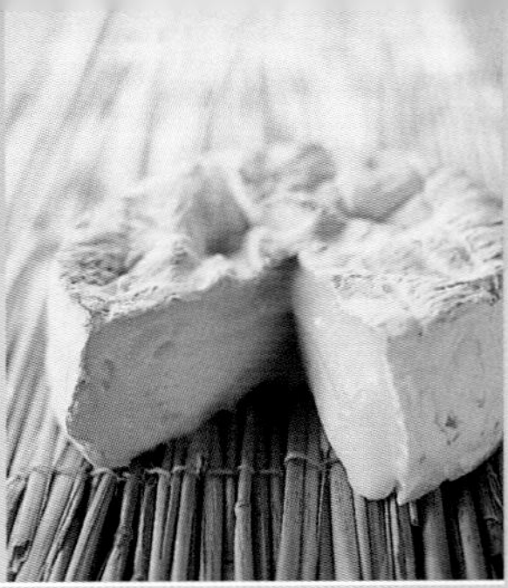

Phase II
Résumé du chapitre

Ne succombez pas à la tentation de revenir à vos anciennes habitudes alimentaires en pensant que, si vous prenez du poids, il vous suffira de revenir en phase I pendant quelque temps.

Conservez en phase II les principes de la phase I qui consistent à privilégier les glucides à IG bas et à éviter les graisses saturées.

Vous pouvez manger désormais des glucides à IG inférieur ou égal à 50 au cours de n'importe quel type de repas.

Consommez les protéines et les graisses avec tous les glucides dont l'IG est inférieur ou égal à 50, sauf le pain, dont on est rarement certain de l'intégralité de la farine.

POINTS IMPORTANTS À RETENIR

Utilisez le concept de la RG (résultante glycémique) pour consommer occasionnellement des glucides à IG élevés (voir p. 112-114).

Permettez-vous de boire jusqu'à quatre verres de vin par jour, mais toujours après avoir mangé quelque chose. Vous pouvez aussi vous accorder de temps en temps un véritable café *espresso*.

Assurez-vous que le pain « intégral » que vous mangez est bien 100 % intégral. Si c'est le cas, vous pourrez en manger en dehors du petit déjeuner en vous faisant par exemple un sandwich à la Montignac (p. 145).

Apprenez à gérer vos écarts en appliquant les principes de compensation pour neutraliser les effets des glucides à IG élevé.

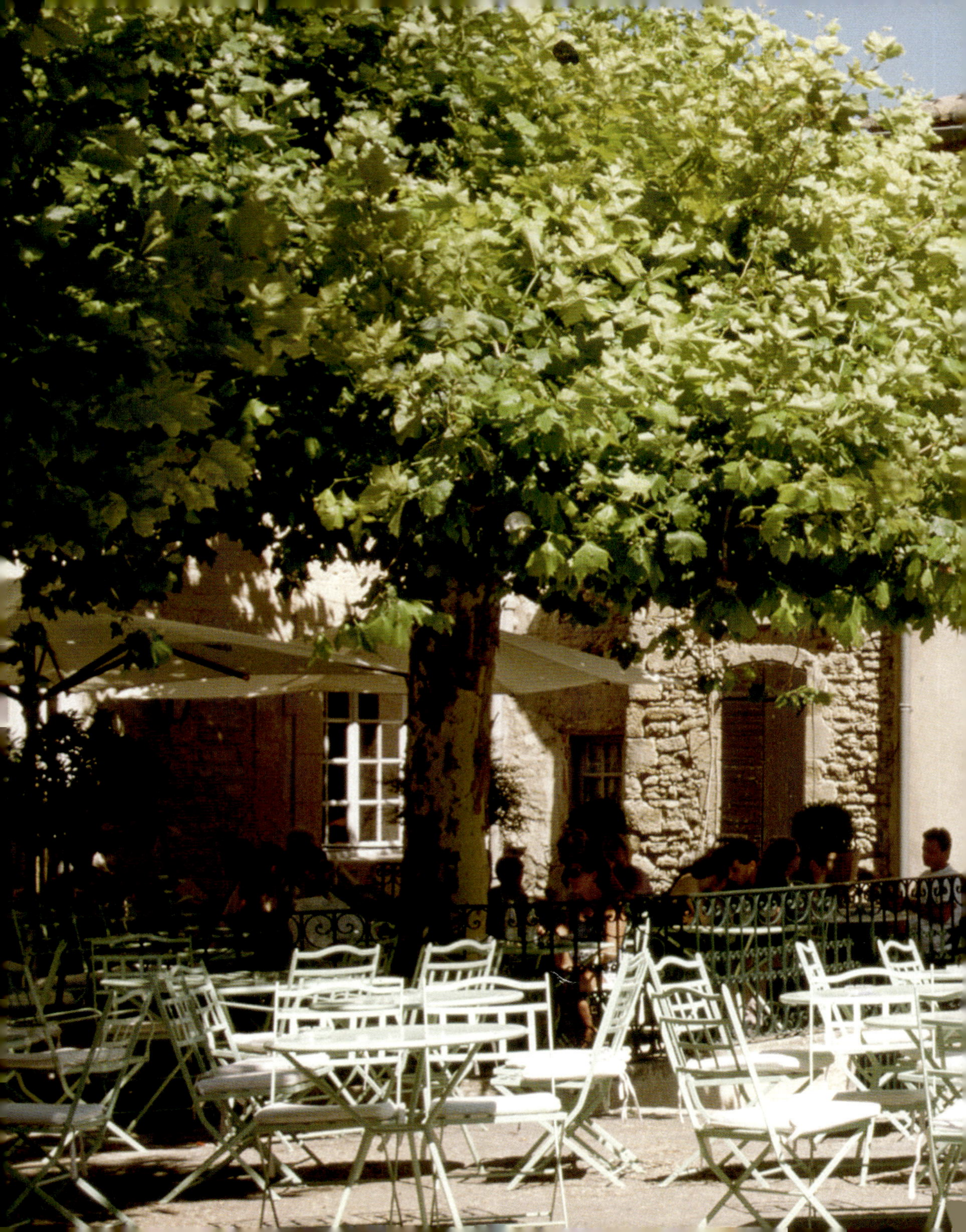

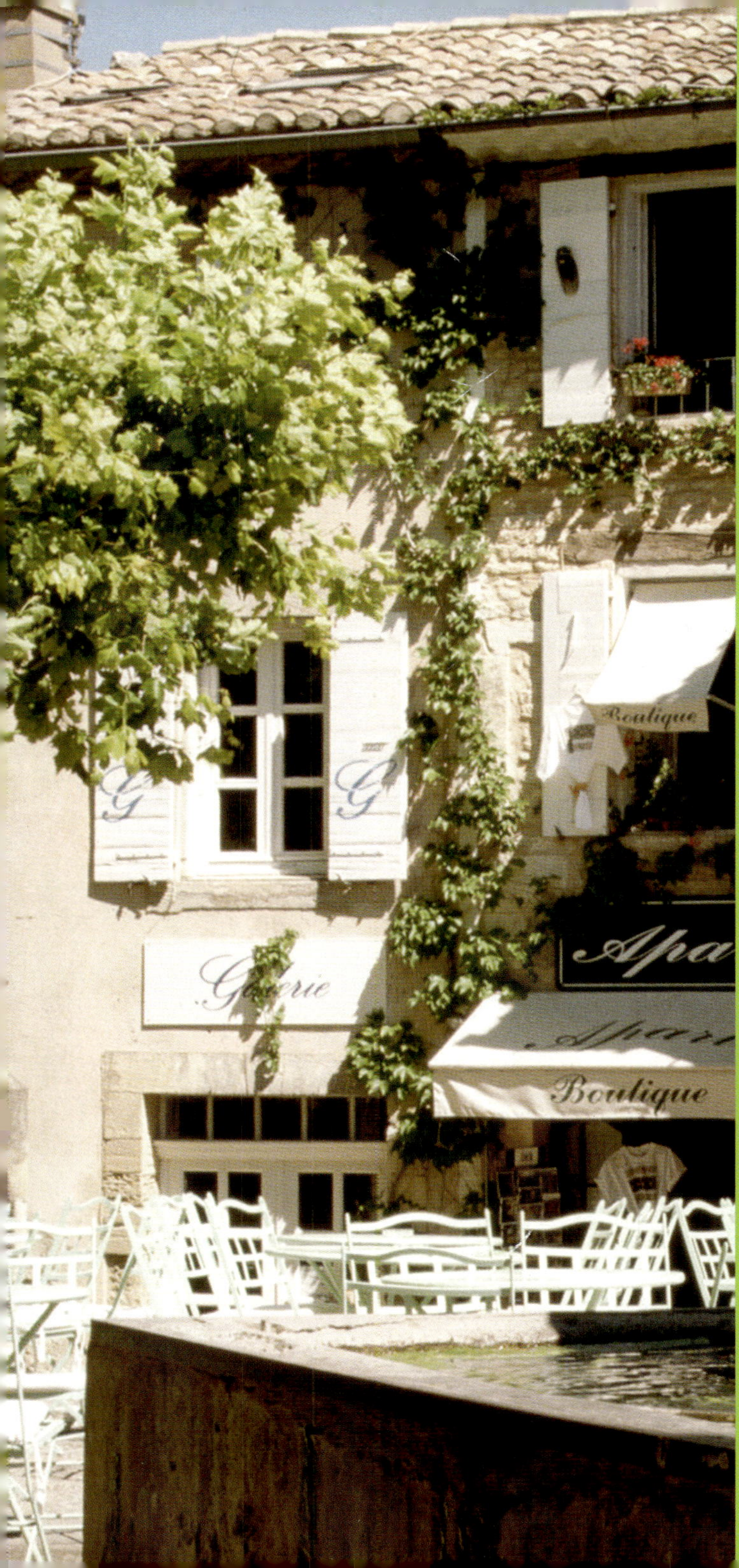

PHASE II
LES OPTIONS DE REPAS

Le petit déjeuner

Les petits déjeuners de la phase II sont très semblables à ceux de la phase I avec cependant plus de souplesse et une meilleure amplitude de choix. Comme pour la phase I, nous distinguerons très nettement les deux formules : glucido-protéique et protido-lipidique.

OPTION 1 Le petit déjeuner glucido-protéique

Cette formule a l'avantage de comporter majoritairement de bons glucides. Ils permettent de refaire le plein de glycogène (réserves de glucose du corps), qui est en grande partie épuisé après le jeûne de la nuit. Cette option sera par ailleurs très pauvre en graisses saturées afin de prévenir les risques cardiovasculaires.

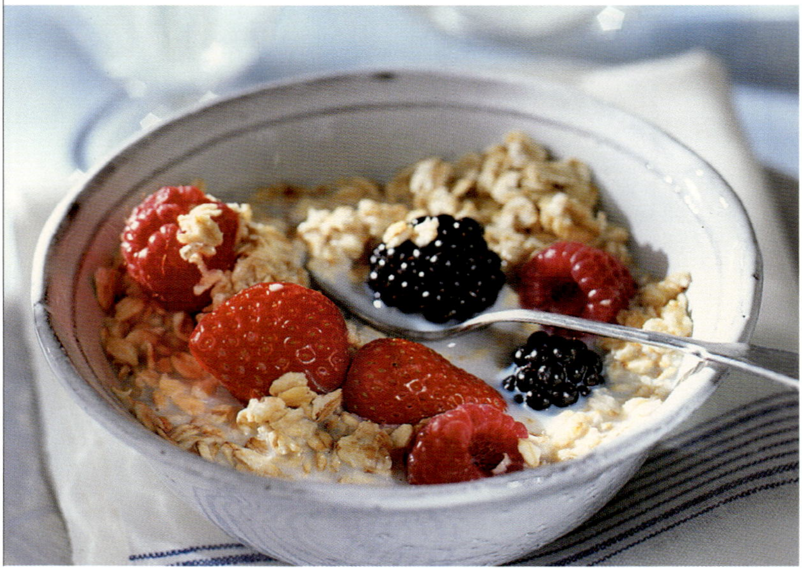

Ci-contre : *un bol de flocons d'avoine avec du lait écrémé, des framboises et des mûres : le petit déjeuner glucido-protéique idéal.*

Ce petit déjeuner pourra commencer par des fruits (oranges, pommes, poires, abricots, cerises…), y compris ceux dont l'IG se situe entre 35 et 50 tels que le kiwi et la banane verte.

Ensuite, vous aurez plus que jamais le choix du vrai pain intégral, sur lequel vous pourrez étaler une margarine non hydrogénée ou encore de l'huile d'olive. Mais vous pouvez toujours, comme en phase I, continuer à tartiner votre pain intégral de confiture sans sucre.

Dans la rubrique des céréales, comme en phase I, vous choisirez uniquement des flocons de grains écrasés (blé, seigle, avoine, orge…), qui ne comportent aucun ajout de sucre ni de miel. Si vous prenez un muesli, évitez ceux qui contiennent des grains de riz soufflé. À part le All Bran®, bannissez du petit déjeuner (comme de celui de vos enfants) toutes les céréales industrielles de type Kellogg's® ou Nestlé® qui sont des « gadgets » alimentaires à IG élevé.

En ce qui concerne les protéines, elles seront les bienvenues : les laitages frais (fromage blanc, yaourts) plutôt allégés en graisse, mais aussi le jambon de poulet et de dinde, de même que le saumon fumé.

Le sucre sera naturellement absent de ce repas, comme des autres. Vous pourrez toujours édulcorer les céréales et les laitages avec de la confiture sans sucre.

OPTION 2 Le petit déjeuner protido-lipidique

C'est celui que vous pourrez consentir une fois de temps en temps au cours d'un week-end ou lorsque vous êtes à l'hôtel et que les bons glucides se font rares. Il est l'équivalent de celui de la phase I (voir p. 82-83). Il comprendra essentiellement des œufs, de la charcuterie et du fromage.
Très exceptionnellement, si vous êtes certain que votre pain est véritablement intégral, vous pourrez en consommer en faible quantité. Tous les fruits et légumes seront en revanche les bienvenus.

« Bannissez de votre petit déjeuner toutes les pseudo-céréales industrielles qui sont des "gadgets" alimentaires à IG très élevé. »

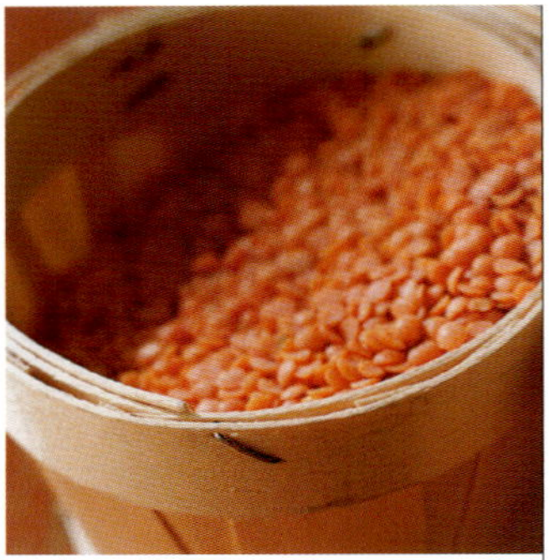

Le déjeuner

Le déjeuner en phase II est le même qu'en phase I, mais il comporte beaucoup plus de flexibilité, notamment dans le choix des glucides d'accompagnement.
La distinction entre les deux formules de repas (protido-lipidique et glucido-protéique) est pratiquement devenue inexistante en phase II.

LES GLUCIDES ET L'IG

En phase II, il existe une très large gamme de glucides susceptibles d'être consommés. Privilégiez ceux que vous préférez mais rappelez-vous cependant que vous devez faire quotidiennement une place de choix aux légumes et aux fruits qui, outre leur abondant contenu en fibres, contiennent de nombreuses vitamines. Compte tenu de leur IG très bas, pensez surtout à eux comme glucide de compensation lorsque vous faites des écarts.

À droite : *rosbif, champignons grillés et brocoli. Un excellent plat de phase II.*

Un repas équilibré, structuré et varié

Le repas de la phase II pourra être plus diversifié compte tenu du plus grand éventail de choix. Il sera volontairement structuré avec une entrée, un plat, un accompagnement et un dessert. Il sera enfin équilibré avec un apport de protéines, de bonnes graisses et de bons glucides.

L'entrée sera le plus souvent composée de crudités ou de légumes cuits, qu'un peu de charcuterie maigre ou de poisson pourra accompagner. Toutes les entrées comportant un glucide à IG élevé seront en revanche systématiquement évitées.

Si vous décidez de faire un écart, celui-ci devra être programmé soit sur l'accompagnement, soit sur le dessert, de manière à jouer sur l'entrée pour abaisser la RG (voir p. 112-115).

Un large éventail de glucides à IG bas

En phase II, tous les glucides à IG inférieur ou égal à 50 conviendront et notamment le riz basmati, que l'on pourra servir aussi bien avec de la viande que du poisson. Les spaghettis pourront être servis en accompagnement, encore que ma recommandation soit de les garder pour le repas du soir. Mais si votre choix de féculent se fait parmi ceux dont l'IG est compris entre 35 et 50, prenez l'habitude de les accompagner en plus d'un légume vert ou d'une salade, ce qui constituera un apport supplémentaire de fibres de nature à faire baisser la RG du repas.

Sauf exception (côte de bœuf, entrecôte, mouton), évitez autant que possible des choix qui entraînent un apport de graisses saturées.

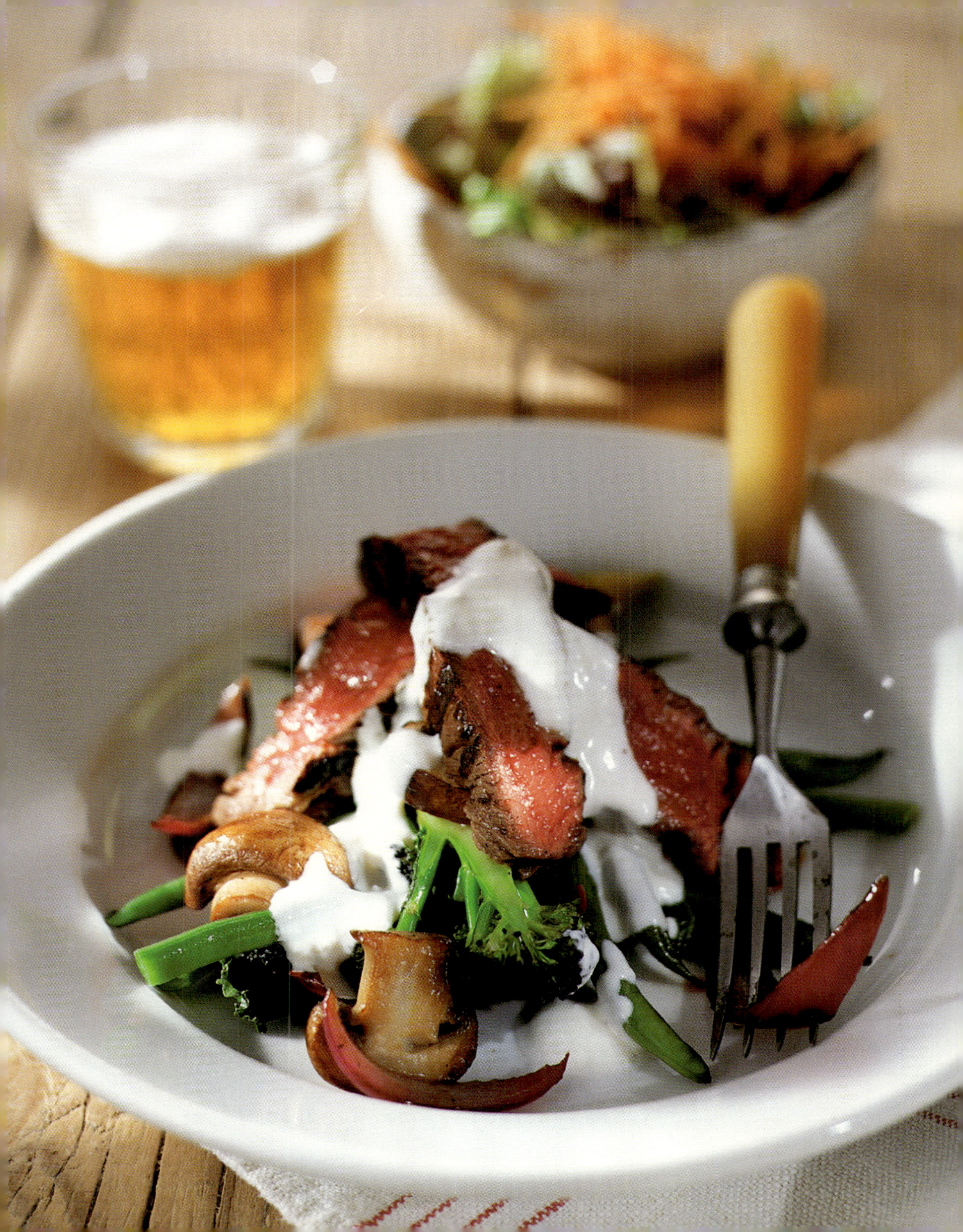

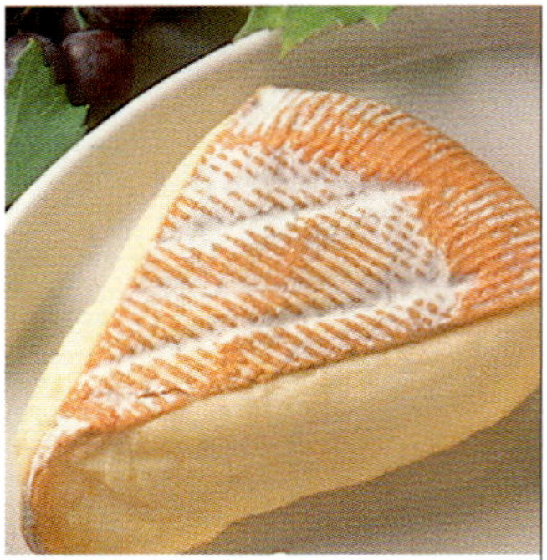

LE FROMAGE

L'une des bonnes nouvelles de la phase II est que l'on peut manger du fromage à la fin de presque tous les repas. Vous allez pouvoir ainsi renouer avec une coutume spécifiquement française, sans préjudice aucun pour votre poids.
Seule réserve, celle concernant l'usage du pain. Même si vous avez à votre disposition un véritable pain intégral, prenez l'habitude d'en manger le moins possible avec le fromage. Utilisez plutôt un cracker au seigle de type Wasa fibres® ou mieux encore, mangez votre fromage avec une petite salade.

Les desserts

Cette section me tient particulièrement à cœur car j'ai, comme beaucoup d'entre vous, une faiblesse pour les douceurs et j'ai surtout du mal à ne pas finir un bon repas sur une note un peu sucrée. Il est bien évident que tous les desserts qui étaient autorisés en phase I ont toujours (et plus que jamais) leur place en phase II. Mais dans la mesure où nous pouvons, en phase II, élargir le choix des glucides jusqu'à l'IG de 50, l'éventail des possibilités est beaucoup plus large.

Privilégiez les « nouvelles pâtisseries »

En plus des desserts recommandés en phase I (voir p. 90-91) tels que les fruits frais cuits, les laitages (fromage frais égoutté, yaourt), le fromage (voir ci-contre) ou encore le chocolat noir à plus de 70 % de cacao, vous pourrez vous faire plaisir en consommant ces « nouvelles pâtisseries » à base de mousse de fruits qui contiennent peu ou pas de sucre et jamais de farine (voir les livres de recettes Montignac sur le site www.montignac.com).

Les bonnes pâtisseries françaises

Ce n'est pas faire preuve de chauvinisme que de considérer que les pâtisseries françaises sont les meilleures du monde. Par comparaison à ce qui se fait ailleurs, dans quelque pays que ce soit, elles ont l'avantage d'être beaucoup plus légères, de comporter moins de beurre, moins de sucre et moins de farine. C'est pourquoi, si vous allez dans un bon restaurant ou si, pour une festivité familiale, vous achetez un gâteau chez un bon pâtissier, vous arriverez à vous faire plaisir tout en limitant les « dégâts ». Il s'agira bien évidemment d'un écart, mais il suffira d'être raisonnable pour que sa consommation ne soit pas un problème.

L'idéal reste évidemment la confection « maison » d'un gâteau Montignac, ce qui est à la portée de n'importe quel débutant. Par définition, un gâteau

Montignac (donc à IG bas) ne contient ni sucre, ni farine, ni beurre. Les ingrédients seront donc les fruits, les œufs, le chocolat à plus de 70 % de cacao, le fromage blanc (égoutté), les poudres d'amandes et de noisettes et éventuellement le fructose.

La recette de la mousse au chocolat et aux framboises (voir p. 237) est à ce titre un modèle du genre dont l'IG est suffisamment bas pour être aussi consommé occasionnellement en phase I.

En fait, vous constaterez que tous les desserts dont vous trouverez les recettes dans ce livre ont un IG suffisamment bas pour figurer aussi bien au menu de la phase I que de la phase II.

Mais même si votre gâteau (une tarte à pâte sablée, par exemple) a un IG quelque peu dans le rouge, comme il arrive en fin de repas, vous aurez eu largement l'opportunité d'organiser la compensation de l'écart qu'il constitue.

« L'idéal reste la confection d'un gâteau maison Montignac dont l'IG est bas, car il ne contient ni sucre, ni farine, ni beurre. »

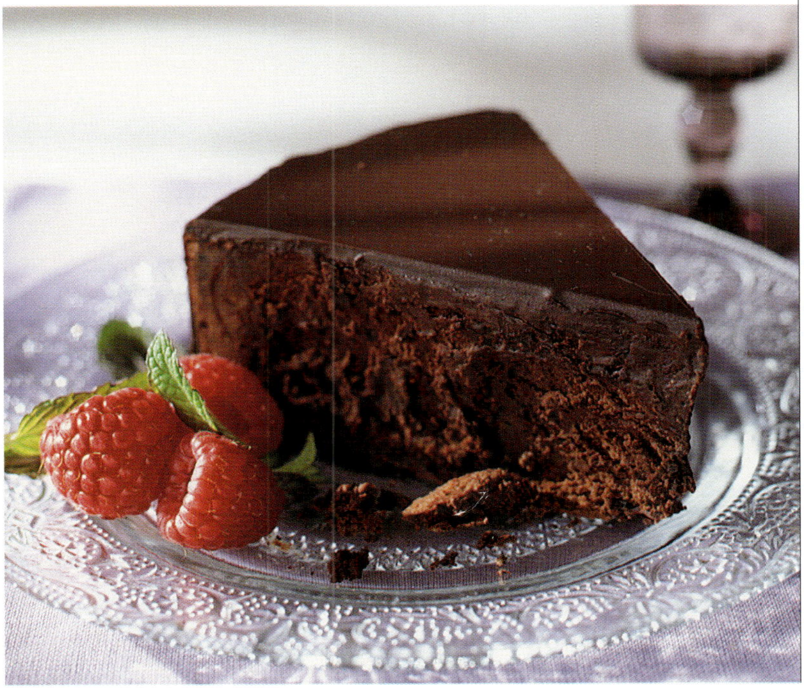

Ci-contre : *le gâteau au chocolat Montignac (voir recette p. 232-233) est un bon exemple de dessert à IG bas.*

Le dîner

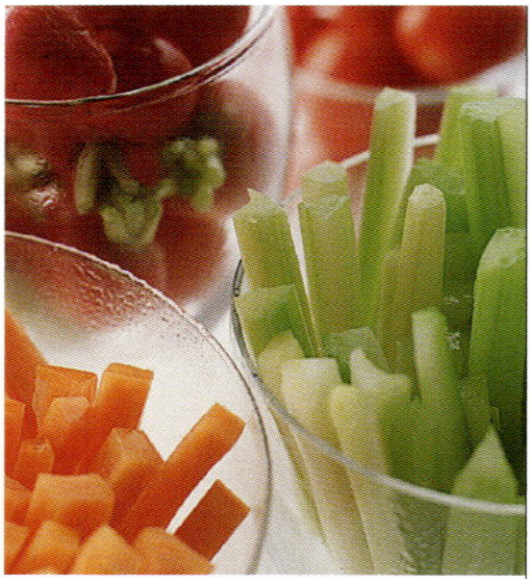

En phase II, il sera désormais possible de consommer un peu de graisse au dîner même si le glucide qui constitue l'essentiel du repas a un IG compris entre 35 et 50. Cependant, le dîner doit par principe être beaucoup plus léger que le déjeuner et comporter le moins de graisse possible.

LES BONS GLUCIDES

Au dîner, les bons glucides conservent une place privilégiée. Comme en phase I, ils pourront même constituer à eux seuls le plat principal. Ce sera le cas notamment si vous mangez des spaghettis, du riz, du quinoa ou encore des lentilles et des haricots secs. Vous pourrez désormais ajouter un filet d'huile d'olive ou de noix ou même du fromage râpé. Mais il est toujours recommandé d'accompagner les féculents de légumes verts dont l'IG très bas contribue à diminuer la RG.

À droite : *rouleaux de cabillaud au jambon de Parme (recette p. 204).*

Un dîner léger

La chronobiologie, qui est une science à part entière, a montré que les protéines – mais aussi et surtout les graisses – étaient moins bien assimilées pendant la nuit qu'au cours de la journée. Si le dîner est trop copieux et particulièrement chargé en protéines et en graisses, il existe un très sérieux risque de stockage des énergies au détriment du brûlage.

C'est pourquoi il est toujours conseillé de consommer les protéines et les graisses au cours du déjeuner et les bons glucides au dîner.

LE DÎNER FESTIF

Si vous devez sortir le soir pour dîner au restaurant ou chez des amis, vous allez manger plus que prévu. La première règle sera alors d'anticiper en faisant un déjeuner très léger. Si vous êtes au restaurant, choisissez vos plats en fonction de vos nouveaux principes : entrée de crudités (asperges, salades diverses…) puis du poisson avec du riz et des légumes. Au dessert, vous éviterez le plateau de fromage au profit d'une soupe de fruits, d'un sabayon de fruits rouges ou d'une simple coupe de fraises et framboises. Chez vos amis, essayez de laisser de côté dans votre assiette ce qui vous paraît excessif et indésirable.

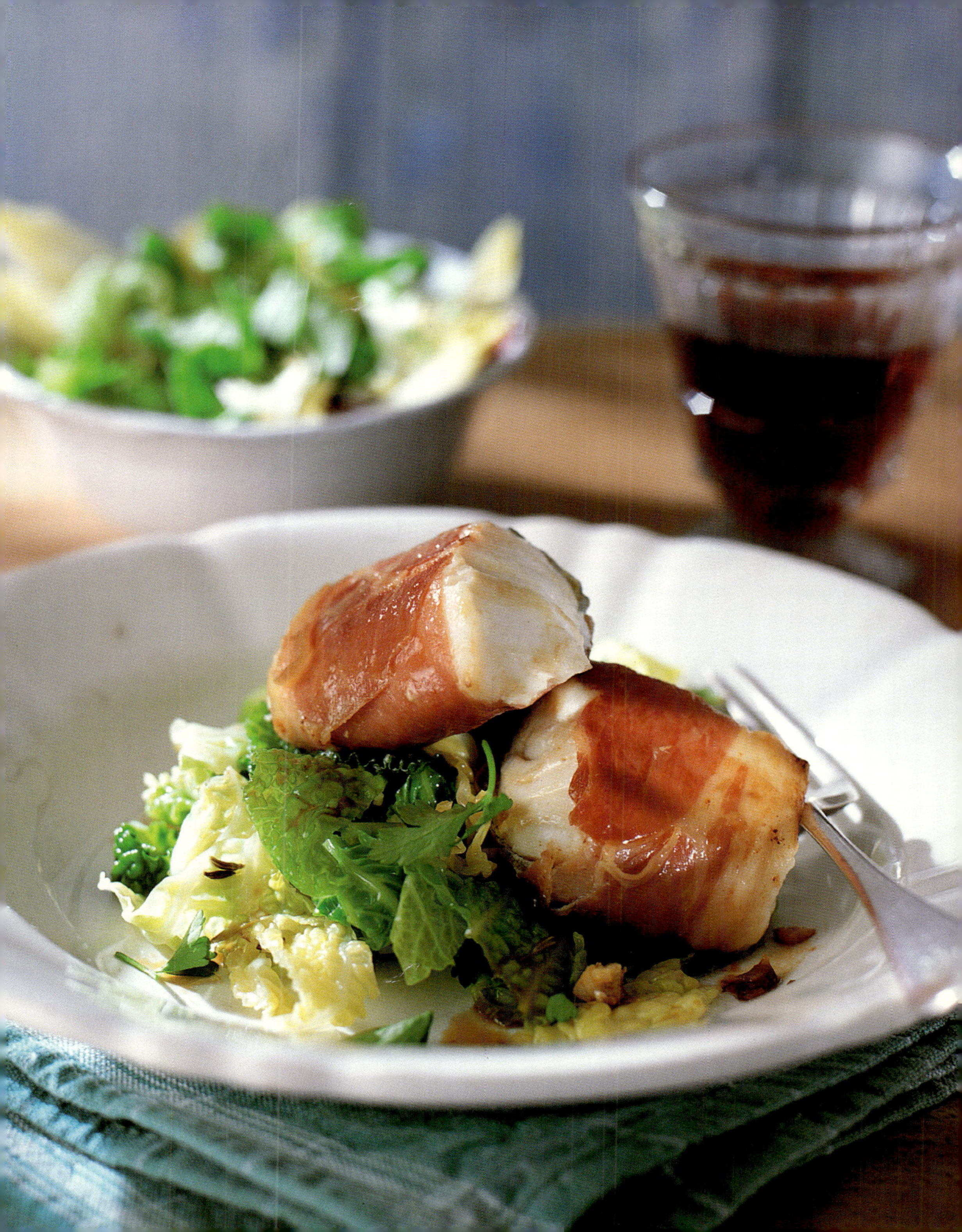

Les en-cas

L'expérience a montré qu'en suivant la méthode Montignac, le besoin de grignotage disparaissait totalement. Des études ont d'ailleurs indiqué que les glucides à IG bas, comme les protéines, entraînent une meilleure satiété. Certaines personnes ont cependant besoin de prendre un petit goûter en milieu de matinée ou d'après-midi. Là encore, l'objectif sera de ne jamais consommer un glucide (biscuit par exemple) dont l'IG est supérieur à 50.

En-cas rapides

Toutes les recommandations qui ont été faites en phase I (voir p. 98-99) sont évidemment valables en phase II et notamment la poignée d'amandes, de noisettes, la pomme ou encore le yaourt sans sucre. Les possibilités sont désormais plus larges, puisque tout glucide dont l'IG est inférieur ou égal à 50 peut éventuellement faire l'affaire. C'est notamment le cas des sablés à la farine intégrale (marque Montignac®) que vous trouverez dans tous les magasins de produits diététiques.

Au pire, vous pouvez toujours vous arrêter dans un bistrot et manger un œuf dur.

Les casse-croûte

Si vos en-cas doivent être plus substantiels parce que vous faites partie de ces gens qui ont du mal à manger quelque chose au petit déjeuner et dont le déjeuner est de surcroît léger en raison des contraintes horaires, le mieux est de vous préparer un petit casse-croûte dans une boîte hermétique. Vous pourrez notamment vous constituer une salade variée à base de légumes, œufs, olives, thon, fromage, jambon, riz, pois chiches et lentilles.

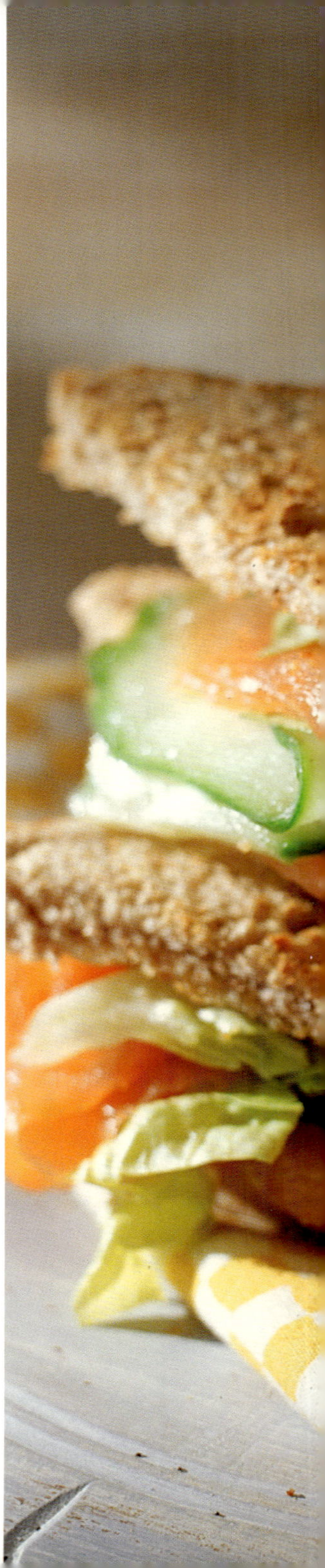

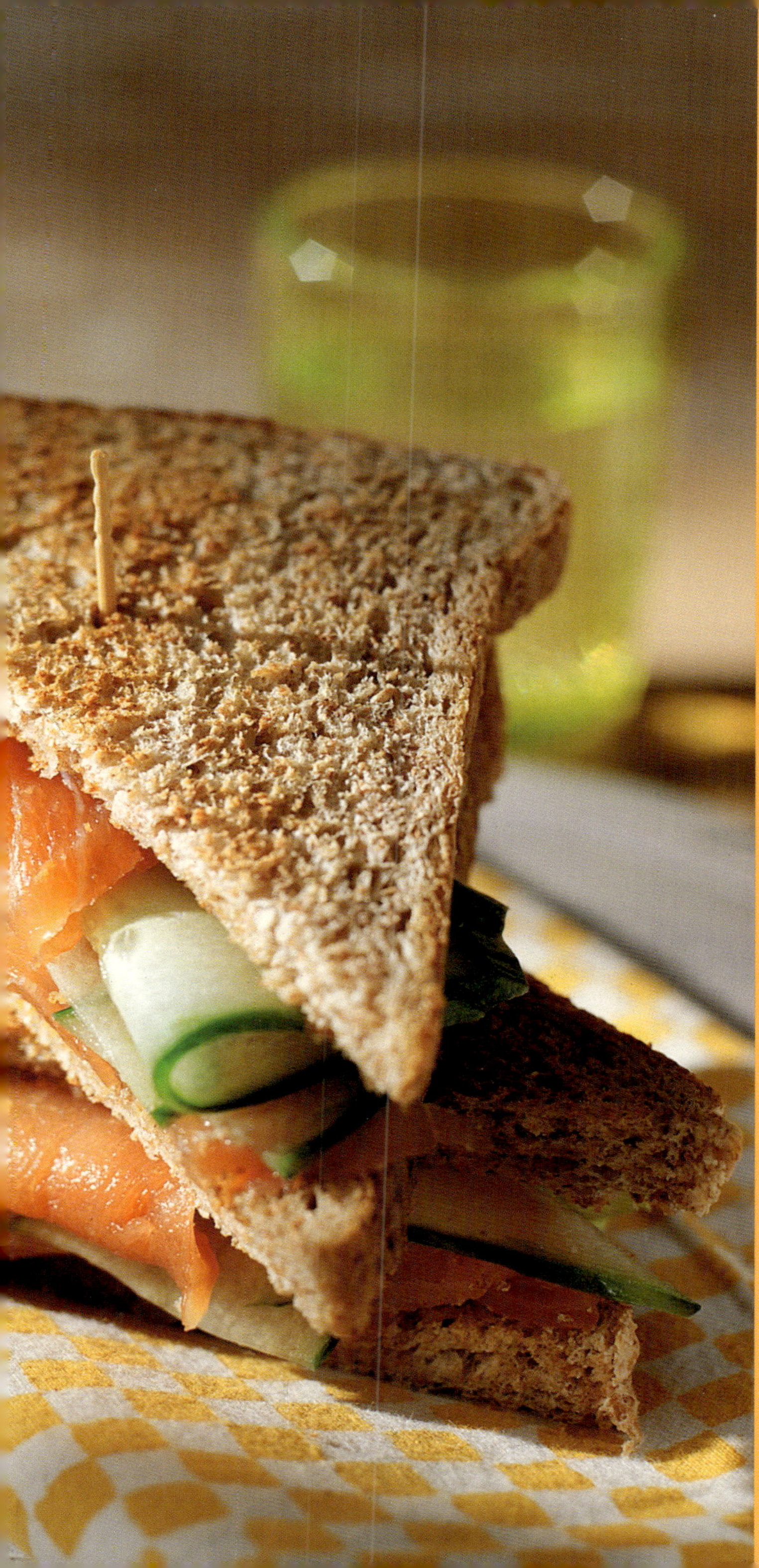

LE SANDWICH À LA MONTIGNAC

Si vous êtes certain de disposer d'un véritable pain intégral dont l'IG sera inférieur à 50, vous pourrez, en phase II, vous constituer un sandwich dans lequel vous utiliserez au choix les ingrédients suivants :

- **poisson :** saumon fumé, thon au naturel, hareng ou encore crabe ;
- **viande :** jambon maigre (cru ou blanc), viande des Grisons, blanc de poulet et de dinde ;
- **légumes :** salades diverses, concombres, carotte crue, oignons, avocat ;
- **condiments :** cornichons, moutarde…
- **produits laitiers :** mozzarella, feta, gruyère ou autres fromages selon les goûts.

Cocktails et réceptions

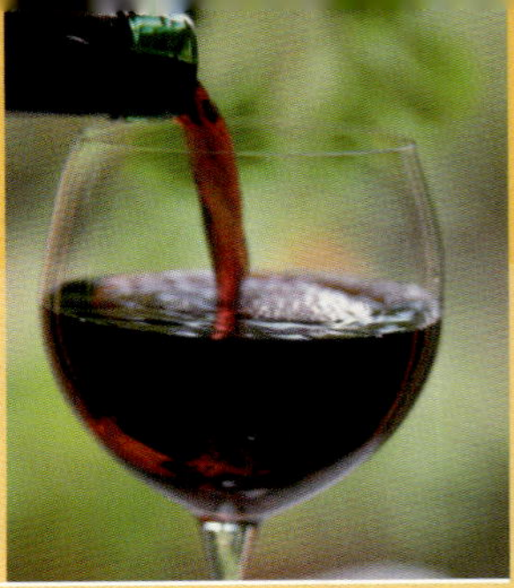

Soyez exigeant quand vous mangez au restaurant. Demandez que votre salade niçoise vous soit servie sans croûtons et que votre escalope ne soit pas panée. Si vous voulez être convaincant sans révéler les fondements de votre demande, dites tout simplement au serveur que vous êtes allergique au gluten de la farine ou encore aux pommes de terre pour obtenir un autre accompagnement.

Dans une réception, attendez aussi longtemps que possible pour commencer à boire de l'alcool. Choisissez de préférence du vin rouge et trouvez du fromage pour l'accompagner, en vous limitant au strict minimum.

Si l'on vous sert du foie gras, mangez-le et laissez discrètement les toasts dans un coin de votre assiette.

Lors d'un cocktail, acceptez le verre d'alcool que l'on vous donne d'office. Allez ensuite le déposer discrètement près de celui d'autres convives. L'un de ces derniers ne manquera pas dans la minute qui suit de vous l'« emprunter » comme si de rien n'était.

Sachez que tous les canapés sont « transformables ». Tout ce qui est dessus est généralement acceptable (œuf dur, saucisson, asperge, saumon fumé…). En revanche, le socle en pain de mie est à proscrire, même en phase II. Mangez donc le dessus et débarrassez-vous du reste.

Privilégiez aussi les saucisses, le fromage et les olives (noires et vertes), qui sont toujours présents lors d'un cocktail.

Si vous pensez que vous ne pourrez pas résister devant un buffet appétissant, prenez les devants en mangeant quelque chose de consistant (œuf dur, fromage) avant d'arriver à la réception.

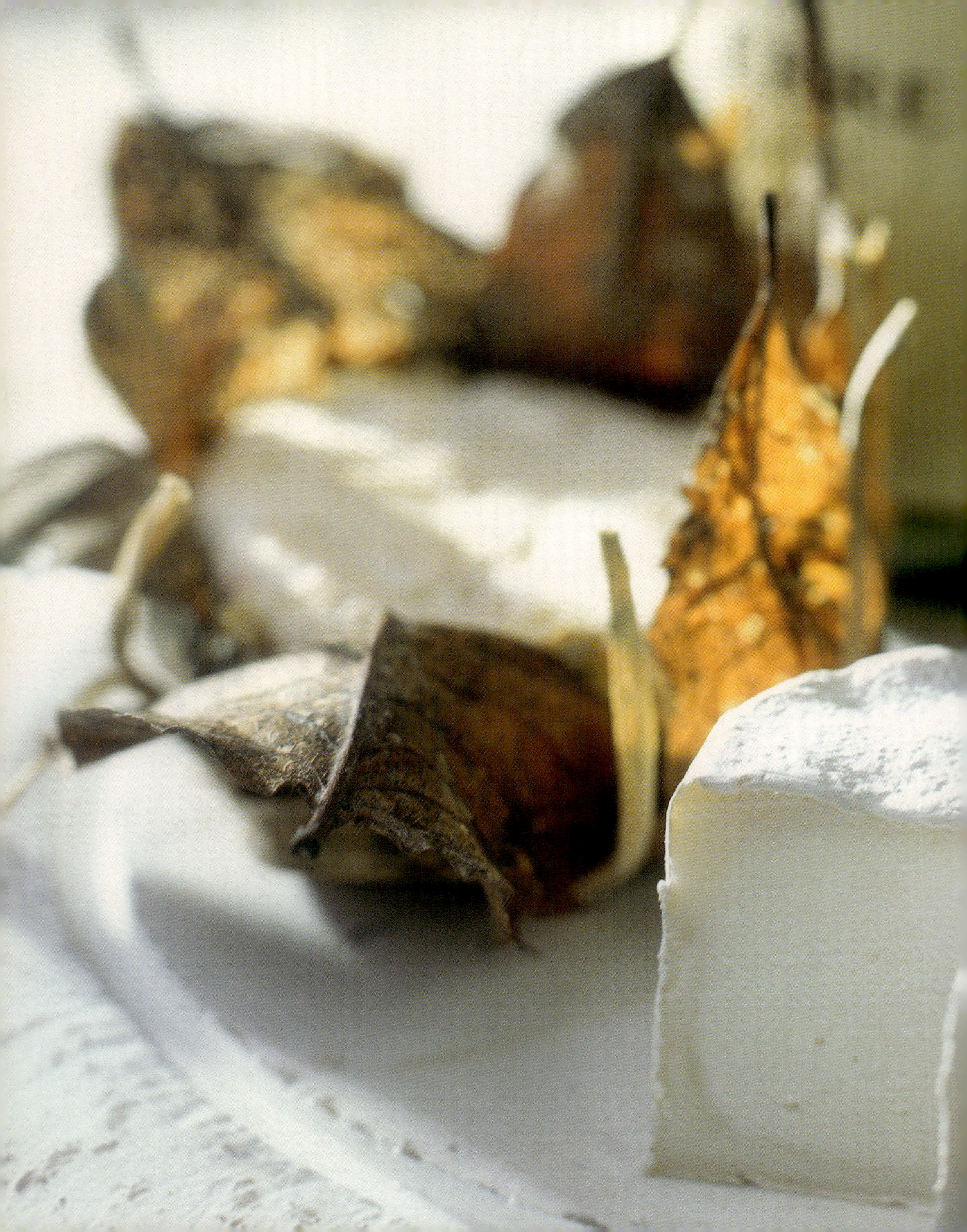

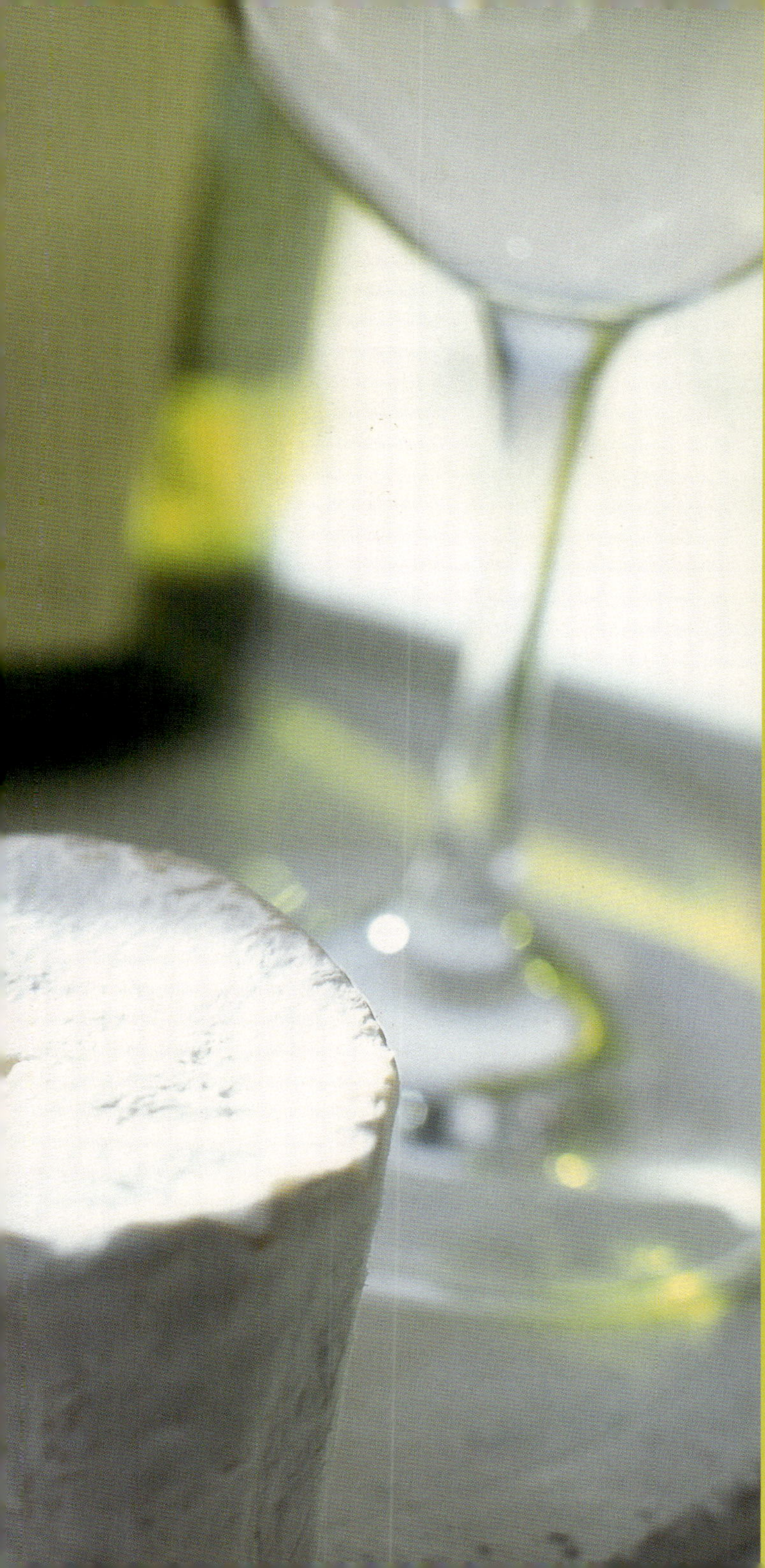

QUOI BOIRE À UN COCKTAIL ?

Si vous buvez une boisson alcoolisée dans un estomac vide, l'alcool passera aussitôt dans votre sang, entraînant une perturbation de votre métabolisme énergétique. Cela peut non seulement contrarier votre amaigrissement, mais aussi contribuer à la prise de poids. C'est pourquoi il faut toujours manger quelque chose (protéine-lipide tel que le fromage ci-contre) avant de boire, pour fermer le pylore (le sphincter entre l'estomac et l'intestin) afin d'obliger l'alcool à rester dans l'estomac où il est plus lentement dégradé.

Si vous souhaitez prendre un alcool à l'apéritif, choisissez de préférence :

- **le champagne**, ou quelque chose d'équivalent comme les crémants (Alsace, Bourgogne…) ou mieux encore les saumurs élaborés selon les méthodes traditionnelles ;
- **le vin blanc**, servi frais, qui est toujours agréable et désaltérant à l'apéritif ;
- **le vin rouge**, riche en antioxydants (voir p. 130-131), qui améliore la sensibilité à l'insuline et s'accommode bien avec les garnitures de canapés.

Exemples de menus phase II

La méthode Montignac, dont la phase II est l'illustration, est parfaitement équilibrée. C'est un recentrage des habitudes alimentaires réalisé sur des critères qualitatifs et métaboliques (IG, RG, CGP).

Les possibilités de choix pour l'établissement des menus sont infinies. Vous trouverez ci-dessous des exemples pour une semaine. Mais ils peuvent aussi être combinés avec les menus de phase I des pages 101 et 102.

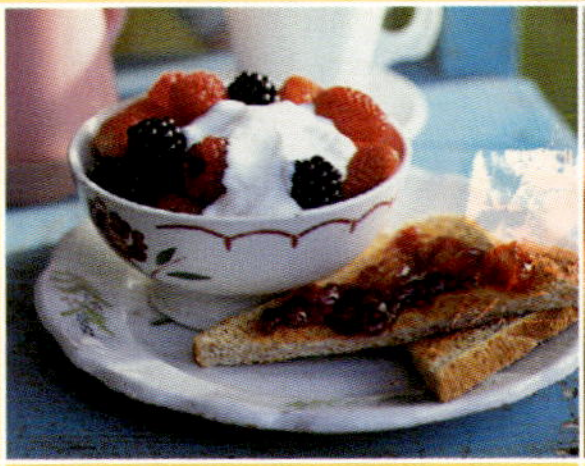

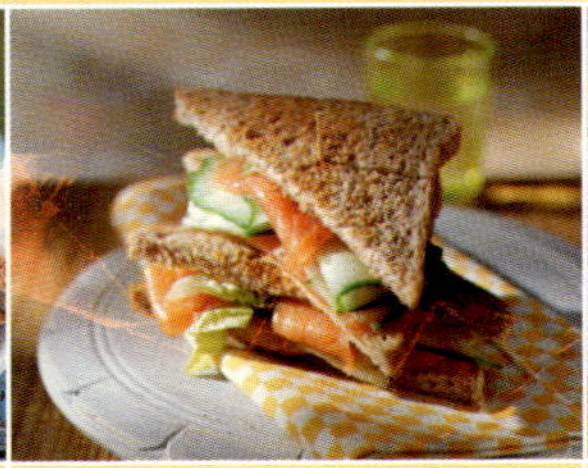

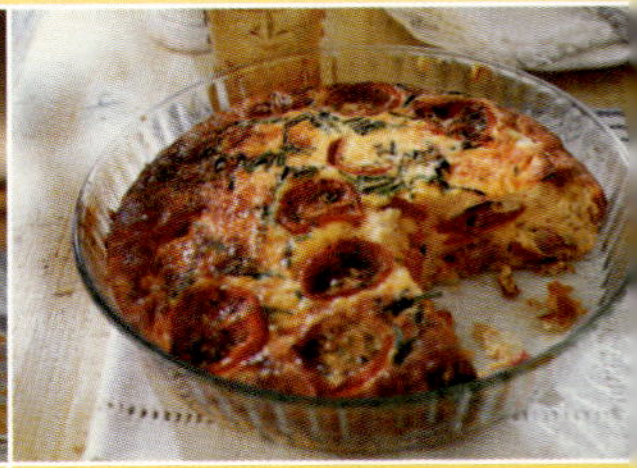

REPAS	JOUR 1	JOUR 2	JOUR 3
Petit déjeuner avec une tisane, un thé vert léger ou un café décaféiné	• Tartine de pain intégral • Confiture sans sucre • Yaourt à 0 % • Framboises	• Flocons d'avoine • Lait écrémé • Fruits des bois	• Avoine • Fromage à 0 % • Quartiers de pomme
Déjeuner Avec du vin (maximum 2 verres de 10 cl) ou 1 bière de 33 cl	• Champignons à la grecque • Côtes de porc sauce aux câpres (p. 225) • Épinards sautés • Fromage	• Sandwich à la Montignac (p. 145)	• Salade de tomates au basilic • Crevettes flambées au pastis (p. 202) • Riz complet à la feta • Quelques carrés de chocolat noir (70 % de cacao)
En-cas (facultatif)	• Amandes	• Une pomme	• Un yaourt
Dîner Avec du vin (maximum 2 verres de 10 cl) ou 1 bière de 33 cl	• Melon • Tagliatelles à la ratatouille (p. 194) • Quelques carrés de chocolat noir (70 % de cacao)	• Soupe au vin blanc (p. 162) • Cabillaud sur lit de lentilles (p. 198), artichauts à la vapeur • Yaourt à 0 %	• Soupe au lard et aux lentilles (p. 164) • Quiche au gruyère et à la tomate (p. 186) • Compote de pommes

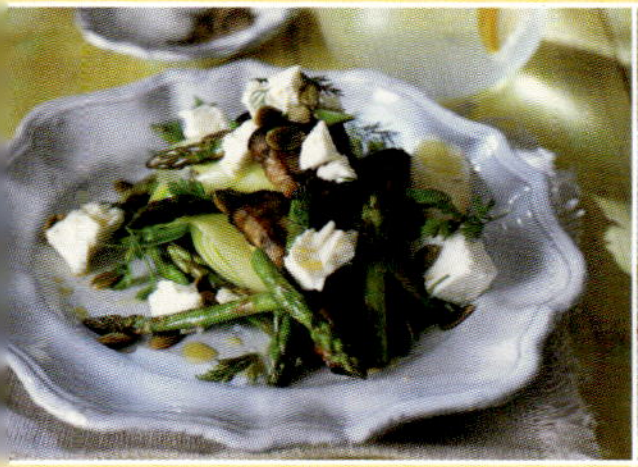
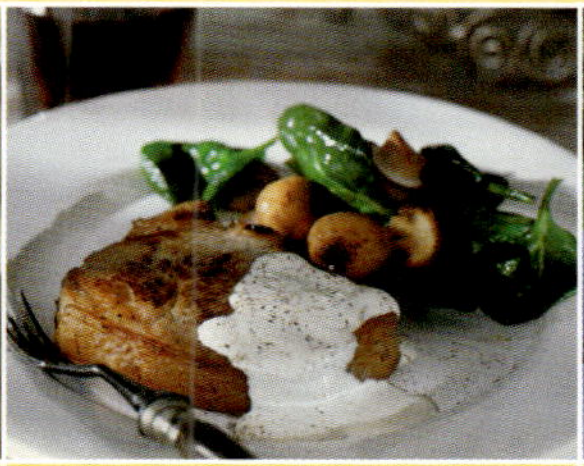
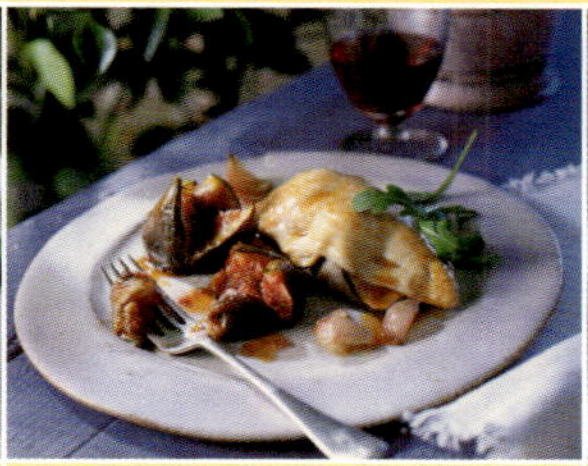
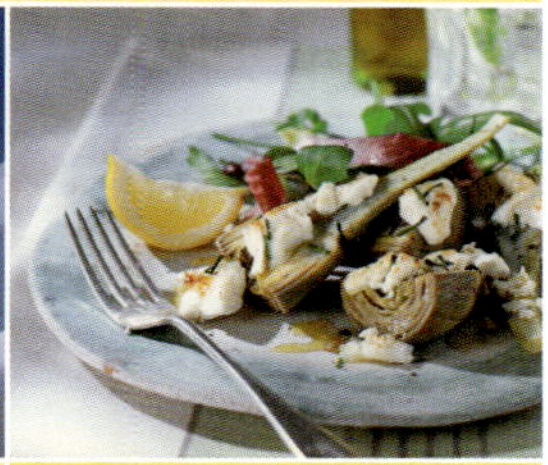

JOUR 4	JOUR 5	JOUR 6	JOUR 7
• Tartines de pain de seigle intégral • Fromage à 0 %	• Flocons d'avoine • Lait écrémé • Pêches	• Omelette aux épinards • Fromage de chèvre • Bacon	• Œufs mollets • Saucisse grillée
• Salade d'asperges et de poireaux (p. 166) • Saumon grillé, patates douces au four • Pêches au vin	• Soupe d'aubergines et haricots blancs au basilic (p. 163) • Filet de veau sauce gorgonzola (p. 222) • Lentilles • Figues fraîches et brie	• Salade verte • Poulet aux figues (p. 209) • Yaourt à 0 % mixé avec des framboises	• Soupe de tomates-cerises au basilic (p. 160) • Salade verte • Daube de bœuf (p. 219) • Pêches au fromage frais
• Un mini Babybel	• Quelques amandes	• Une pomme	• Un yaourt
• Pamplemousse • Spaghettis *al dente* à la sauce tomate et au basilic • Parmesan et huile d'olive • Yaourt à 0 %	• Roquette au chèvre (p. 172) • Coq au vin (p. 210) • Yaourt nature avec des framboises	• Cœurs d'artichaut sautés • Pâtes épicées aux câpres et aux olives (p. 195) • Fromage frais aux fraises	• Soupe de concombre • Saumon grillé, cœurs d'artichaut au chèvre frais (p. 180) • Abricots

Sélection de bons glucides

Seuls les glucides contiennent du sucre, les IG ne s'appliquent donc qu'à eux. Les graisses et les protéines (voir p. 22-31) ne contiennent que très peu ou pas de sucre et ont donc un impact négligeable sur la glycémie. Les aliments glucidiques ci-dessous peuvent être consommés couramment en phase II.

Avocat	10	Poivrons rouges, verts, jaunes	15
Amande	15	Myrtille, cassis	15
Asperge	15	Radis	15
Noix de cajou	15	Pépins de courge	15
Brocoli	15	Épinards	15
Chou de Bruxelles	15	Graines de tournesol	15
Choux (tous types)	15	Noix	15
Chou-fleur	15	Artichaut	20
Céréales germées	15	Aubergine	20
Céleri	15	Fructose	20
Courgette	15	Citron	20
Concombre	15	Citron vert	20
Fenouil	15	Nouilles de soja	22
Noisette	15	Flageolets, haricots	25
Herbes, épices	15	Mûre	25
Poireau	15	Cerise	25
Salade verte (tous types)	15	Chocolat noir (70 % de cacao)	25
Champignons	15	Lentilles vertes	25
Olives (tous types)	15	Framboise	25
Oignons (tous types)	15	Graines de soja (cuites)	25
Cacahuète	15	Pois cassés (jaunes, cuits)	25
Noix de pécan	15	Fraise	25

Pomme (fruit frais)	30	Riz sauvage	35
Abricot (fruit frais)	30	Yaourt nature	35
Haricots verts	30	Orange	35
Carotte crue	30	Abricot sec	40
Pois chiches (cuits)	30	Pumpernickel, pain noir allemand	40
Confiture (sans sucre)	30	Pain 100 % intégral	40
Ail	30	Figue séchée	40
Pamplemousse	30	Sorbet (sans sucre)	40
Lentilles rouges, jaunes, marron	30	Spaghettis (*al dente*)	40
Tomate	30	Spaghettis complets	40
Lait (demi-écrémé ou écrémé)	30	Sarrasin	40
Haricot mungo (cuisson 20 minutes)	30	Banane verte	45
Poire	30	Raisin frais	45
Nectarine	35	Pain de seigle intégral	45
Pêche	35	Jus d'orange (pressé)	45
Pomme séchée	35	Mangue	50
Compote de pommes	35	Orge	50
Haricots blancs, noirs, rouges	35	Crêpe au sarrasin	50
Figue (fruit frais)	35	Kiwi	50
Brugnon	35	Riz complet	50
Pois secs (cuits)	35	Riz basmati	50
Petits pois (cuits)	35	Patate douce	50
Prunes	35		
Quinoa	35		
Mandarine	35		

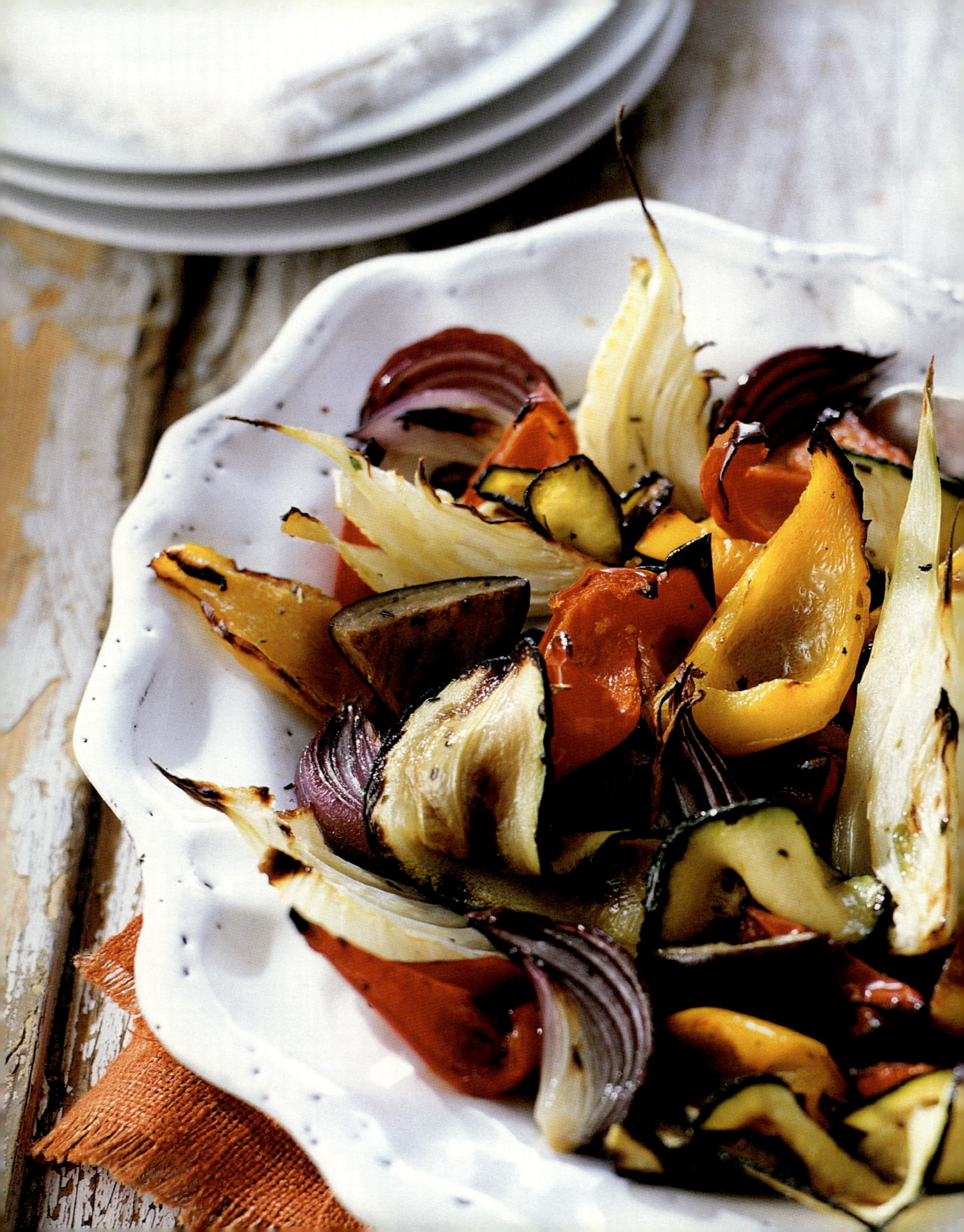

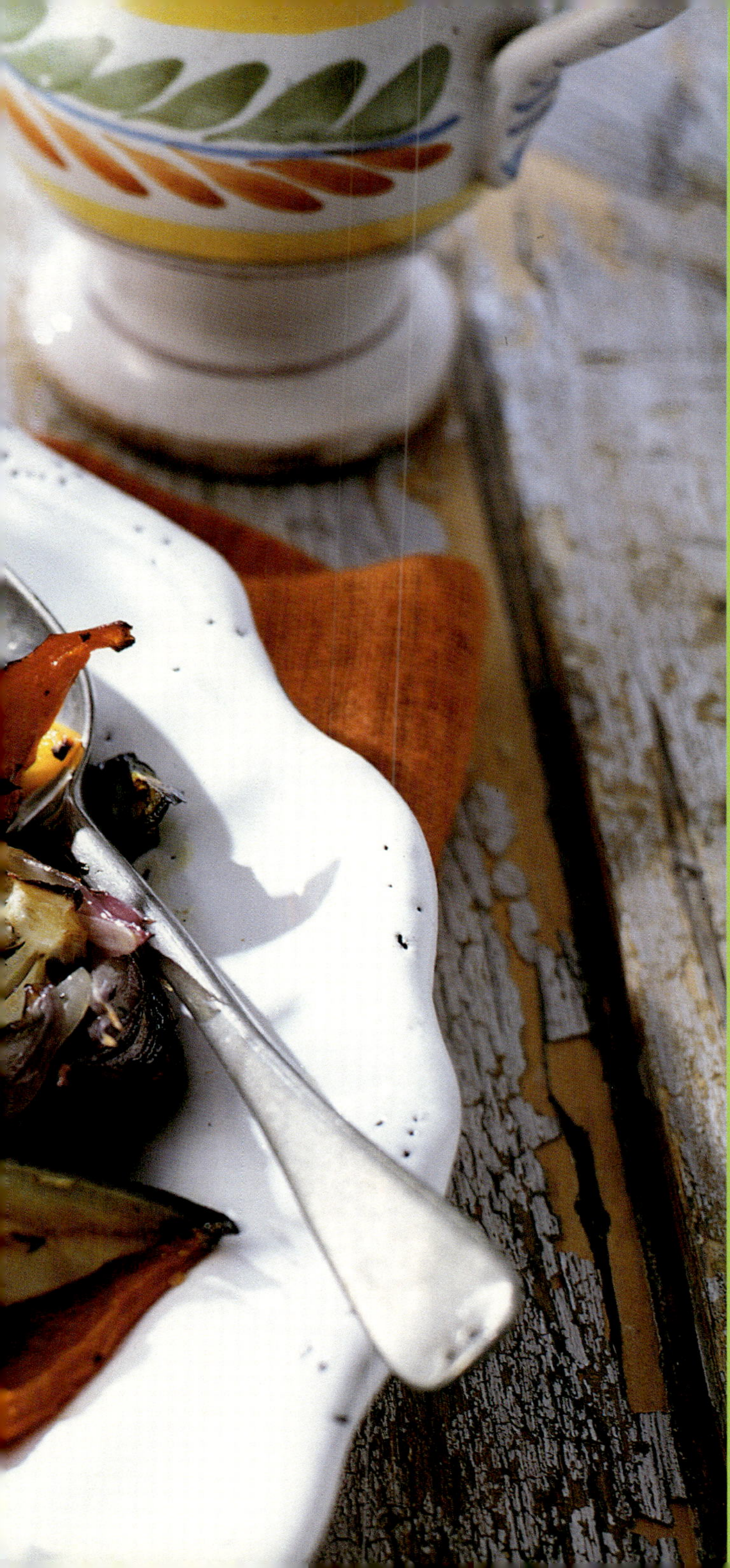

LES RECETTES MONTIGNAC

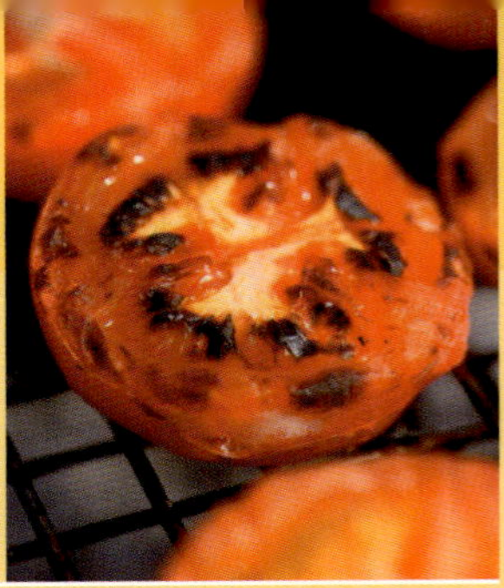

Cuisiner à la Montignac

Utilisez des glucides à index glycémique bas, car ils préviennent la prise de poids. Privilégiez les légumes tels que le brocoli, le chou, les épinards et les courgettes mais aussi les légumes secs, tels que les lentilles et les pois chiches, de même que des fruits à index glycémique bas.

Éliminez les glucides à index glycémique élevé. Produits à éviter : le sucre, la chapelure, les farines blanches, les pommes de terre, le maïs, le riz blanc et les pâtes du type raviolis, tortellinis, macaronis et lasagnes.

Utilisez de bonnes graisses. Celles-ci incluent l'huile d'olive, l'huile de tournesol, l'huile de noix vierge, l'huile de pépins de courge, la graisse d'oie et la graisse de canard (voir p. 41 pour d'autres exemples).

TRUCS ET ASTUCES

Éliminez les mauvaises graisses autant que possible : le beurre, l'huile de noix de coco, l'huile de palme, l'huile d'arachide, le gras de bœuf et de porc, le lard, la margarine et la crème fraîche entière (voir p. 41 pour d'autres exemples).

Évitez la farine, la chapelure et la mie de pain. Le parmesan remplace idéalement la chapelure. Pour les sauces, remplacez la farine blanche par de la purée de champignons ou de la farine de pois chiche, lentilles, ou soja.

Exaltez le goût de vos plats avec du vin rouge ou du vin blanc sec. C'est sans incidence sur le métabolisme, car lorsqu'il est cuit, l'alcool du vin a disparu par évaporation.

N'utilisez jamais de farine, de beurre ou de sucre dans vos desserts. Remplacez-les par de la purée de fruits (sans sucre), des œufs, du fromage frais, du chocolat noir, du fructose ou de la poudre d'amandes ou de noisettes.

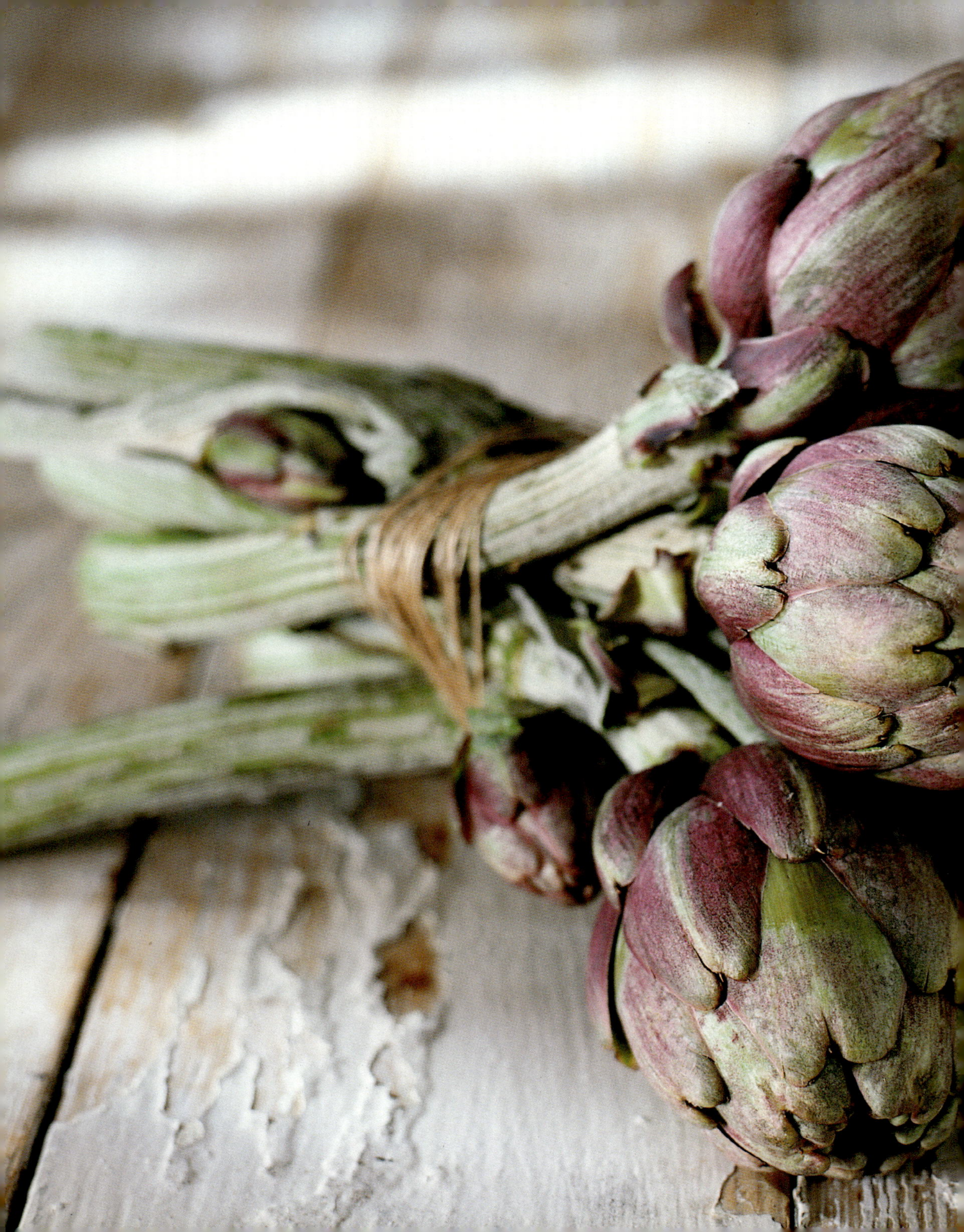

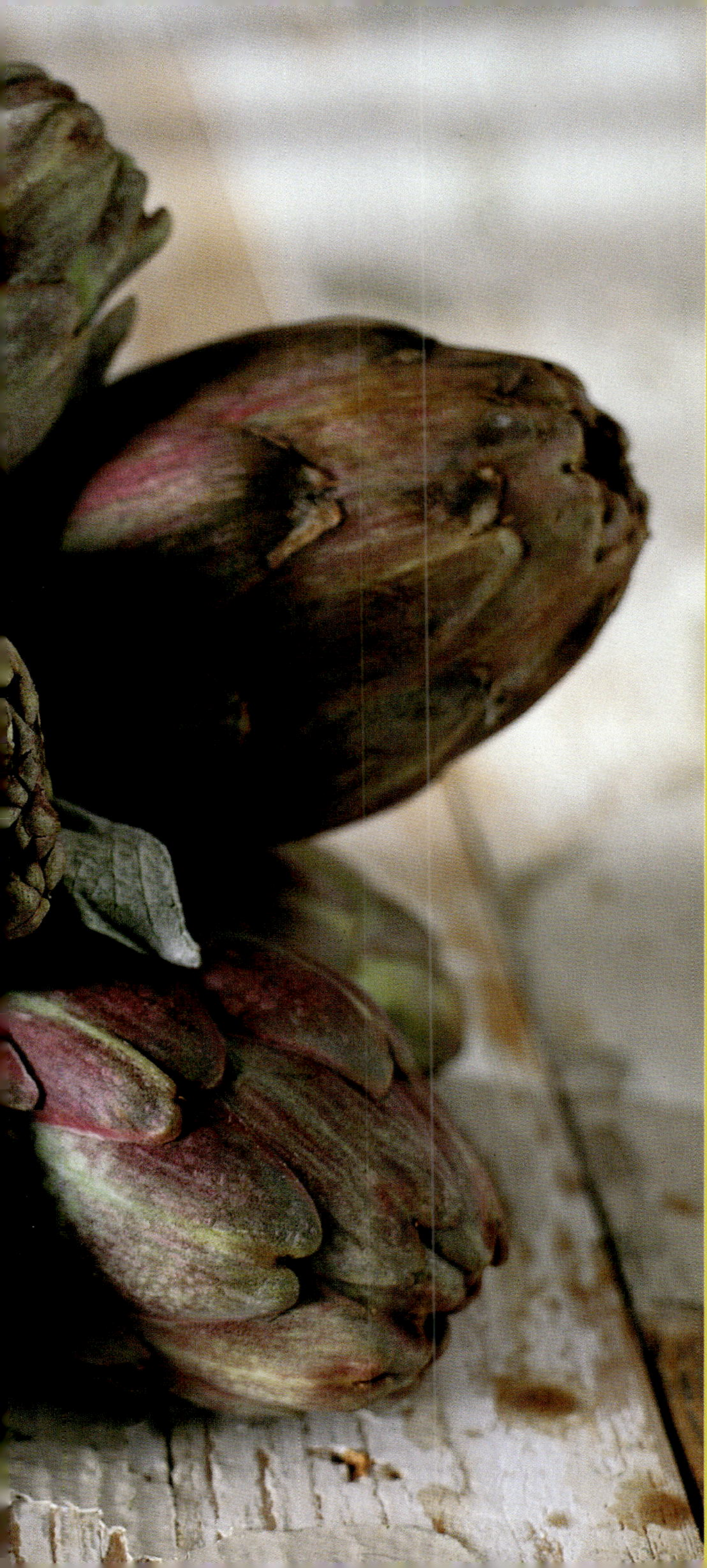

Les entrées

Ces entrées comprennent des soupes, des salades et des plats de légumes. Elles doivent contenir des légumes à IG très bas et ne pas comporter de glucides à IG élevé tels le riz et la pomme de terre. La plupart de ces recettes sont valables pour les deux phases (d'amaigrissement et de maintien), sauf lorsqu'il est énoncé qu'elles ne conviennent que pour la phase II.

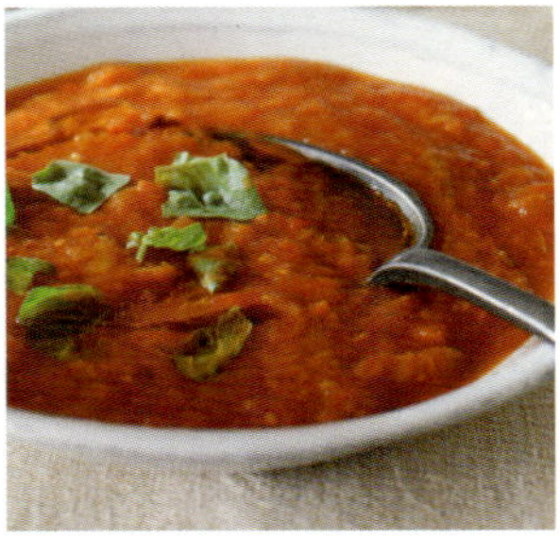

4 PERSONNES

TEMPS DE PRÉPARATION
5 minutes

TEMPS DE CUISSON
30 minutes

INGRÉDIENTS
600 g de tomates-cerises
Huile d'olive
1 cuillerée à café de thym frais ciselé
3 gousses d'ail émincées ou écrasées
3 branches de céleri hachées
2 poireaux hachés
2 oignons blancs hachés
1 cuillerée à soupe de purée de tomates
Une bonne poignée de basilic frais
400 g de tomates concassées en boîte
300 ml d'eau ou de bouillon de légumes
Sel

CONVIENT AUX DEUX PHASES

Soupe de tomates-cerises au basilic

La couleur de cette savoureuse soupe est préservée lorsqu'on la mouline plutôt que de la mixer. En la mixant, on incorpore plus d'air, ce qui rend la soupe orangée.

1 Préchauffer le four à 250 °C (th. 8/9) ou le plus chaud possible. Placer les tomates-cerises dans un plat et ajouter un filet d'huile d'olive. Saupoudrer avec le thym et l'ail et laisser cuire 8 minutes.

2 Pendant ce temps, chauffer une poêle ou une casserole à fond épais. Verser de l'huile d'olive puis ajouter céleri, poireaux et oignons. Blanchir quelques minutes, sans dorer. Ajouter la purée de tomates et les branches de basilic (sans les feuilles).

3 Ajouter dans la casserole les tomates concassées (avec leur jus) et les tomates-cerises cuites. Verser l'eau ou le bouillon, baisser le feu et laisser mijoter 20 minutes.

4 Passer la soupe au moulin à légumes (ou au gros tamis) en enlevant la peau des tomates et les branches de basilic. Remettre sur feu doux et ajouter du sel.

5 Servir la soupe chaude dans des bols parsemés de basilic ciselé, avec un filet d'huile d'olive.

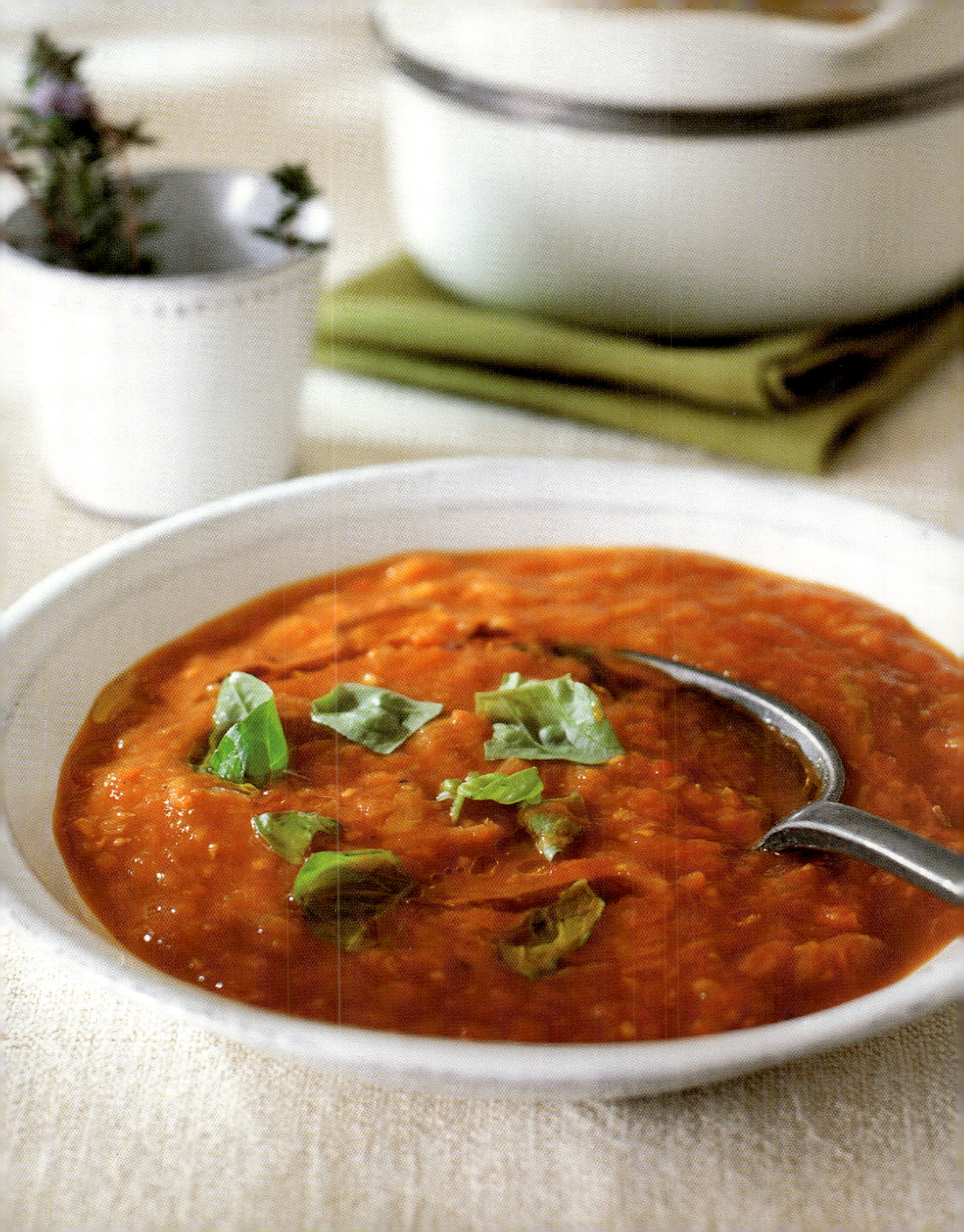

4 PERSONNES

TEMPS DE PRÉPARATION
5 minutes

TEMPS DE CUISSON
20 minutes

INGRÉDIENTS
- 1 cuillerée à soupe d'huile d'olive
- 6 échalotes hachées
- 800 g de champignons de Paris, en lamelles
- 1/2 bouteille de vin blanc sec
- 3 cuillerées à soupe de vinaigre à l'estragon
- 1 l de bouillon de poule
- 500 g d'amandes concassées
- 3 cuillerées à soupe d'estragon frais ciselé
- Sel

CONVIENT
AUX DEUX PHASES

Soupe au vin blanc

Il est important de garder cette soupe aussi blanche que possible. Ainsi, il vaut mieux faire soi-même le bouillon sans carottes ou s'assurer que le bouillon acheté n'est pas trop jaune.

1 Verser l'huile d'olive dans une casserole ou poêle à fond très épais et mettre sur feu vif. Blanchir les échalotes 1 à 2 minutes en les couvrant, sans dorer.

2 Ajouter la moitié des champignons, le vin et le vinaigre. Laisser réduire un peu en remuant puis ajouter le bouillon de poule et porter à ébullition.

3 Incorporer les amandes en fouettant et remettre à bouillir. Pendant ce temps, passer le reste des champignons au mixeur pour en faire une purée. Laisser épaissir un peu la soupe puis incorporer la purée de champignons, fouetter et faire encore cuire à petits bouillons.

4 Enlever la mousse s'il s'en est formé, baisser le feu et ajouter du sel. Assaisonner avec l'estragon et bien mélanger.

5 Servir la soupe dans des bols chauds.

4 PERSONNES

TEMPS DE PRÉPARATION
10 minutes
12 heures (minimum) d'immersion des haricots

TEMPS DE CUISSON
2 heures

INGRÉDIENTS
- 200 g de haricots blancs cannellini trempés une nuit dans l'eau chaude
- 3 grandes aubergines (coupées dans la longueur)
- 1 tête d'ail (gousses hachées)
- 1/2 bouquet de thym frais ciselé
- 90 ml d'huile d'olive
- 6 grandes échalotes hachées
- 3 bouquets de basilic hachés grossièrement plus un peu de basilic ciselé pour servir
- 1/2 bouteille de vin blanc sec
- 1,5 l de bouillon de poule

CONVIENT AUX DEUX PHASES

Soupe d'aubergines et haricots blancs au basilic

Dans tous les cas, veillez à ce que le thym et le basilic soient frais. Ces aromates sont le secret du goût et de la légèreté de ce plat.

1 Égoutter et rincer les haricots à l'eau froide. Les mettre dans une casserole à fond épais et les recouvrir d'eau froide. Porter à ébullition et laisser mijoter 1 heure et demie.

2 Préchauffer le four à 250 °C (th. 8/9). Hachurer les aubergines avec un couteau (traits croisés sur la chair) et les couvrir avec un peu d'ail, le thym et la moitié de l'huile d'olive. Les enfourner (côté coupé au-dessus) pendant une quinzaine de minutes.

3 Faire blanchir les échalotes à couvert, dans le reste de l'huile, sans dorer. Ajouter le reste d'ail, les haricots et le basilic. Lorsque le basilic est fané, verser le vin et le bouillon. Laisser mijoter 5 minutes.

4 Mixer un peu de chair d'aubergine et de soupe avec des haricots, jusqu'à en faire une purée. Mélanger au reste pour épaissir la soupe.

5 Servir la soupe dans des bols chauds avec du basilic ciselé parsemé.

4 PERSONNES

TEMPS DE PRÉPARATION
10 minutes
12 heures (minimum) d'immersion des légumes secs

TEMPS DE CUISSON
2h30

INGRÉDIENTS
100 g de pois chiches trempés une nuit dans l'eau chaude (ou en boîte)
1 cuillerée à soupe d'huile d'olive
100 g de lardons ou de pancetta en cubes
3 poireaux coupés grossièrement
2 grands oignons coupés grossièrement
3 branches de céleri coupées grossièrement
2 carottes en petits dés
1 cuillerée à soupe de thym frais ciselé
250 g de lentilles
Sel

CONVIENT
À LA PHASE II

Soupe au lard et aux lentilles

Cette soupe rustique est très facile à préparer. La seule partie prenant du temps est le trempage des légumes secs. Ne salez pas les pois chiches pendant la cuisson, cela durcit leur peau.

1 Égoutter les pois chiches et les rincer à l'eau froide. Mettre dans une poêle et couvrir d'eau froide. Porter à ébullition et laisser mijoter pendant 1 heure et demie. Égoutter et réserver.

2 Verser l'huile d'olive dans une casserole à fond épais, mettre sur feu vif. Ajouter les lardons jusqu'à ce qu'ils colorent puis verser les poireaux, les oignons, le céleri, les carottes et le thym. Laisser cuire à couvert quelques minutes pour libérer les arômes.

3 Ajouter les lentilles et les pois chiches. Couvrir avec 2,4 litres d'eau et laisser mijoter 45 minutes jusqu'à ce que le tout soit bien cuit.

4 Utiliser un mixeur ou un moulin à légumes pour mouliner grossièrement la soupe. Ajouter du sel et remettre à chauffer un peu.

5 Servir la soupe dans des bols chauds.

4 PERSONNES

TEMPS DE PRÉPARATION
10 minutes

TEMPS DE CUISSON
20 minutes

INGRÉDIENTS

- 3 blancs de poulet d'environ 115 g chacun
- Huile d'olive
- 4 grandes carottes coupées en bâtonnets de 2,5 cm environ
- 1 branche de céleri coupée en tronçons de 2 cm
- 90 ml de mayonnaise
- 2 cuillerées à soupe de moutarde à l'ancienne
- 1/2 laitue préparée
- Vinaigrette (voir p. 169)
- Sel

CONVIENT
AUX DEUX PHASES

Salade de poulet et vinaigrette à la moutarde

Le lit de laitue se marie ici idéalement avec le poulet, et la moutarde relève le goût de la vinaigrette au citron. Vous pouvez également choisir une salade frisée.

1 Préchauffer le four à 150 °C (th. 5). Mettre le poulet dans un plat allant au four, verser un filet d'huile d'olive dessus et saler. Faire griller pendant 12 minutes sur un côté puis 4 à 8 minutes sur l'autre. Vérifier la cuisson et réserver.

2 Découper le poulet refroidi en lamelles et placer dans un saladier avec les carottes et le céleri.

3 Ajouter la mayonnaise et la moutarde pour couvrir équitablement les lamelles de poulet.

4 Disposer la salade dans quatre assiettes puis couvrir avec la préparation de poulet.

5 Ajouter de la vinaigrette à chaque assiette et servir.

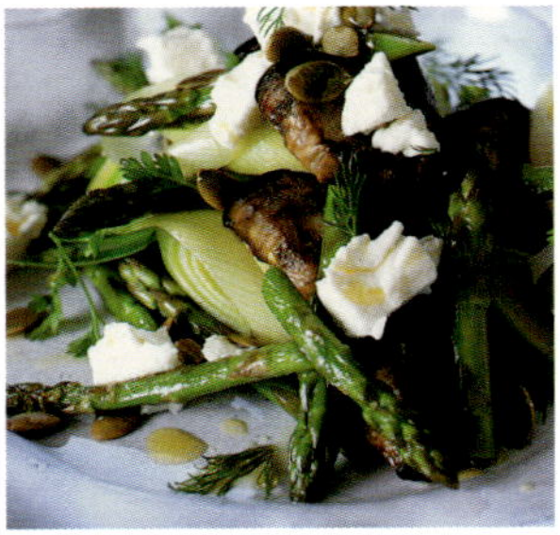

4 PERSONNES

TEMPS DE PRÉPARATION
15 minutes

TEMPS DE CUISSON
25 minutes

INGRÉDIENTS
Huile d'olive
1 botte d'asperges vertes (environ 750 g)
3 aubergines coupées en morceaux
6 poireaux coupés en rondelles
8 cœurs d'artichaut cuits
2 cuillerées à soupe d'aneth ciselé
2 cuillerées à soupe de cerfeuil ciselé
60 g de pépins de courge
Huile de pépins de courge
100 g de feta en dés
Sel de mer

CONVIENT
AUX DEUX PHASES

Salade d'asperges et de poireaux

Cette salade est parfaite en automne ; son goût intense lui est conféré par le poireau, l'artichaut et l'aubergine, relevé par des herbes fraîches et des pépins de courge. Si vous ne trouvez pas d'huile de pépins de courge, remplacez-la par de l'huile d'olive.

1 Verser de l'huile d'olive dans une poêle et faire très légèrement dorer les asperges (5-6 minutes) en les retournant. Réserver dans une assiette.

2 Saler les aubergines et les arroser d'un filet d'huile d'olive. Les faire revenir à la poêle pendant environ 16 minutes, jusqu'à ce qu'elles soient dorées. Réserver dans une assiette.

3 Mettre les poireaux dans la poêle, verser un peu d'huile d'olive. Saler et couvrir. Laisser cuire durant 5-8 minutes jusqu'à ce qu'ils commencent à dorer. Retirer du feu et égoutter.

4 Une fois que tous les légumes sont froids, couper les asperges (en morceaux de 2 cm de longueur), les disposer dans un saladier avec les cœurs d'artichaut.

5 Ajouter les herbes et les pépins de courge dans le saladier. Assaisonner avec un filet d'huile de pépins de courge et ajouter la feta. Mélanger très délicatement pour ne pas casser les ingrédients fragiles.

6 Servir à température ambiante, de préférence immédiatement.

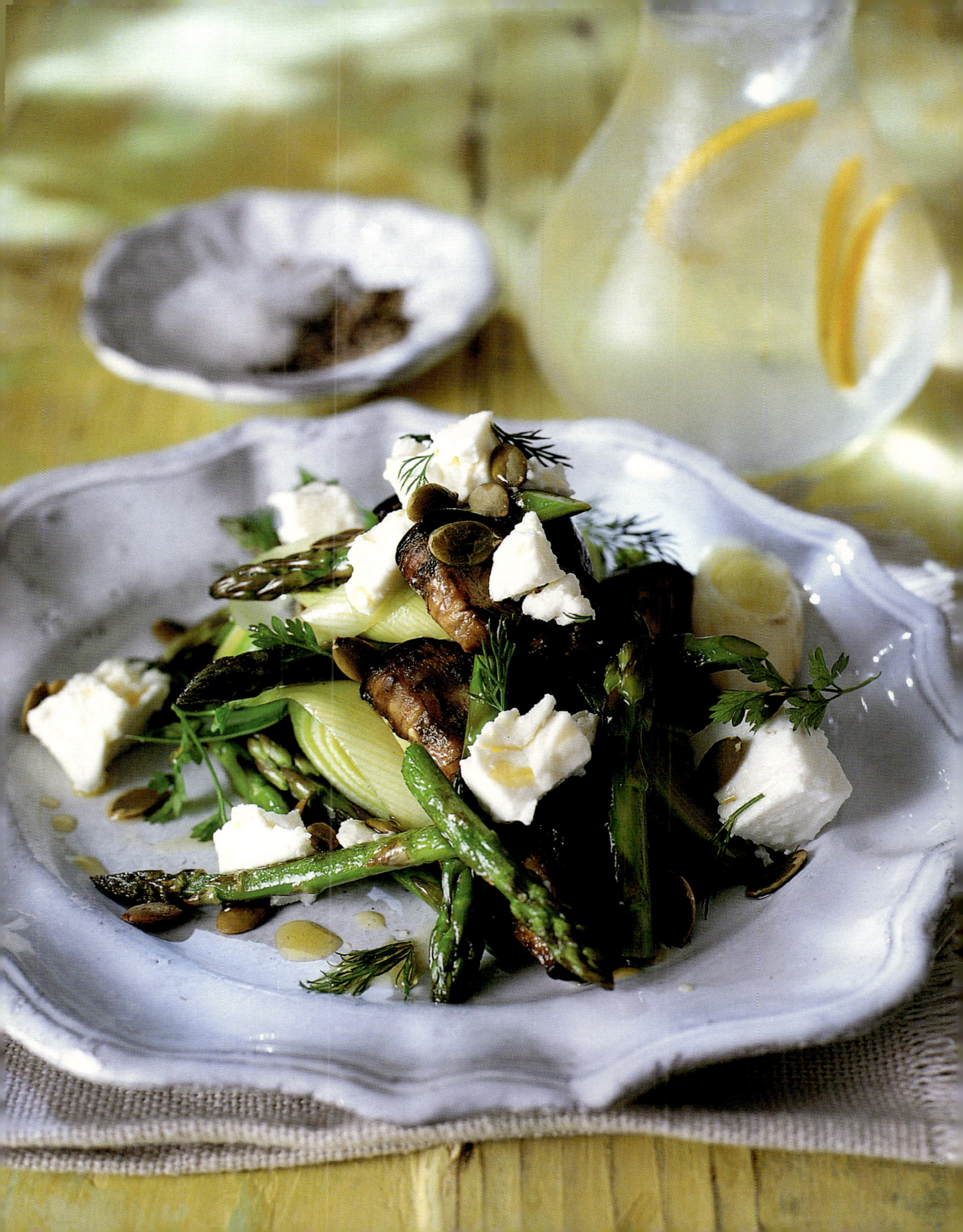

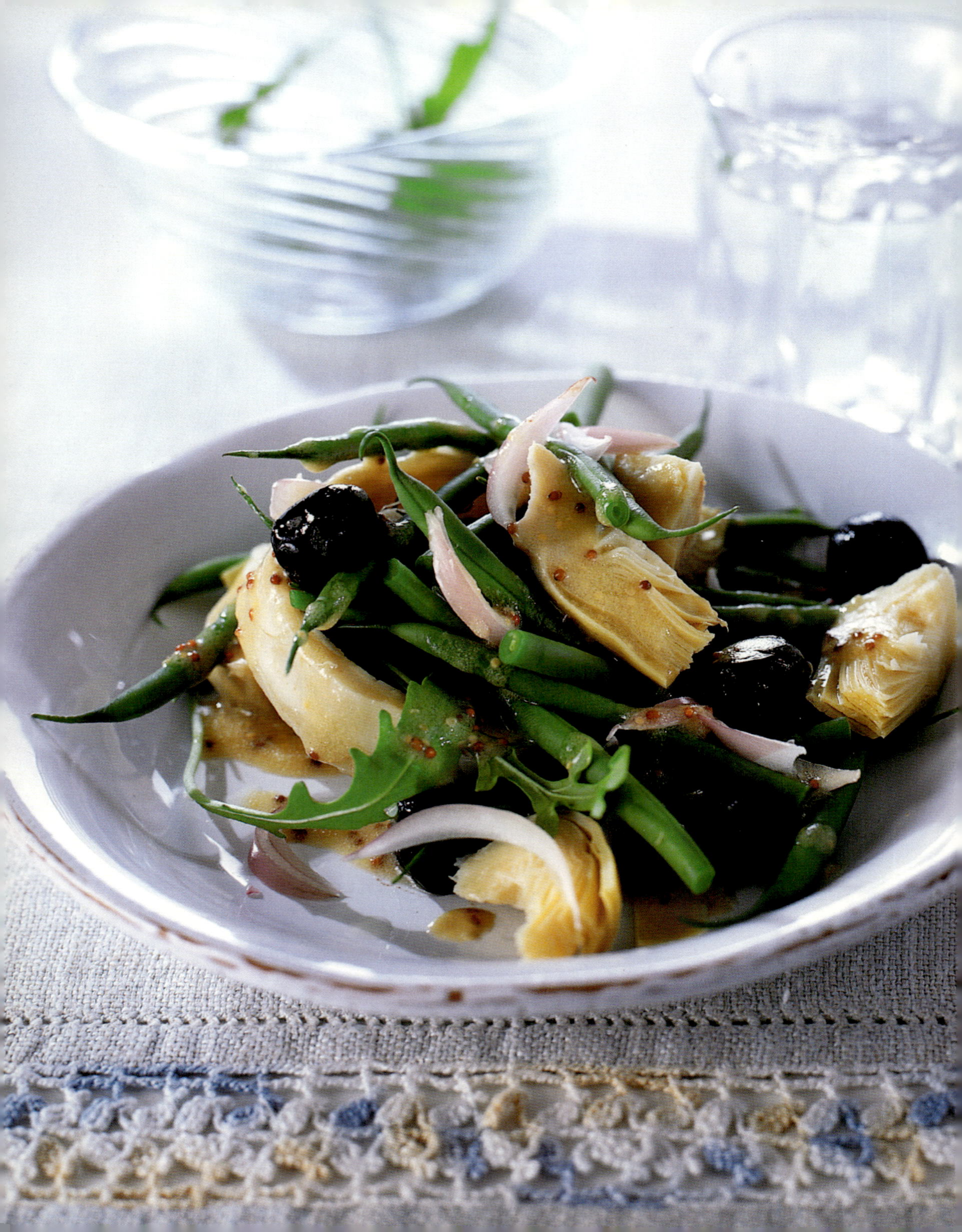

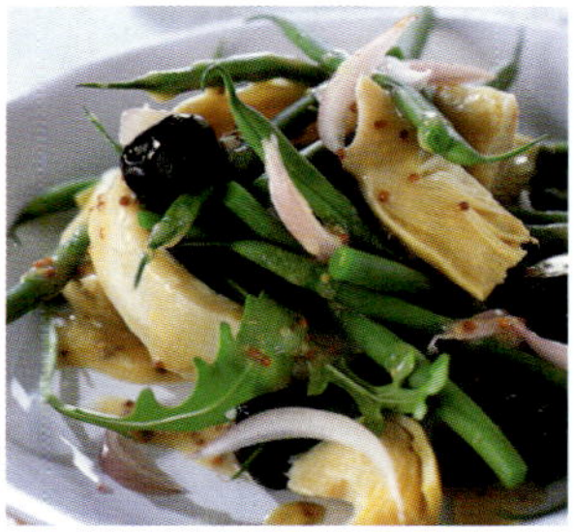

4 PERSONNES

TEMPS DE PRÉPARATION
10 minutes

TEMPS DE CUISSON
40 minutes

INGRÉDIENTS
Huile d'olive
Le jus de 1 citron
4 artichauts (bouts coupés)
250 g de haricots verts
25 olives noires
2 échalotes émincées
450 g de cœurs d'artichaut en boîte (coupés en deux)
250 g de roquette
100 g de parmesan fraîchement râpé
Se

VINAIGRETTE AU CITRON
2 cuillerées à soupe de vinaigre de vin blanc, 4 cuillerées à soupe d'huile d'olive et 2 cuillerées à soupe d'huile de pépins de courge, 1 cuillerée à soupe de jus de citron, 1 cuillerée à café de moutarde de Dijon, 1 cuillerée à café de moutarde à l'ancienne.

CONVIENT AUX DEUX PHASES

Roquette aux haricots verts et aux artichauts

Cette salade est très simple à préparer. Choisissez les ingrédients aussi frais que possible afin qu'elle libère tous ses arômes.

1 Porter à ébullition environ 2 l d'eau salée avec un peu d'huile d'olive et le jus de citron. Mettre les artichauts à cuire pendant 40 minutes environ (ils devront être tendres). Les retirer de l'eau, laisser tiédir et préparer les fonds d'artichaut.

2 Faire également cuire les haricots verts dans l'eau salée, durant 4 minutes. Les égoutter.

3 Disposer dans un saladier les cœurs d'artichaut préparés, les haricots verts, les olives, les échalotes et les cœurs d'artichaut en boîte. Réserver.

4 Faire la vinaigrette au citron en fouettant les ingrédients (vinaigre et huiles d'abord) jusqu'à ce qu'elle soit assez légère. La verser sur les légumes et mélanger délicatement.

5 Ajouter la roquette et mélanger à nouveau en faisant attention à ne pas casser les cœurs d'artichaut. Parsemer de parmesan. Bon appétit !

Mélange de salades

4 PERSONNES

TEMPS DE PRÉPARATION
15 minutes

TEMPS DE CUISSON
5 minutes

INGRÉDIENTS
200 g de lardons
125 g de tomates-cerises coupées en deux
120 g de gruyère en dés
120 g de haricots verts
8 olives vertes
8 olives noires
250 g de salades différentes : scarole, laitue, frisée…
Huile de noix vierge
Sel, poivre du moulin

VINAIGRETTE
À L'HUILE DE NOIX
2 cuillerées à soupe de vinaigre de vin rouge, 1 cuillerée à soupe de vinaigre balsamique, 3 cuillerées à soupe d'huile de tournesol, 4 cuillerées à soupe d'huile de noix vierge, 1 cuillerée à café de moutarde de Dijon.

CONVIENT
AUX DEUX PHASES

L'huile de noix confère un goût caractéristique aux plats. Cherchez une huile de première qualité qui devra être vierge et extraite par pression à froid, comme l'huile d'olive.

1 Faire dorer les lardons puis les disposer sur du papier absorbant afin d'en retirer l'excédent de gras (les lardons n'ont pas besoin d'ajout de graisse pour la cuisson).

2 Faire dégorger les tomates : les saler puis les verser dans une passoire.

3 Fouetter tous les ingrédients de la vinaigrette (vinaigres et huiles d'abord) jusqu'à ce qu'elle soit assez légère.

4 Mélanger dans un saladier tous les ingrédients (sauf les salades). Disposer le mélange de salades dans un autre saladier, les assaisonner d'un filet d'huile de noix et de poivre moulu.

5 Servir dans des assiettes individuelles par couches successives de salade et mélanger aux lardons.

4 PERSONNES

TEMPS DE PRÉPARATION
15 minutes

TEMPS DE CUISSON
8 minutes

INGRÉDIENTS
- 60 g de graines de cumin
- 60 g de graines de coriandre
- 60 g de graines de fenouil
- 1 cuillerée à café de piment doux
- Huile d'olive
- 1 tête d'ail finement hachée
- 250 ml de vinaigre de vin rouge
- 250 g de tomates-cerises coupées en deux ou en quatre
- 500 g de thon au naturel égoutté
- 200 g de flageolets cuits
- 100 g de haricots verts cuits
- 3 oignons rouges finement coupés
- 8 poivrons (4 rouges, 2 verts, 2 jaunes) coupés en petits dés
- 1 cuillerée à soupe de basilic frais ciselé
- 1 cuillerée à soupe de menthe fraîche ciselée
- Sel

CONVIENT
AUX DEUX PHASES

Salade de thon aux flageolets

Le fait de griller à sec les graines aromatiques de cette salade en exalte les saveurs ; de ce fait, il est préférable qu'elles soient fraîches.

1 Griller, sans ajouter aucune matière grasse, les graines de cumin, coriandre, fenouil, et le piment. Les griller sur feu moyen pendant quelques minutes en surveillant. Une fois dorés, les passer au mortier afin d'en faire une poudre grossière.

2 Verser de l'huile d'olive dans une poêle et y faire revenir l'ail ; le retirer une fois doré. Ajouter la poudre de graines et le vinaigre et laisser tiédir dans un bol. Les étapes suivantes de la recette sont les plus rapides à réaliser ; elles peuvent être faites quelques minutes avant de servir.

3 Faire dégorger les tomates en les disposant dans une passoire avec du sel. Selon les goûts, il est également possible de ne pas les faire dégorger.

4 Mélanger dans un grand saladier : le thon émietté, les flageolets, les haricots verts, les oignons, les poivrons, le basilic et la menthe.

5 Ajouter la poudre de graines et le vinaigre à la salade, saler et verser un filet d'huile d'olive. Incorporer les tomates-cerises et mélanger délicatement. Servir à température ambiante.

Roquette au chèvre

Les poivrons grillés se marient parfaitement au fromage de chèvre, rehaussé par la vinaigrette au citron. Cette salade est idéale pour un plat de printemps ou d'été.

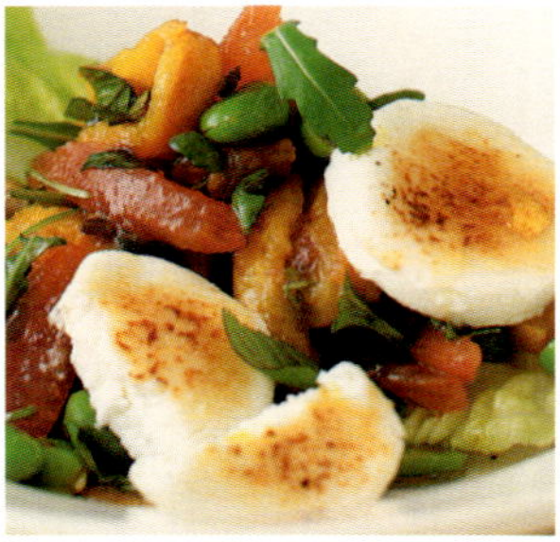

4 PERSONNES

TEMPS DE PRÉPARATION
30 minutes

TEMPS DE CUISSON
20 minutes

INGRÉDIENTS
- 250 g de fèves fraîches
- 4 poivrons jaunes
- 4 tomates
- Huile d'olive
- Le jus de 1 citron
- 1 cuillerée à soupe de basilic frais ciselé
- 1 cuillerée à soupe de menthe fraîche ciselée
- 200 g de roquette
- 200 g de fromage de chèvre
- Sel

CONVIENT AUX DEUX PHASES

1 Peler les fèves et les mixer grossièrement. Réserver dans un saladier.

2 Pour griller les poivrons, préchauffer le four à 240 °C (th. 8). Disposer les poivrons sous le gril et les laisser 15 à 20 minutes. Les sortir du four et les laisser tiédir 20 minutes afin de le peler et de les épépiner. Les couper en lamelles et les ajouter aux fèves.

3 Blanchir les tomates (les disposer dans l'eau bouillante durant 30 secondes), puis les déposer dans un saladier d'eau froide pour les peler. Les épépiner et découper la chair en lamelles. Ajouter les lamelles de tomate dans le saladier.

4 Fouetter les ingrédients de la vinaigrette : 6 cuillerées à soupe d'huile d'olive et le jus de citron. Y ajouter du sel, le basilic et la menthe. Verser dans le saladier. Ajouter la roquette.

5 Faire griller le fromage de chèvre au four quelques instants.

6 Servir le chèvre chaud sur la salade à température ambiante.

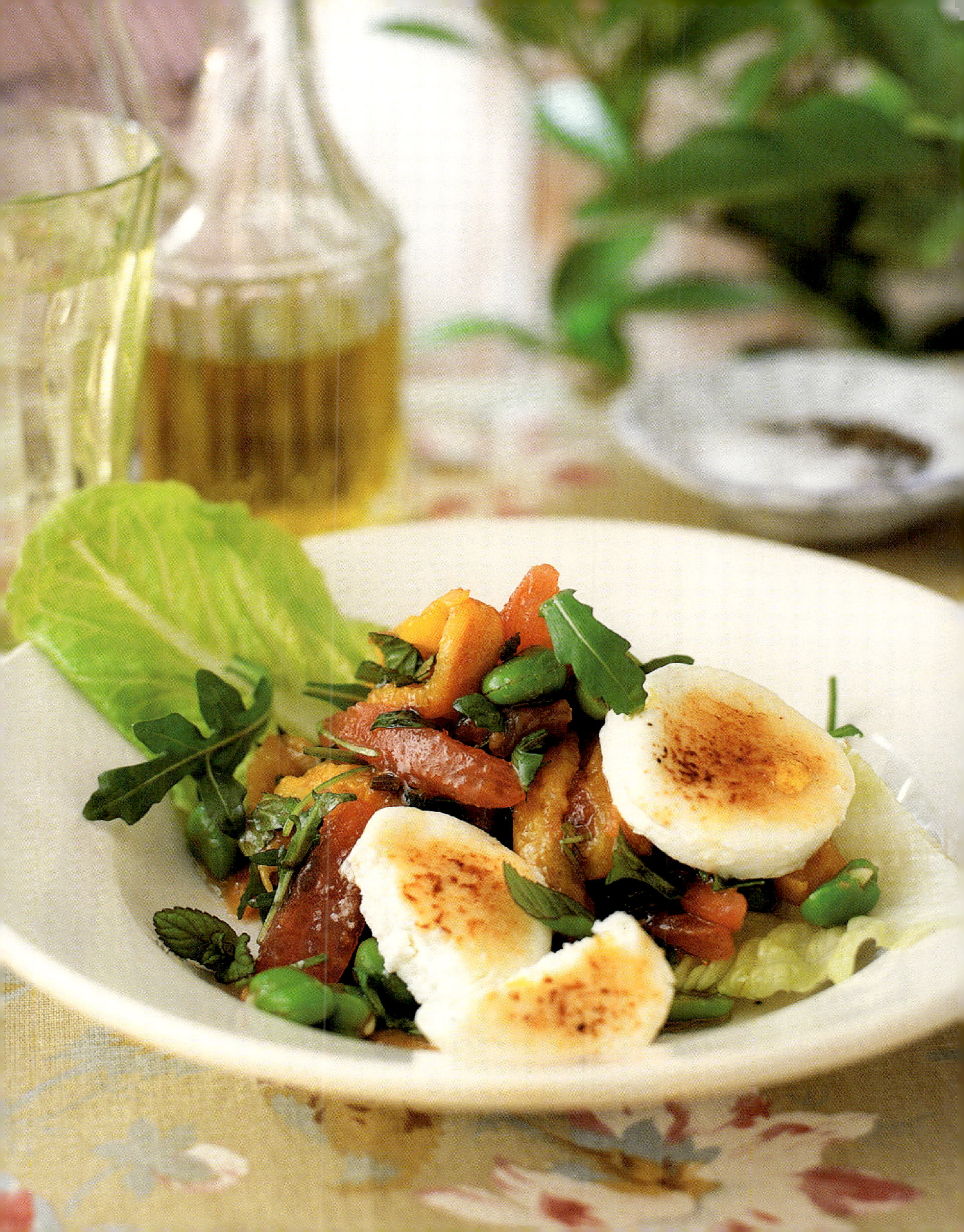

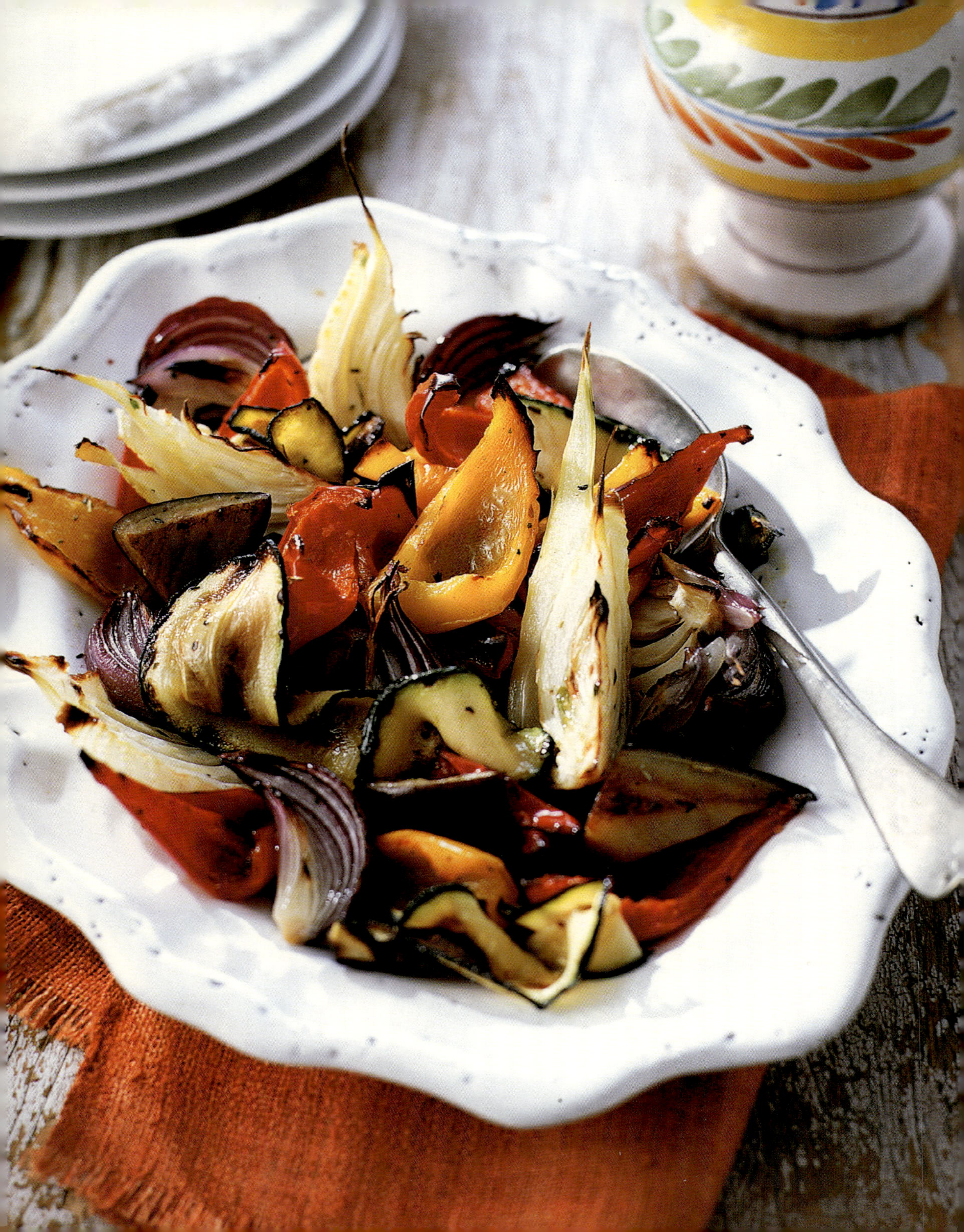

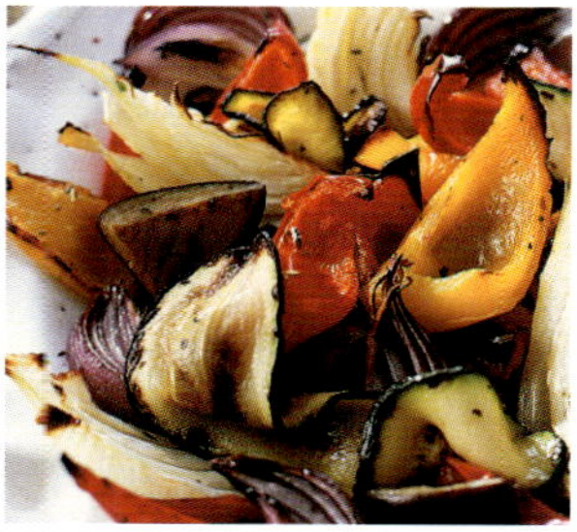

4 PERSONNES

TEMPS DE PRÉPARATION
15 minutes

TEMPS DE CUISSON
40 minutes

INGRÉDIENTS
3 aubergines coupées grossièrement
Huile d'olive
4 poivrons jaunes épépinés coupés en lamelles épaisses
4 poivrons rouges épépinés coupés en lamelles épaisses
30 g d'herbes de Provence
1 à 2 têtes d'ail écrasées
2 oignons rouges hachés grossièrement
2 fenouils coupés en morceaux
2 courgettes coupées en lamelles dans le sens de la longueur
Sel

CONVIENT
AUX DEUX PHASES

Légumes rôtis à la méditerranéenne

Il est ici recommandé d'utiliser un mélange frais d'herbes de Provence, élément essentiel du plat.

1 Préchauffer le four à 250 °C (th. 8/9). Placer les aubergines dans la lèchefrite à mi-hauteur et les assaisonner d'un petit filet d'huile d'olive et de sel. Les griller 16 à 20 minutes jusqu'à ce qu'elles soient dorées puis les retirer et les laisser refroidir dans un grand saladier. Réduire la température à 220 °C (th. 7/8).

2 Placer les poivrons dans le four avec un filet d'huile d'olive, la moitié des herbes de Provence et l'ail écrasé. Rôtir 20 minutes puis placer dans une passoire afin de les laisser dégorger un peu.

3 Enfin, placer les oignons, le fenouil et les courgettes dans la lèchefrite, saler, ajouter un filet d'huile d'olive et le reste des herbes de Provence. Enfourner durant 8 minutes jusqu'à ce que le fenouil soit « transparent » ou les oignons dorés. Retirer du four et laisser tiédir.

4 Il est possible de cuire les légumes des étapes 2 et 3 (avec l'assaisonnement) en même temps, il faut alors veiller à introduire oignons, courgettes et fenouil après 2 à 3 minutes de cuisson des poivrons.

5 Mélanger tous les légumes dans le grand saladier et servir à température ambiante.

4 PERSONNES

TEMPS DE PRÉPARATION
2 minutes

TEMPS DE CUISSON
18 minutes

INGRÉDIENTS
120 g de lentilles vertes
120 g de lentilles rouges
120 g de lentilles brunes
120 g de lentilles jaunes
1 cuillerée à soupe de coriandre finement ciselée
Huile d'olive
Sel

CONVIENT AUX DEUX PHASES

Lentilles arc-en-ciel

Lorsque l'on fait cuire des légumes secs tels que les lentilles, il est bon de les saler une fois la cuisson finie afin de ne pas en durcir la peau. Par ailleurs, les lentilles sont délicieuses en ajoutant un petit filet d'huile d'olive avant de les servir.

1 Cuire chaque type de lentille séparément. Verser les lentilles dans quatre casseroles et les recouvrir d'eau froide. Ajouter un peu de coriandre à chaque casserole. Porter les quatre casseroles à ébullition et laisser mijoter les lentilles vertes, brunes et rouges durant 10 à 15 minutes en vérifiant la cuisson. Les lentilles jaunes seront prêtes au bout de 5 minutes à feu moyen après ébullition.

2 Lorsque les lentilles sont presque cuites (encore croustillantes, mais pas dures), ajouter du sel. Égoutter les lentilles lorsqu'elles sont prêtes et les laisser tiédir (les passer sous un filet d'eau froide si nécessaire).

3 Enfin, mélanger les lentilles dans un saladier et ajouter un filet d'huile d'olive avant de servir.

4 Ce plat peut être conservé au réfrigérateur quelques jours puis réchauffé ou servi en salade avec un peu de vinaigrette.

4 PERSONNES

TEMPS DE PRÉPARATION
15 minutes
La sauce est à faire la veille

TEMPS DE CUISSON
30 minutes

INGRÉDIENTS

Pour la sauce (la veille)

400 g de tomates pelées
2 oignons blancs hachés
1/2 tête d'ail hachée finement
3 branches de céleri hachées
Huile d'olive
100 ml de vinaigre de vin rouge
150 g de câpres grossièrement hachées
200 g d'olives vertes dénoyautées
1 bouquet de persil plat ciselé
Sel

Pour le plat

6 à 8 aubergines coupées en dés
Huile d'olive
Sel

CONVIENT AUX DEUX PHASES

Aubergines braisées, sauce aux câpres

La sauce de ce plat est préparée la veille afin de permettre à son goût relevé de se développer.

1 Préparer la sauce. Passer les tomates au chinois (ou à la passoire fine) afin d'en exprimer le jus. Réserver la pulpe des tomates.

2 Dans une poêle à fond épais, disposer les oignons, l'ail et le céleri avec un peu d'huile d'olive et cuire à couvert quelques minutes.

3 Verser le jus de tomate dans la poêle et laisser réduire des deux tiers environ. Ajouter ensuite le vinaigre et la pulpe de tomate. Cuire 4-5 minutes à feu moyen avant de baisser le feu pour ajouter les câpres, les olives et le persil. Vérifier l'assaisonnement puis saler. Laisser tiédir puis réserver dans un récipient fermé au réfrigérateur.

4 Le jour suivant. Préchauffer le four à 250 °C (th. 8/9). Disposer les dés d'aubergines dans un plat avec un filet d'huile d'olive, saler. Griller les aubergines environ 16 minutes, jusqu'à ce qu'elles soient dorées. Les retirer du four et laisser tiédir.

5 Une fois froides, mélanger les aubergines à la sauce aux câpres.

6 Servir à température ambiante dans des bols individuels.

4 PERSONNES

TEMPS DE PRÉPARATION
10 minutes

TEMPS DE CUISSON
50 minutes

INGRÉDIENTS
1 oignon blanc haché
Huile d'olive
1 chou rouge coupé en très fines lamelles
100 ml de vinaigre de vin rouge
500 ml de vin rouge
1 bâton de cannelle
1 cuillerée à soupe d'herbes de Provence
75 g de noix concassées
1 bouquet de sauge fraîche
Huile de noix vierge
Sel

CONVIENT
À LA PHASE II

Chou rouge sur lit de vin rouge aux noix

Pour réussir cette délicieuse salade, il faut prendre garde à ne pas trop cuire le chou. Elle a l'avantage de pouvoir être faite la veille.

1 Faire revenir l'oignon dans une grande poêle à fond épais dans un peu d'huile d'olive. Avant qu'il ne dore, verser le chou et bien mélanger.
Ajouter du sel, le vinaigre, le vin et la cannelle. Couvrir et laisser mijoter à feu doux pendant 40 minutes.

2 Découvrir. Ajouter deux tiers des herbes de Provence et mélanger ; laisser le jus s'évaporer un peu. Lorsque le chou est cuit, le verser dans un saladier. Il est possible de réserver le chou au réfrigérateur pour préparer la salade un autre jour.

3 Pour finir, retirer le bâton de cannelle, ajouter les noix, la sauge, le reste des herbes de Provence et si besoin un peu de vinaigre.

4 Servir dans des bols individuels assaisonnés d'un filet d'huile de noix.

4 PERSONNES

TEMPS DE PRÉPARATION
15 minutes

TEMPS DE CUISSON
35 minutes

INGRÉDIENTS
4 grosses tomates
150 g de riz sauvage
Huile d'olive
2 gousses d'ail pelées entières
300 ml de bouillon de poule très chaud (voir conseils p. 162)
1/2 bouquet frais de chaque herbe : thym, romarin, ciboulette, estragon (ciselées)
100 g de parmesan fraîchement râpé
1/2 oignon blanc haché
20 g de pignons de pin
Sel

CONVIENT À LA PHASE II

Tomates farcies au riz

Cette variante des tomates farcies peut également se déguster en plat principal ; pour varier les plaisirs, il est aussi possible de farcir de petites courgettes rondes.

1 Couper le dessus des tomates comme un couvercle et les vider. Réserver l'intérieur. Les saler et les faire dégorger dans une passoire.

2 Préparer le riz : faire revenir le riz dans une casserole avec de l'huile d'olive et les gousses d'ail, jusqu'à ce que les grains soient translucides. Verser alors le bouillon de poule et ajouter la moitié des herbes fraîches. Couvrir et laisser cuire à feu doux 5 à 7 minutes. Arrêter le feu et laisser gonfler sur la plaque.

3 Mélanger le reste des herbes avec le parmesan, l'oignon haché, les pignons de pin et la chair des tomates. Les mélanger au riz après en avoir retiré l'ail.

4 Farcir les tomates avec la préparation de riz.

5 Réchauffer au four à 150 °C (th. 5) pendant 30 minutes.

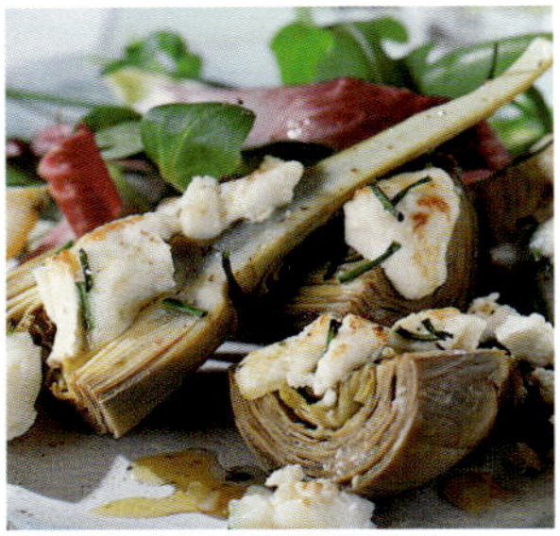

4 PERSONNES

TEMPS DE PRÉPARATION
15 minutes

TEMPS DE CUISSON
55 minutes

INGRÉDIENTS
8 artichauts
180 g de fromage de chèvre
1 bouquet frais de ciboulette ciselée
Huile d'olive
250 g de frisée
Sel, poivre du moulin

CONVIENT
AUX DEUX PHASES

Cœurs d'artichaut au chèvre frais

Choisissez des artichauts lourds et fermes, avec des feuilles cassantes ; si le haut des feuilles est noir, cela veut dire qu'ils ont été cueillis depuis longtemps. Les feuilles doivent également être bien serrées.

1 Casser les queues des artichauts, les laver soigneusement dans une eau vinaigrée et les plonger dans l'eau bouillante pendant 45 minutes. Retirer les feuilles (qui seront servies avec une vinaigrette au cours d'un autre repas), ôter le foin et couper les cœurs en deux.

2 Préchauffer le gril du four. Écraser le fromage de chèvre dans un bol et y mélanger la ciboulette ciselée. Saler et poivrer.

3 Disposer les cœurs d'artichaut dans un plat à four graissé d'huile d'olive. Les recouvrir avec le fromage préparé.

4 Disposer au four environ 10 minutes et retirer dès que le fromage commence à dorer.

5 Servir sur un lit de frisée dès la sortie du four.

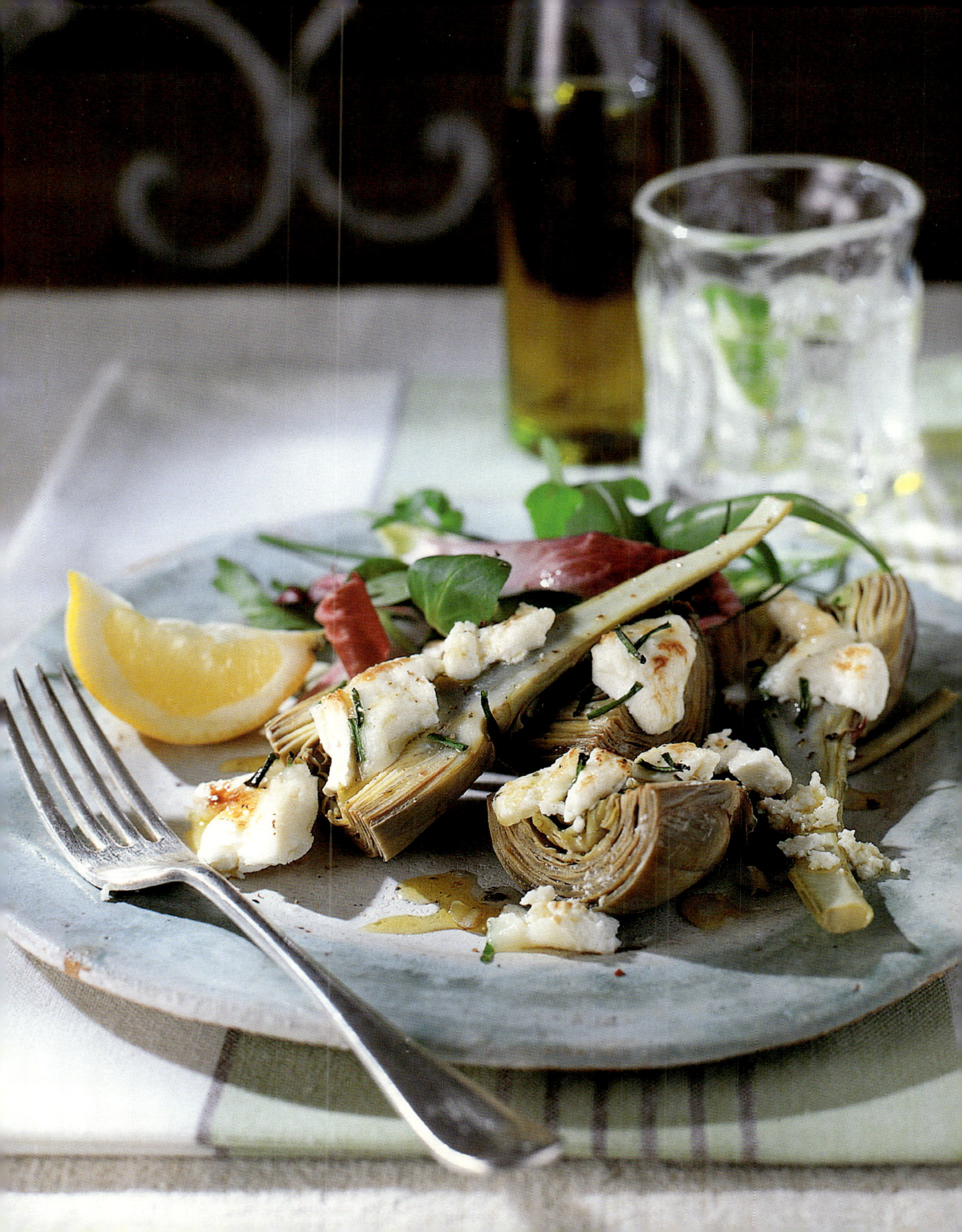

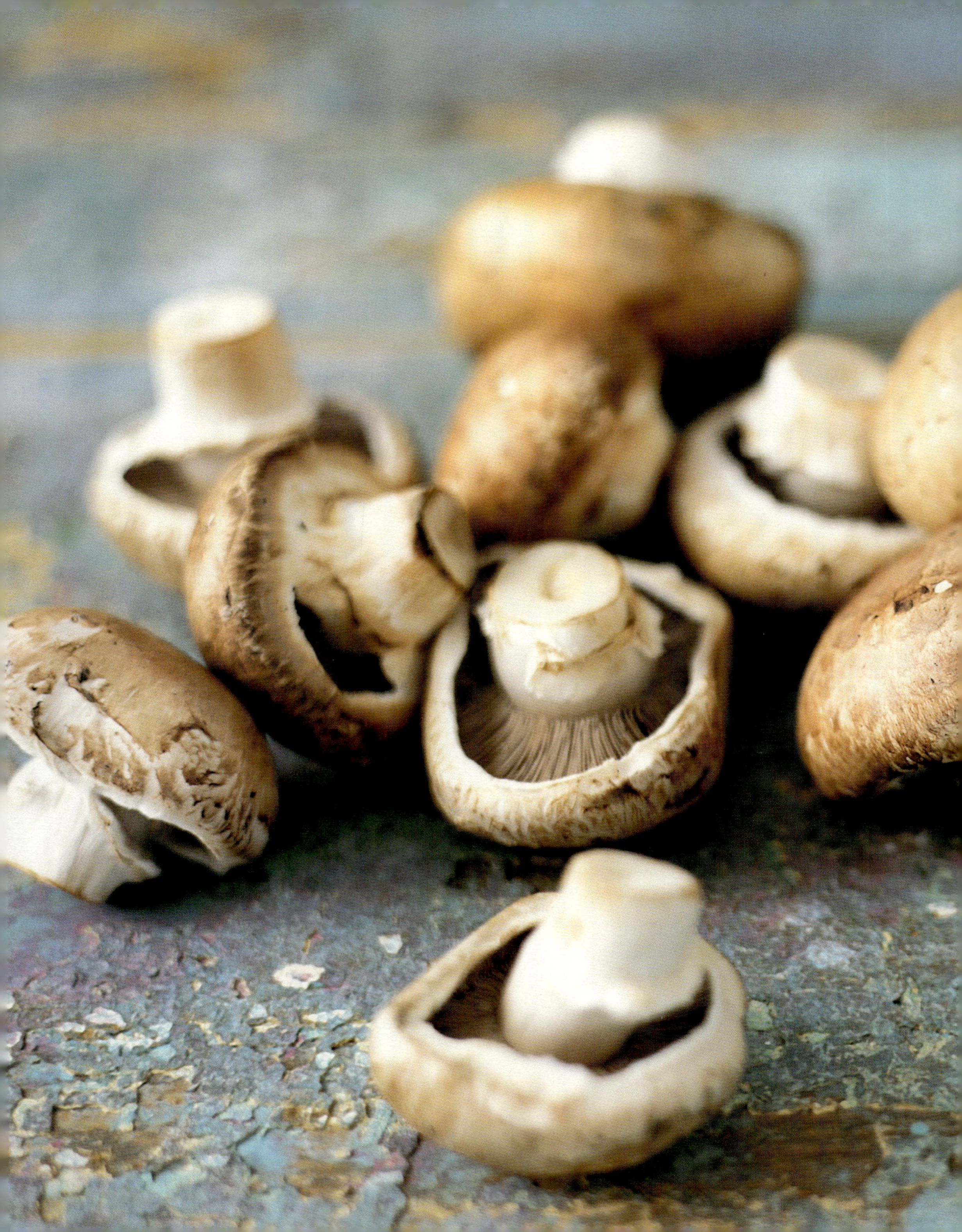

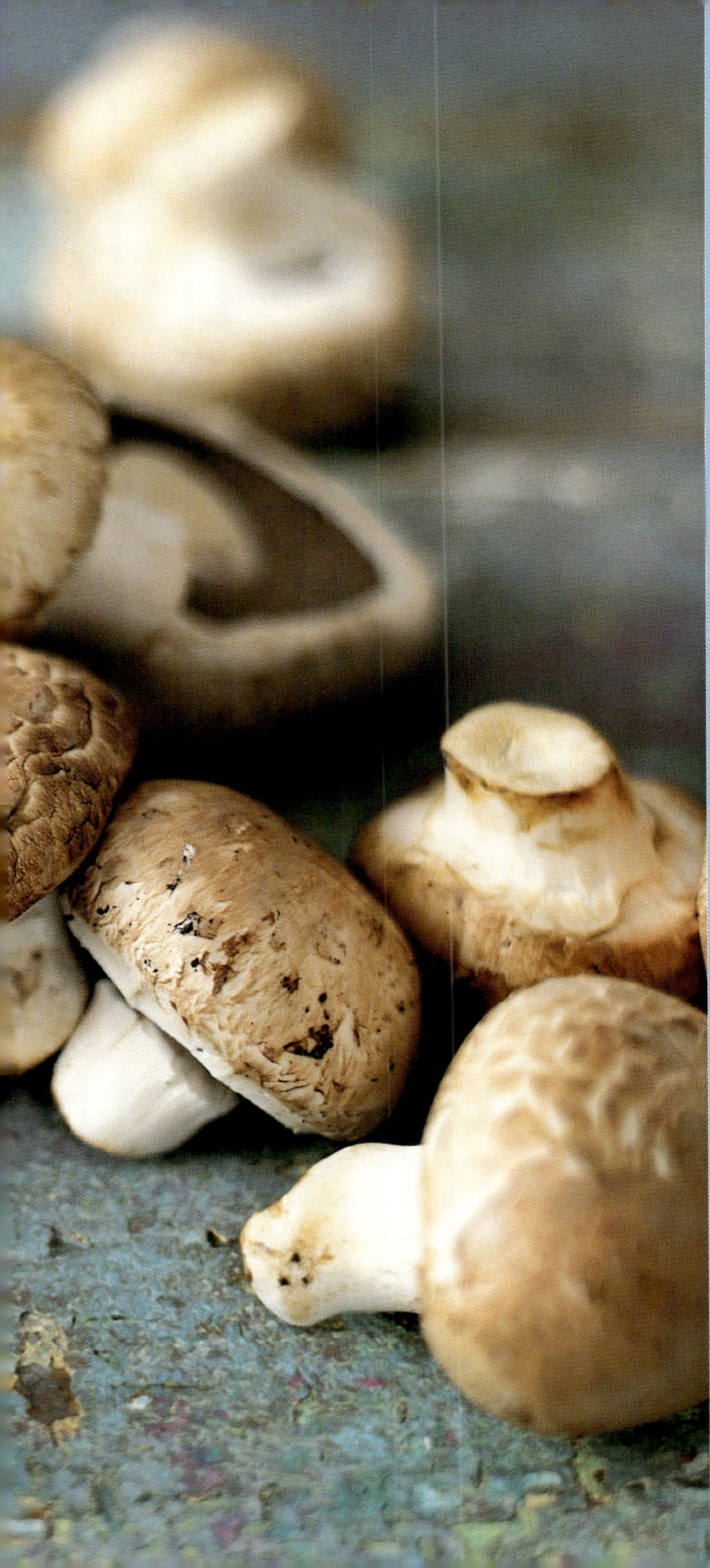

Les plats

Ces plats comprennent aussi bien des recettes rapides et faciles que des compositions plus élaborées. Toutes ces recettes sont, bien entendu, compatibles avec la méthode. Cependant, certains plats de pâtes ou de riz (voir p. 192 à 195) sont plutôt adaptés à la phase II.

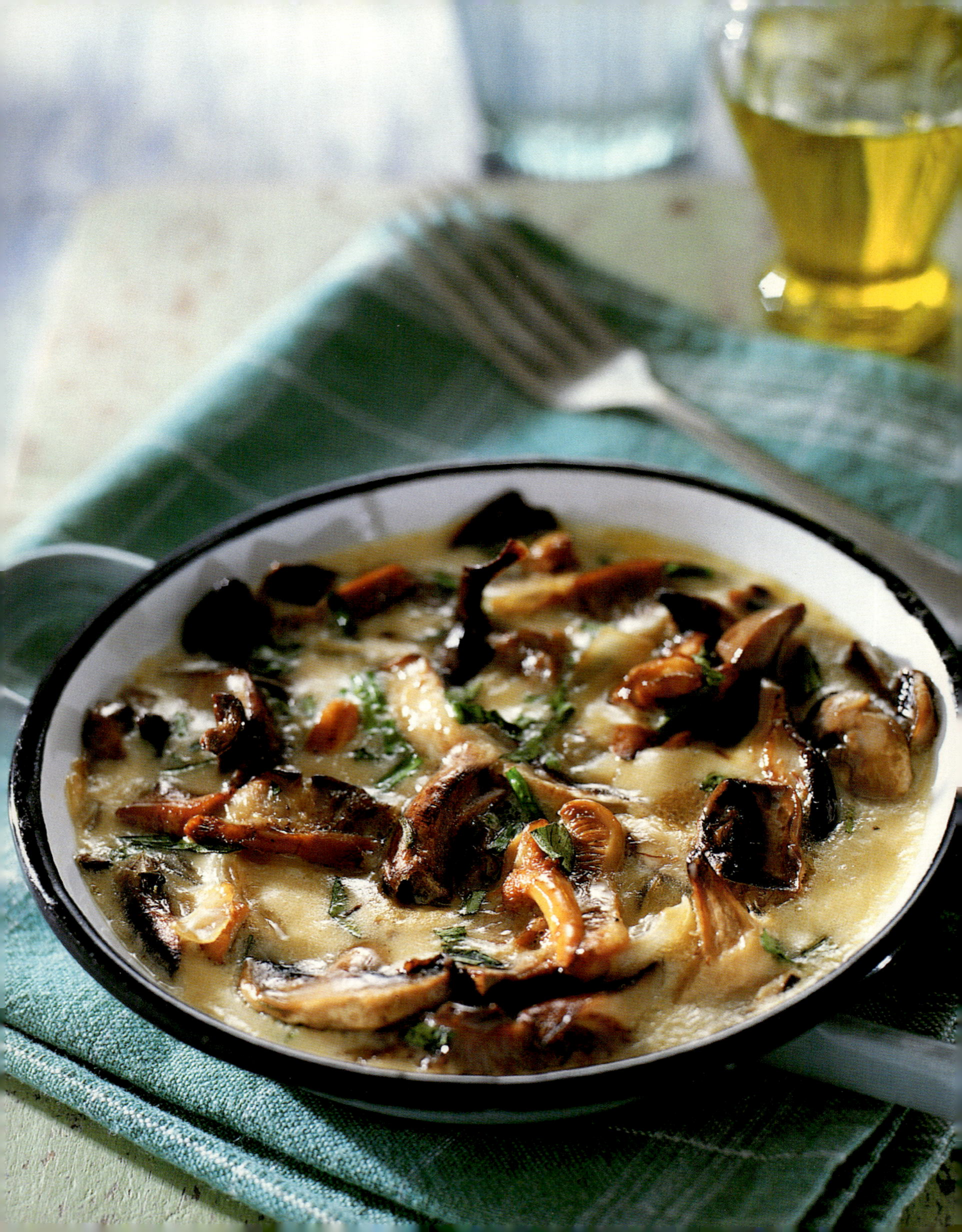

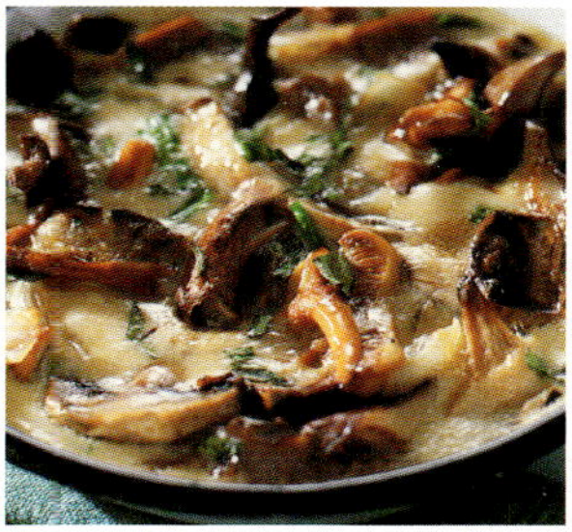

Ramequins de champignons mixtes

Vous avez ici le choix des champignons à utiliser des plus communs aux plus rares, en fonction de vos goûts. Vous pouvez même les acheter en bocal.

4 PERSONNES

TEMPS DE PRÉPARATION
10 minutes

TEMPS DE CUISSON
28 minutes

INGRÉDIENTS

Huile d'olive

750 g de divers champignons : chanterelles grises, pleurotes, girolles, petits cèpes, mousserons, champignons de Paris…

1/2 oignon haché finement

1 cuillerée à soupe de basilic frais ciselé

1 cuillerée à soupe de ciboulette fraîche ciselée

1 cuillerée à soupe d'estragon frais ciselé

4 œufs

1 yaourt nature à 0 %

CONVIENT
AUX DEUX PHASES

1 Graisser à l'huile d'olive des ramequins individuels et préchauffer le four à 150 °C (th. 5).

2 Faire revenir les champignons et l'oignon dans un peu d'huile d'olive, les retirer lorsque l'oignon commence à être cuit. Laisser égoutter dans une passoire.

3 Verser dans un saladier et ajouter les herbes lorsque le mélange de champignons et d'oignon est tiède. Mélanger.

4 Dans un bol, battre les œufs, ajouter le yaourt et battre à nouveau. Additionner alors aux champignons et mélanger.

5 Verser le contenu du saladier dans les ramequins, puis les disposer dans un plat à four. Verser de l'eau dans le plat (attention à ne pas en verser dans les ramequins) et enfourner 20 à 25 minutes. Retirer dès que le dessus a bruni.

6 Servir immédiatement à la sortie du four.

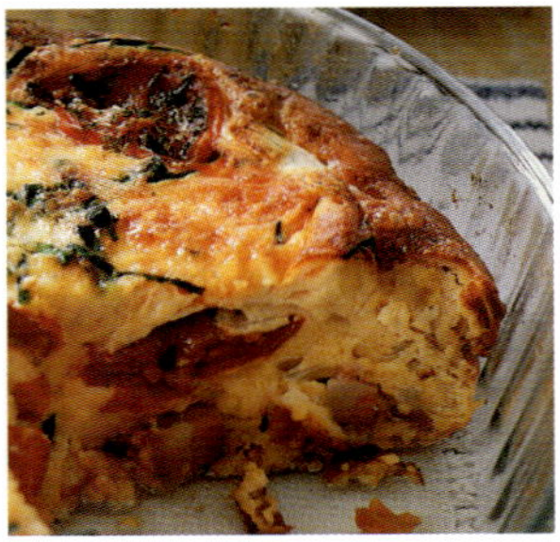

4 PERSONNES

TEMPS DE PRÉPARATION
10 minutes

TEMPS DE CUISSON
1 heure

INGRÉDIENTS
- Huile d'olive
- 1 oignon blanc haché
- 200 g de lardons
- 8 tomates mûres coupées en deux
- 1 cuillerée à soupe d'herbes de Provence
- 1 cuillerée à soupe de purée d'ail
- 8 œufs
- 1 yaourt nature à 0 %
- 1 cuillerée à soupe de ciboulette fraîche ciselée
- 2 tomates concassées finement
- 150 g de gruyère fraîchement râpé
- Sel

CONVIENT AUX DEUX PHASES

Quiche au gruyère et à la tomate

Il faut veiller à choisir un morceau de gruyère (et non de l'emmental râpé) ou à défaut du comté, et à le râper pour la préparation. La cuisson préalable des légumes est destinée à en faire ressortir le goût avant de les mélanger au fromage.

1 Graisser un plat en céramique allant au four avec de l'huile d'olive.

2 Faire revenir l'oignon et les lardons dans une poêle (sans ajouter de matière grasse). Une fois dorés, les faire égoutter dans une passoire.

3 Préchauffer le four à 150 °C (th. 5). Disposer les demi-tomates (côté coupé vers le bas) dans un plat à four, les couvrir avec les herbes de Provence, la purée d'ail, un filet d'huile d'olive et saler. Enfourner durant 20 minutes, puis les retirer pour les laisser refroidir.

4 Battre les œufs dans un saladier, ajouter le yaourt (battre encore), la ciboulette, les tomates concassées, la moitié du fromage, le jus de cuisson des tomates et les lardons. Bien mélanger.

5 Verser le mélange dans le plat graissé et disperser le reste du fromage sur le plat.

6 Disposer les tomates (côté coupé sur le dessus) dans la préparation et enfourner pendant 30 à 40 minutes en surveillant la cuisson. Servir tiède.

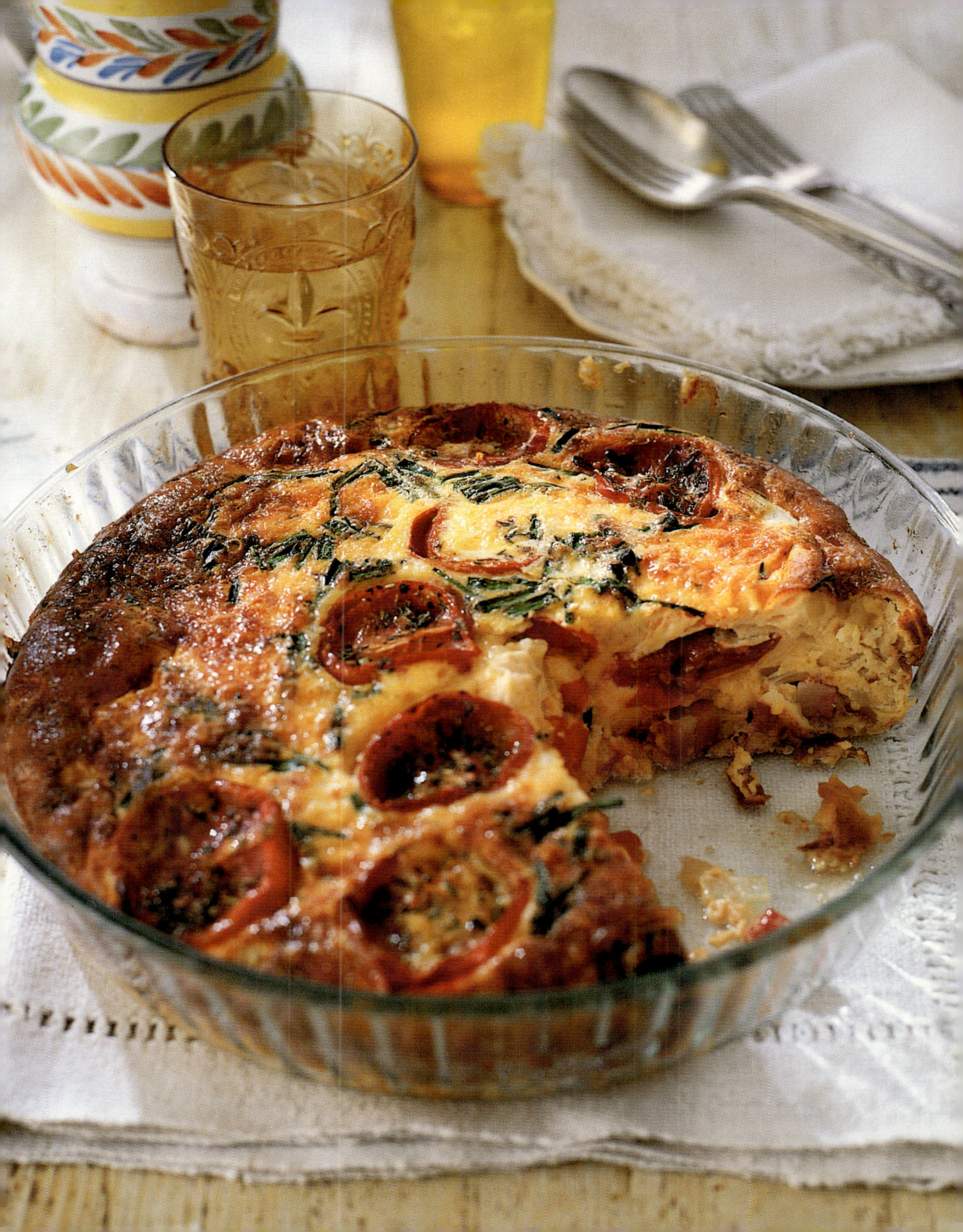

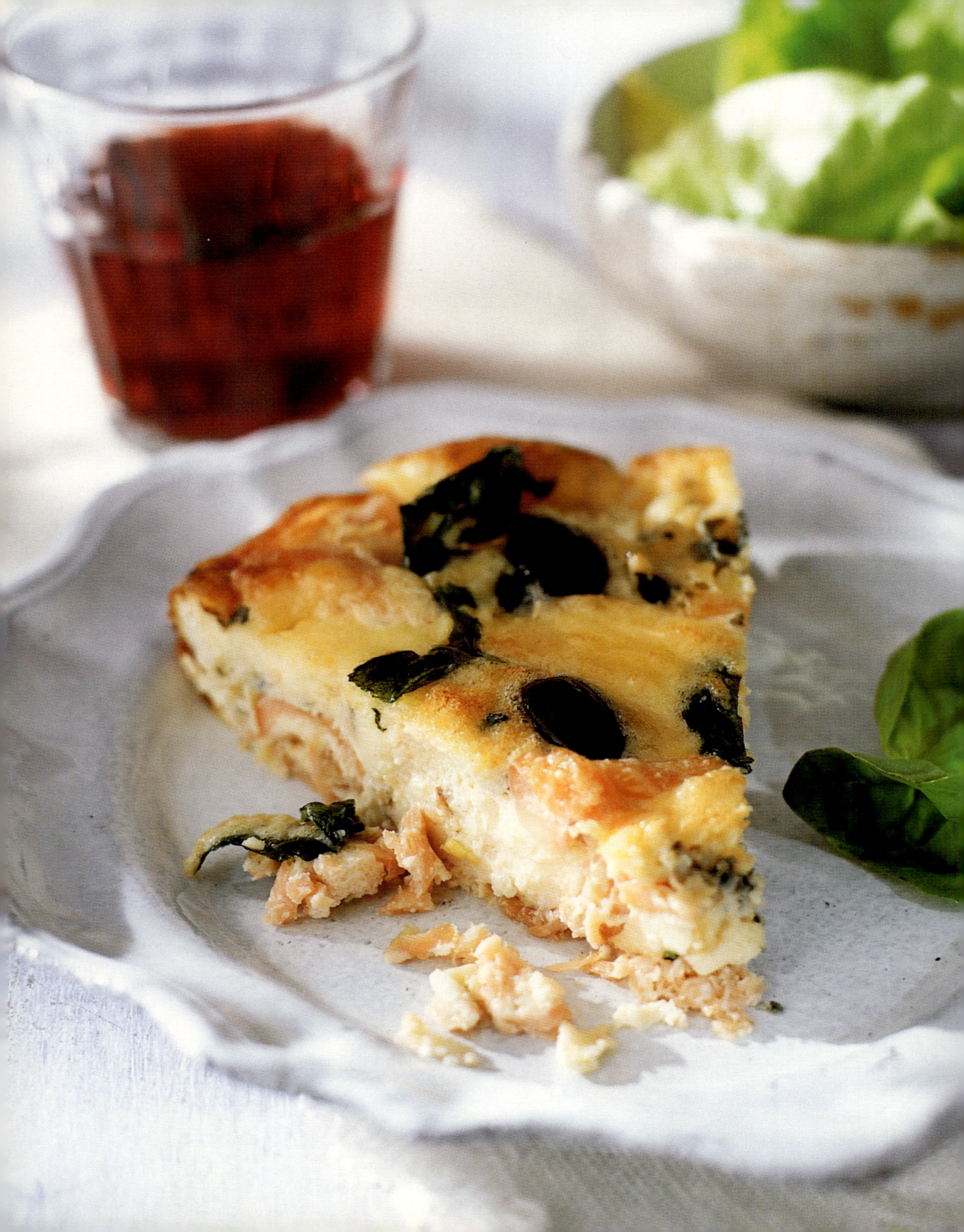

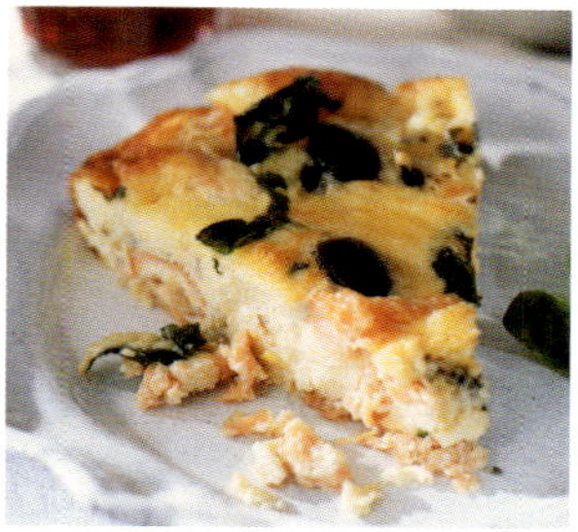

4 PERSONNES

TEMPS DE PRÉPARATION
15 minutes

TEMPS DE CUISSON
40 minutes

INGRÉDIENTS
Huile d'olive
1 oignon blanc haché
100 g de parmesan fraîchement râpé
2 cuillerées à soupe de basilic ciselé
8 œufs
1 yaourt
10 olives noires dénoyautées
300 g de saumon fumé coupé en lamelles
100 g de bleu de Bresse

CONVIENT AUX DEUX PHASES

Quiche au saumon et au bleu

Le saumon fumé et le fromage constituent une combinaison classique.

1 Huiler un moule à gâteau (de 26 cm) ou un plat en céramique que vous pourrez porter à table. Préchauffer le four à 150 °C (th. 5).

2 Faire revenir l'oignon dans un peu d'huile d'olive pendant 2 à 3 minutes. Le verser dans un grand bol et laisser refroidir avant d'y ajouter le parmesan et le basilic. Bien mélanger.

3 Dans un bol séparé, battre les œufs, ajouter le yaourt et battre encore, puis verser dans le mélange précédent. Ajouter les olives et mélanger à nouveau avant d'introduire le saumon et de le mêler délicatement pour ne pas casser les morceaux.

4 Verser le mélange dans le plat huilé. Découper le bleu grossièrement en dés afin de pouvoir le parsemer sur le plat (il devrait « flotter »).

5 Cuire 30 à 40 minutes jusqu'à ce que la quiche soit dorée. Sortir du four et laisser tiédir. Servir tiède.

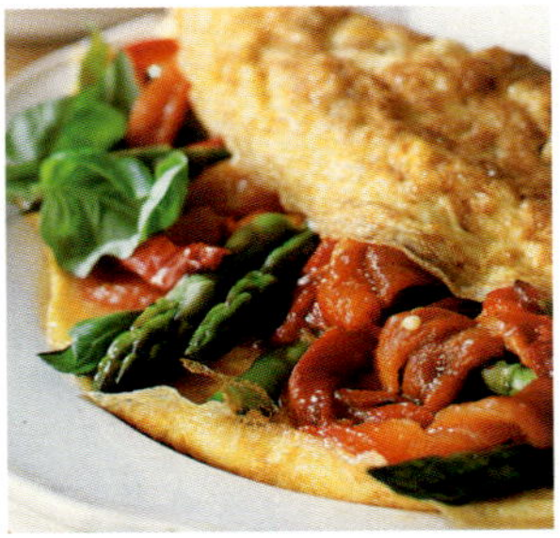

4 PERSONNES

TEMPS DE PRÉPARATION
20 minutes

TEMPS DE CUISSON
25 minutes

INGRÉDIENTS
- 2 gros poivrons rouges coupés en lamelles
- 1/2 oignon blanc haché
- Huile d'olive
- 1 botte de pointes d'asperges
- 10 œufs
- 70 g de parmesan fraîchement râpé
- 2 cuillerées à soupe de basilic frais ciselé, plus quelques feuilles
- Sel

CONVIENT
AUX DEUX PHASES

Omelette (ou *frittata*) aux poivrons et asperges

Dans la cuisine italienne, on appelle *frittata* une sorte d'omelette. Il en existe d'innombrables variétés dont le principe est la cuisson finale au four.

1 Faire revenir les poivrons et l'oignon avec de l'huile d'olive dans une poêle. Réserver.

2 Préparer les pointes d'asperges : plonger dans l'eau bouillante 2 à 3 minutes puis les refroidir à l'eau froide et les laisser égoutter. Les couper en deux.

3 Battre les œufs dans un bol et y ajouter le parmesan et le basilic ciselé. Saler et bien mélanger.

4 À ce stade, il est possible de réaliser une omelette classique plus ou moins « baveuse » : verser les œufs dans une poêle, cuire quelques minutes puis ajouter les poivrons et replier une moitié d'omelette sur l'autre. Cuire plus ou moins selon l'humidité désirée.

5 Il est aussi possible de réaliser une *frittata*. Verser les œufs battus dans un plat à four et y disperser les légumes. Enfourner 20 minutes (pour vérifier la cuisson, plonger un couteau dans les œufs, il doit ressortir propre). Démouler pour servir.

6 Parsemer de quelques feuilles de basilic frais et servir chaud, tiède ou froid.

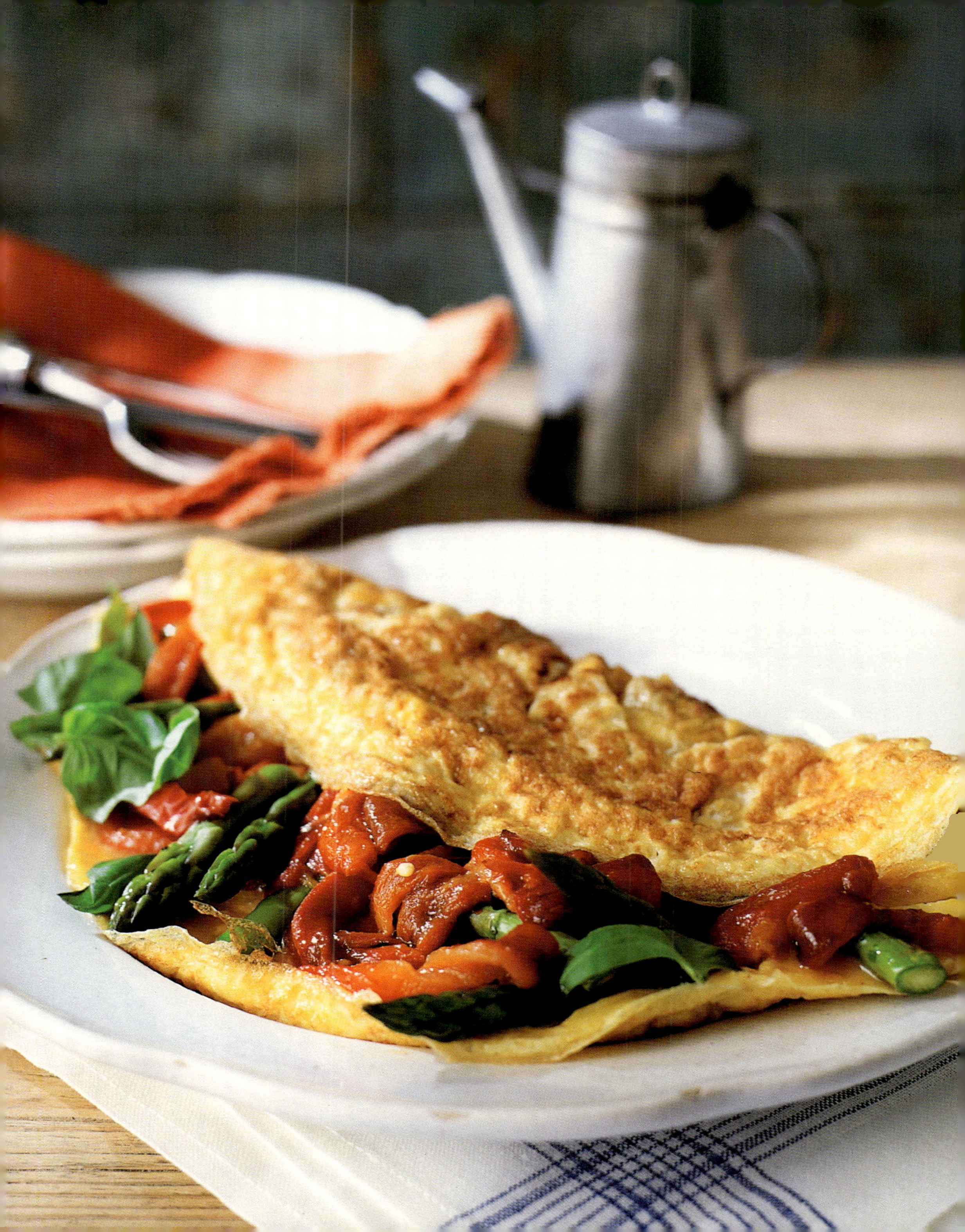

Spaghettis au thon et aux artichauts

4 PERSONNES

TEMPS DE PRÉPARATION
10 minutes

TEMPS DE CUISSON
8 minutes

INGRÉDIENTS
- Les jus et zestes de 2 citrons
- 1 cuillerée à soupe d'huile d'olive
- 300 g de thon (frais cuit ou en boîte au naturel)
- 60 g de câpres
- 200 g de cœurs d'artichaut (en boîte ou voir p. 180)
- 60 à 70 g de tomates séchées finement hachées
- 1/2 bouquet de persil plat ciselé
- 15 olives noires dénoyautées
- 400 g de spaghettis
- Sel

CONVIENT
À LA PHASE II

La clé de la réussite de ce plat est de ne préparer les pâtes qu'à la dernière minute. En effet, les pâtes chaudes absorbent parfaitement la sauce au citron.

1 Battre le jus et les zestes de citron avec l'huile d'olive dans un bol. Saler.

2 Émietter le thon. Égoutter les câpres et les cœurs d'artichaut si nécessaire. Mélanger tous les ingrédients (sauf le mélange huile/citron) dans le plat de service avant de cuire les pâtes.

3 Faire cuire les spaghettis dans un très grand volume d'eau en les plongeant dans l'eau bouillante salée. Cuire *al dente* (environ 5 minutes, selon la grosseur des pâtes) et égoutter.

4 Remettre les pâtes dans leur casserole aussitôt celles-ci égouttées. Incorporer la sauce au citron. Verser dans le plat de service et mélanger délicatement pour ne pas casser les autres ingrédients. Servir chaud.

4 PERSONNES

TEMPS DE PRÉPARATION
5 minutes

TEMPS DE CUISSON
30 minutes

INGRÉDIENTS
200 g de riz complet
200 g de riz basmati
100 g de riz sauvage
Huile d'olive
3 oignons blancs hachés
500 ml de vinaigre balsamique
Sel

CONVIENT
À LA PHASE II

Riz tricolore

Cette façon originale de servir le riz est tout aussi délicieuse juste après avoir été préparée que réchauffée.

1 Préparer chaque riz séparément selon le même principe (le temps de gonflage de chaque riz est différent selon sa nature) : faire revenir le riz dans une casserole avec un peu d'huile d'olive. Lorsque les grains sont translucides, verser deux fois leur volume d'eau bouillante salée et couvrir. Laisser cuire à feu moyen 5 à 7 minutes puis laisser gonfler à couvert.

2 Verser un filet d'huile d'olive dans une poêle et y faire revenir les oignons jusqu'à ce qu'ils dorent. Verser alors le vinaigre dans la poêle et laisser réduire à feu doux en remuant de temps à autre.

3 Une fois la quasi-totalité du vinaigre réduit, mélanger les riz aux oignons.

4 Servir chaud dans des bols.

4 PERSONNES

TEMPS DE PRÉPARATION
15 minutes

TEMPS DE CUISSON
1 heure

INGRÉDIENTS
Huile d'olive
1 oignon haché
4 poivrons rouges coupés en lamelles
4 poivrons jaunes coupés en lamelles
2 courgettes coupées en dés
1 aubergine coupée en dés
400 g de tomates pelées concassées
2 feuilles de laurier
1/2 bouquet de thym frais ciselé
3 gousses d'ail finement hachées
1/2 bouquet de persil plat frais ciselé
120 g de tomates-cerises coupées en deux
300 g de tagliatelles
1 cuillerée à soupe de vinaigre balsamique
1 cuillerée à soupe de moutarde à l'ancienne
100 g de parmesan
Sel

CONVIENT À LA PHASE II

Tagliatelles à la ratatouille

Il vaut mieux couper tous les légumes avant de commencer la préparation du plat puisqu'il doit être servi immédiatement.

1 Pour faire la ratatouille, verser de l'huile d'olive dans une poêle et y faire revenir l'oignon haché. Une fois doré, ajouter les poivrons puis à intervalles de 5 minutes : les courgettes et l'aubergine. Faire dorer 10 minutes puis ajouter les tomates concassées et le laurier. Laisser mijoter 30 minutes à feu moyen.

2 Ajouter le thym, l'ail, le persil et les tomates-cerises à la ratatouille. Retirer les feuilles de laurier. Éteindre le feu, couvrir et laisser sur la plaque.

3 Préparer les pâtes. Faire cuire les tagliatelles dans un très grand volume d'eau en les plongeant dans l'eau bouillante salée. Cuire *al dente* (environ 5 minutes, selon la grosseur des pâtes) et égoutter.

4 Remettre les pâtes dans leur casserole et y ajouter le vinaigre et la moutarde. Bien mélanger.

5 Servir dans des bols individuels en y disposant des couches successives de pâtes et de ratatouille. Décorer de parmesan sur les bols. Servir chaud.

4 PERSONNES

TEMPS DE PRÉPARATION
10 minutes

TEMPS DE CUISSON
8 minutes

INGRÉDIENTS
Huile d'olive
Le jus de 2 citrons
300 g de tagliatelles ou spaghettis
20 olives noires dénoyautées
20 olives vertes dénoyautées
60 g de tomates séchées finement hachées
4 cuillerées à soupe de câpres
5 gousses d'ail finement hachées
1/2 bouquet de persil plat frais ciselé
Piment selon le goût
Sel

CONVIENT
À LA PHASE II

Pâtes épicées aux câpres et aux olives

Ces pâtes ont un goût très frais et sont délicieuses, qu'elles soient relevées ou non d'un peu de piment.

1 Émulsionner le citron et l'huile d'olive dans un bol.

2 Préparer les pâtes : les faire cuire dans un très grand volume d'eau bouillante salée. Cuire *al dente* (environ 5 minutes, selon la grosseur des pâtes) et égoutter.

3 À peine égouttées, verser les pâtes encore chaudes dans le plat de service et y mélanger tous les autres ingrédients.

4 Servir immédiatement.

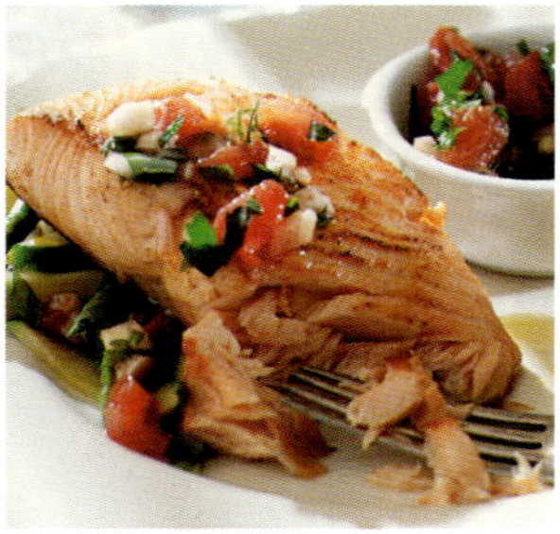

Saumon à la provençale

Ce plat pourrait difficilement être plus simple à préparer. Il est également rapide et délicieux comme seul le saumon peut l'être !

4 PERSONNES

TEMPS DE PRÉPARATION
10 minutes

TEMPS DE CUISSON
10 minutes

INGRÉDIENTS
3 tomates
Le jus de 1 citron
1 cuillerée à soupe de vinaigre balsamique
Huile d'olive
3 échalotes hachées
1 cuillerée à soupe de cerfeuil frais ciselé
1 cuillerée à soupe de ciboulette fraîche ciselée
1 cuillerée à soupe d'estragon frais ciselé
4 darnes ou filets de saumon avec ou sans peau

CONVIENT AUX DEUX PHASES

1 Blanchir les tomates (les disposer dans l'eau bouillante durant 30 secondes), puis les déposer dans un saladier d'eau froide pour les peler. Couper la chair en dés et retirer les cœurs.

2 Émulsionner le citron, le vinaigre et l'huile d'olive dans un bol.

3 Mélanger les dés de tomate, les échalotes, le cerfeuil, la ciboulette et la moitié de l'estragon dans un bol.

4 Faire revenir le saumon dans une poêle avec un peu d'huile d'olive et le reste d'estragon.

5 Lorsque le saumon est cuit, mélanger le contenu des deux bols.

6 Servir le saumon chaud et napper de sauce à température ambiante.

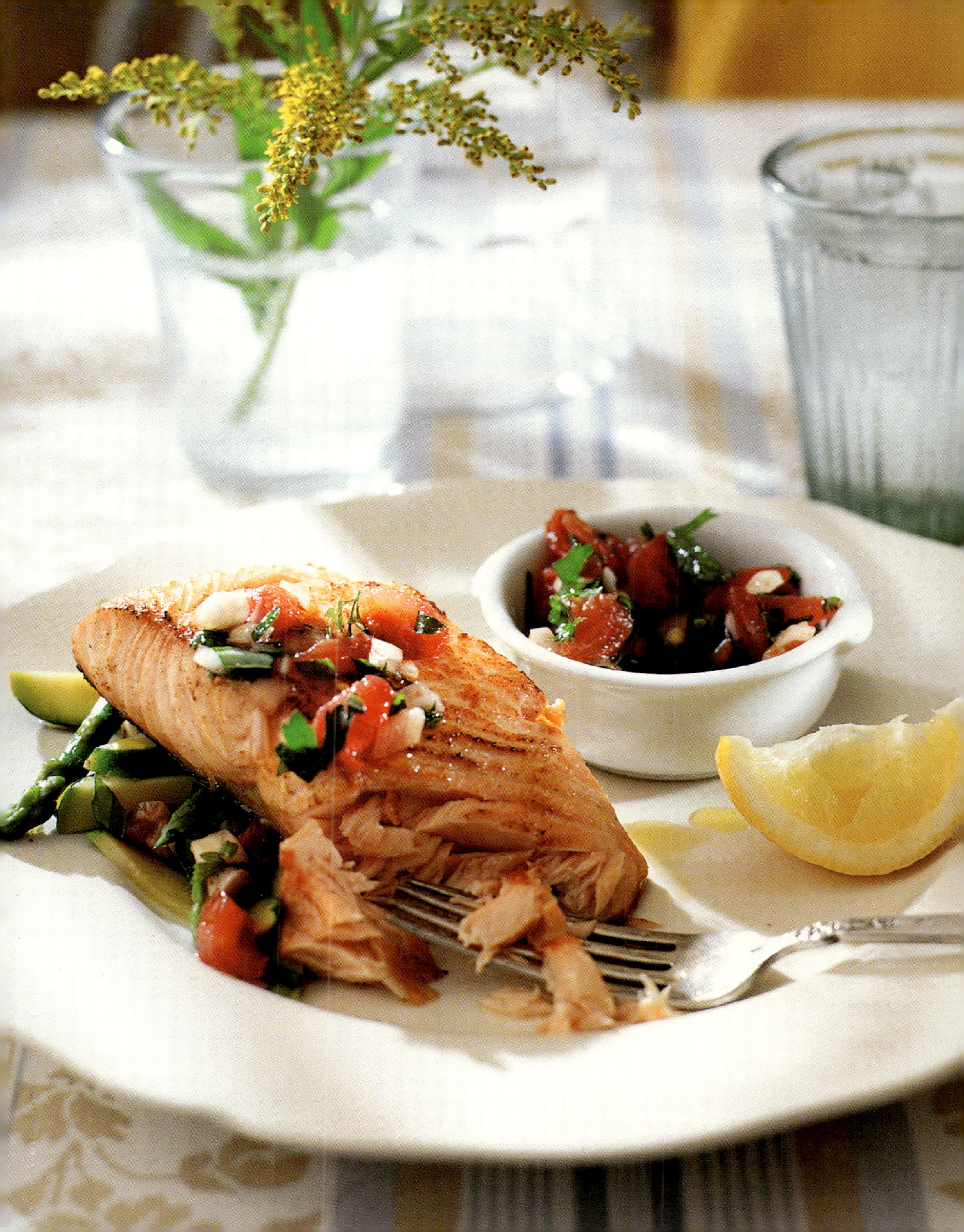

Cabillaud sur lit de lentilles

4 PERSONNES

TEMPS DE PRÉPARATION
20 minutes

TEMPS DE CUISSON
30 minutes

INGRÉDIENTS

Pour le poisson

100 g de lentilles vertes du Puy cuites (voir p. 176)

100 g d'épinards frais

Le jus de 1 citron

Noix muscade

4 filets de cabillaud avec ou sans peau

12 tomates-cerises

Huile d'olive

Pour la sauce

1 oignon blanc haché

3 branches de céleri haché

Huile d'olive

700 g de tomates coupées en dés

1/2 bouquet de basilic ciselé

1/2 bouquet d'estragon ciselé

Le jus de 1 citron

50 ml de vinaigre de vin blanc

CONVIENT
AUX DEUX PHASES

Pour lui donner son goût unique, ce plat est réalisé avec diverses préparations complémentaires les unes des autres. Il est possible de remplacer le cabillaud par un autre poisson à chair blanche.

1 Préparer la sauce. Faire revenir l'oignon et le céleri dans une poêle avec de l'huile d'olive. Lorsque l'oignon a doré, ajouter les tomates, le basilic, l'estragon, le jus de citron et le vinaigre. Laisser réduire à feu moyen, puis éteindre et couvrir.

2 Faire réchauffer les lentilles avec les épinards coupés, le jus de citron et un peu de noix muscade. Éteindre le feu et couvrir dès que les épinards sont prêts.

3 Disposer le poisson et les tomates-cerises coupées en deux dans une poêle avec un filet d'huile d'olive. Retirer les tomates au bout de 2-3 minutes et les réserver au chaud.

4 Faire dorer le poisson des deux côtés.

5 Servir individuellement en disposant les lentilles au fond de l'assiette, le poisson par-dessus puis en décorant avec les demi-tomates-cerises et la sauce tomate. Servir chaud.

4 PERSONNES

TEMPS DE PRÉPARATION
15 minutes plus 2 heures de marinade

TEMPS DE CUISSON
10 à 20 minutes

INGRÉDIENTS
4 filets de bar avec ou sans peau
3 cuillerées à soupe d'un mélange des mêmes herbes que pour la tapenade (feuilles entières)

Pour la marinade
20 g de coriandre en poudre
3 gousses d'ail finement hachées
Le jus de 1 citron
60 ml d'huile d'olive

Pour la tapenade
200 g d'olives noires ou vertes
100 g de filets d'anchois
6 gousses d'ail
200 g de câpres (*tapeno* en provençal)
Différentes herbes fraîches au choix : thym, persil, estragon, basilic…
Huile d'olive (environ 50 ml)
Poivre

CONVIENT AUX DEUX PHASES

Bar grillé à la tapenade

Le choix de la cuisson du poisson peut varier en fonction du temps ou de l'humeur… barbecue au feu de bois, four ou gril domestique conviennent tout aussi bien.

1 Préparer la marinade. Mélanger les ingrédients dans un saladier et y disposer les filets de poisson. Veiller à bien les recouvrir des ingrédients de la marinade. Laisser mariner au moins 2 heures au réfrigérateur.

2 Préparer la tapenade. Faire une purée avec les olives noires, les filets d'anchois, les gousses d'ail et les câpres. Selon la tradition, cela se fait au mortier avec un pilon, mais on peut l'exécuter au mixeur en ayant soin de faire des arrêts pour éviter l'échauffement de la pommade. Dès que le mélange est homogène, on incorpore les herbes, l'huile d'olive et le poivre. Réserver.

3 Faire dorer le poisson de chaque côté jusqu'à ce qu'il soit cuit.

4 Servir le poisson chaud accompagné de la tapenade et décoré des herbes non coupées.

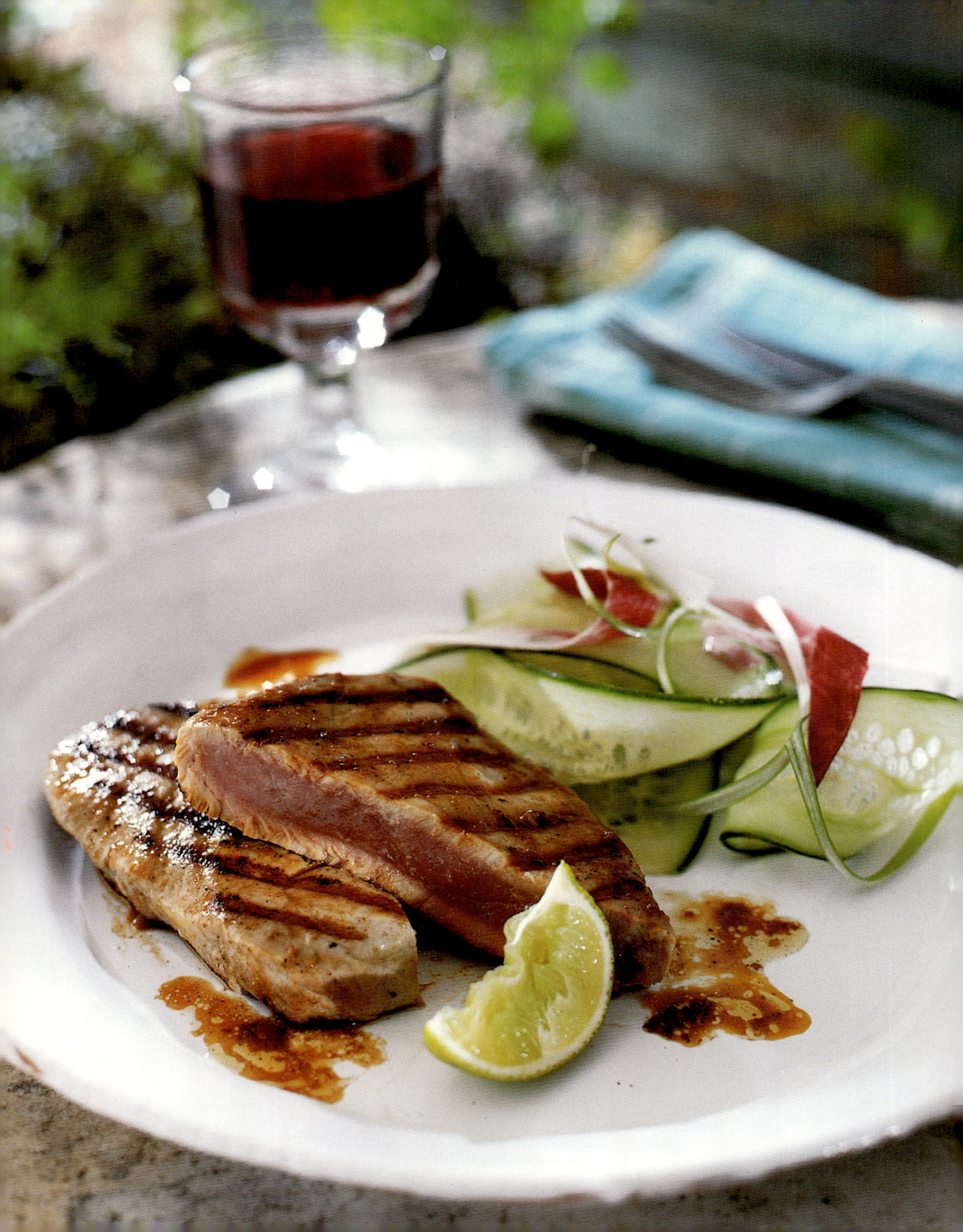

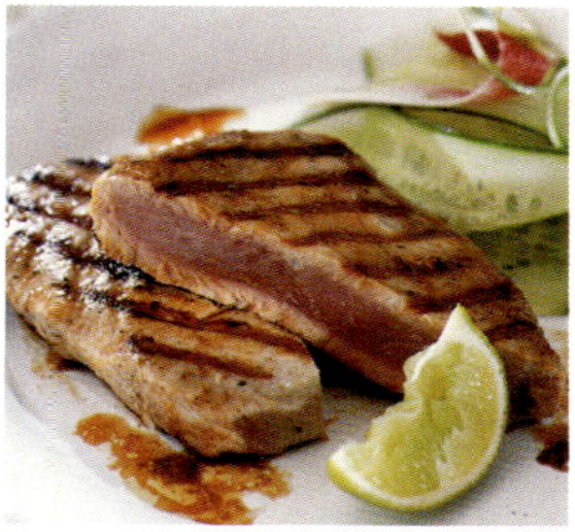

Thon mariné grillé

Le thon frais est un délicieux poisson à griller (barbecue au feu de bois, four ou gril domestique). Cette marinade « sèche » donne un excellent résultat lors de la cuisson.

4 PERSONNES

TEMPS DE PRÉPARATION
15 minutes plus 4 heures de marinade

TEMPS DE CUISSON
10 à 20 minutes

INGRÉDIENTS
4 steaks de thon ou filets de saumon, avec ou sans peau
Le jus de 1 citron et demi
Huile d'olive
Sel, poivre

Pour la marinade
1 cuillerée à soupe de cumin en poudre
1 cuillerée à soupe de cumin en graines
3 gousses d'ail en purée
2 cuillerées à soupe de gingembre frais râpé
1 cuillerée à soupe de safran ou de coriandre en poudre

CONVIENT AUX DEUX PHASES

1 Faire macérer le poisson dans le jus de citron avec un peu d'huile d'olive, au moins 4 heures au réfrigérateur.

2 Mélanger les ingrédients de la marinade dans un plat ou saladier ; le mélange est sec. Saler et poivrer.

3 Couvrir chaque morceau de poisson, des deux côtés, avec le mélange d'épices.

4 Faire dorer le poisson de chaque côté jusqu'à ce qu'il soit cuit. Servir chaud.

4 PERSONNES

TEMPS DE PRÉPARATION
15 minutes

TEMPS DE CUISSON
15 minutes

INGRÉDIENTS
- 10 g de graines de fenouil
- 2 bulbes de fenouil
- 16 grosses crevettes ou gambas pelées (mais avec la tête)
- Huile d'olive
- Le jus de 1 citron
- 100 ml de pastis (ou autre)
- 1 cuillerée à soupe de crème de soja
- Sel

CONVIENT AUX DEUX PHASES

Crevettes flambées au pastis

Le goût anisé du fenouil se marie idéalement avec la boisson à l'anis utilisée ici. Il est préférable d'utiliser des graines de fenouil fraîchement moulues plutôt que de la poudre tout prête.

1 Faire griller à sec les graines de fenouil pendant quelques minutes sans les faire trop colorer, puis les écraser au mortier.

2 Enlever la base du fenouil et le couper aussi finement que possible.

3 Faire revenir les crevettes dans un peu d'huile d'olive. Saler légèrement et agrémenter de la poudre de graines de fenouil. Réserver.

4 Faire cuire le fenouil coupé dans la même poêle avec un peu d'huile d'olive. Une fois le fenouil cuit, ajouter le jus de citron et le pastis. Lorsque le liquide est chaud, faire flamber et laisser l'alcool s'évaporer.

5 Avant de servir : mettre tout le fenouil dans le plat de service et y disposer les crevettes. Monter le feu sous le jus de cuisson et laisser réduire un peu, ajouter la crème et verser immédiatement dans une saucière. Servir chaud accompagné de la sauce.

4 PERSONNES

TEMPS DE PRÉPARATION
10 minutes

TEMPS DE CUISSON
25 minutes

INGRÉDIENTS
Huile d'olive
3 échalotes hachées
500 g de moules
300 ml de vin blanc sec
500 ml de bouillon de poisson
500 ml de bouillon d'herbes et de légumes (à préparer ici)
1 étoile d'anis étoilé (badiane)
300 g de champignons de Paris passés au mixeur
2 cuillerées à soupe d'aneth fraîchement moulu

CONVIENT AUX DEUX PHASES

Soupe de moules Atlantique

Cette soupe réserve les moules comme un trésor au fond du bol. Le bouillon d'herbes est simple à préparer.

1 Verser l'huile d'olive dans une casserole ou une poêle à fond très épais, sur feu vif. Faire revenir les échalotes avec les moules. Lorsque ces dernières commencent à s'ouvrir, verser le vin blanc. Sortir les moules à l'écumoire, jeter celles qui ne sont pas ouvertes et remettre le reste dans la poêle. Éteindre le feu et couvrir.

2 Dans une casserole, verser les bouillons de poisson et d'herbes (voir ci-dessous) avec l'étoile d'anis. Laisser réduire de moitié à petits bouillons, puis ajouter la purée de champignons. Rectifier l'assaisonnement, baisser le feu et couvrir.

3 Servir les moules et le jus de cuisson à l'échalote dans des bols à soupe ; porter le bouillon à ébullition puis en recouvrir les moules.

4 Parsemer la soupe d'aneth et servir.

BOUILLON D'HERBES (toutes les herbes doivent être fraîches)
Hacher grossièrement : 1 poireau, 2 oignons, 1/2 branche de céleri, 1/2 tête d'ail. Les faire revenir dans une grande casserole avec de l'huile d'olive, sans les dorer. Ajouter dans la casserole 3 branches de thym, 1 brin de persil, 1 cuillerée à soupe de graines de coriandre et 1/2 bouteille de vin blanc sec. Saler et porter à ébullition. Incorporer 500 ml d'eau froide et porter à nouveau à ébullition. Ajouter alors 1 bouquet de chaque herbe : sauge, basilic, coriandre et aneth. Rectifier l'assaisonnement et laisser mijoter 30 minutes. Filtrer pour garder le bouillon.

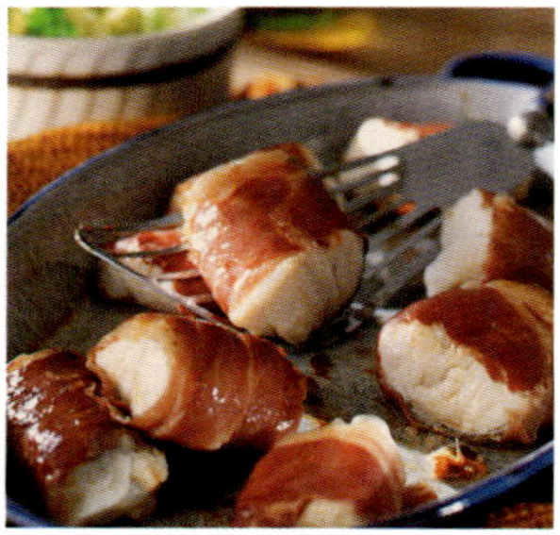

4 PERSONNES

TEMPS DE PRÉPARATION
10 minutes

TEMPS DE CUISSON
10 minutes

INGRÉDIENTS

4 filets de cabillaud avec ou sans peau (ou tout autre poisson blanc à chair ferme)

8 petites tranches de jambon de Parme

500 g de chou de Milan ou chou de Savoie (éviter le chou rouge) découpé en très fines lamelles

Huile d'olive

1 cuillerée à soupe de graines de fenouil ou de cumin

1 cuillerée à soupe de thym ou persil ciselé

1 cuillerée à soupe de vinaigre de vin blanc

Sel, poivre du moulin

CONVIENT
AUX DEUX PHASES

Rouleaux de cabillaud au jambon de Parme

En confectionnant des rouleaux de poisson entourés de jambon, on empêche que le cabillaud ne se désagrège à la cuisson. Le goût du chou contraste ici avec celui du poisson.

1 Saler (très peu) le poisson puis le poivrer. Couper chaque filet en quatre puis enrouler chaque morceau sur lui-même et l'entourer d'une tranche de jambon.

2 Faire revenir le chou dans une casserole avec un peu d'huile d'olive, ajouter un peu d'eau pour le faire cuire, mais ne pas le faire bouillir (il doit rester croquant). L'assaisonner du cumin (ou des graines du fenouil), du thym (ou du persil) et du vinaigre. Saler et poivrer.

3 Faire revenir les rouleaux dans l'huile d'olive quelques minutes. Bien les dorer partout.

4 Servir le poisson sur un lit de chou et décorer de thym.

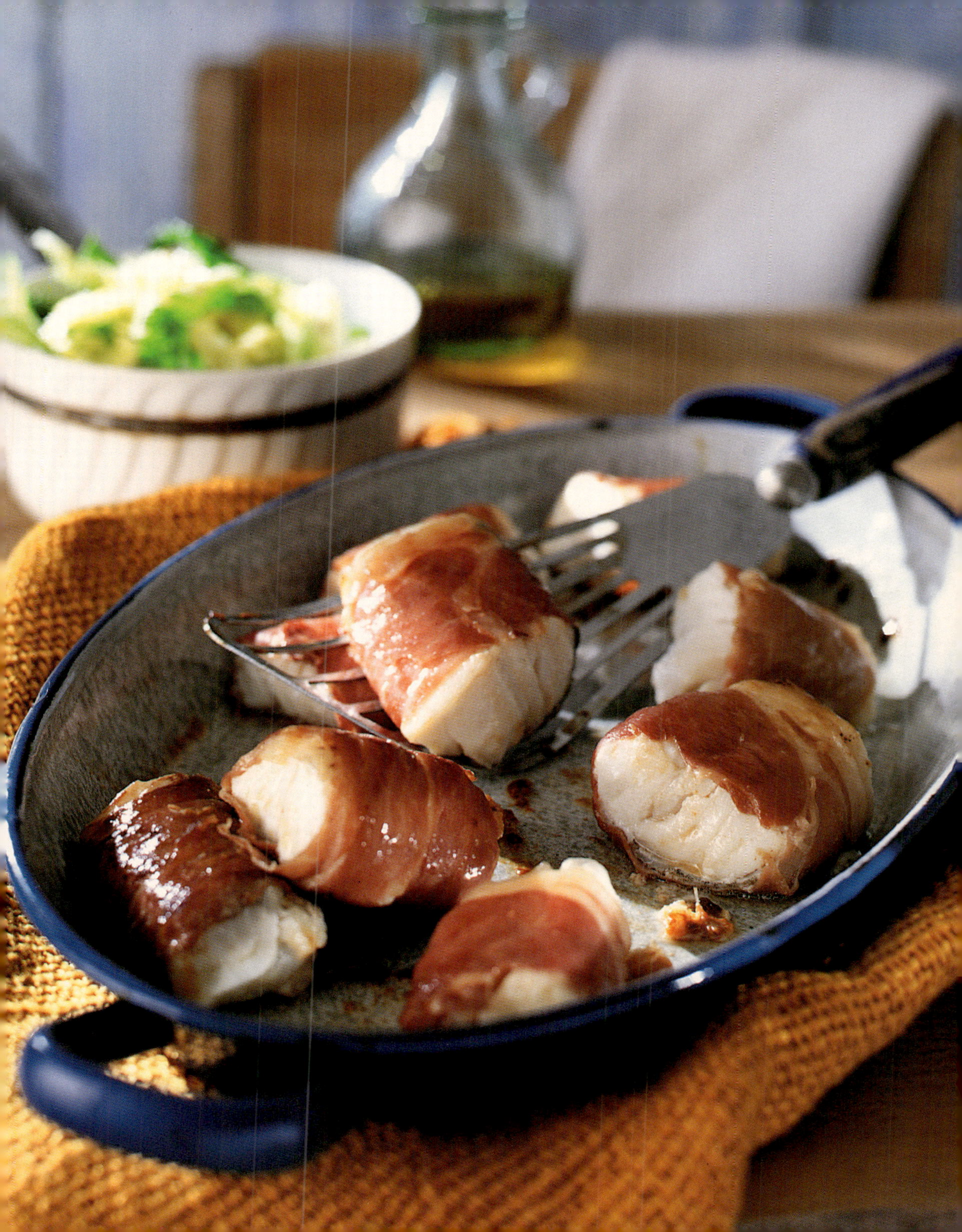

Poulet sauce crémeuse à l'ail

4 PERSONNES

TEMPS DE PRÉPARATION
10 minutes

TEMPS DE CUISSON
50 minutes

INGRÉDIENTS
- 1 bouquet d'estragon
- 1/2 bouquet de basilic
- 1/2 bouquet de ciboulette
- 1/2 bouquet de cerfeuil
- 4 morceaux de poulet au choix avec la peau
- 3 têtes d'ail, gousses pelées
- 1 verre de lait écrémé
- 4 cuillerées à café d'huile d'olive
- 250 ml de crème de soja*
- 1 cuillerée à soupe de paprika
- Sel, poivre du moulin

CONVIENT
AUX DEUX PHASES

*La crème de soja est disponible dans les boutiques de diététique.

La cuisson préalable des gousses d'ail adoucit le résultat final. La crème qui en résulte est un complément idéal pour le poulet cuit aux herbes.

1 Ciseler et mélanger toutes les herbes. Les faire passer sous la peau des morceaux de poulet. Disposer dans un récipient fermé et réserver au réfrigérateur.

2 Blanchir l'ail pendant une minute en le plongeant dans l'eau bouillante, puis disposer les gousses dans un petit plat à four. Verser le lait et l'huile d'olive sur l'ail. Couvrir d'aluminium et enfourner durant 30 minutes à 160 °C (th. 5/6). Une fois l'ail ramolli, égoutter puis faire de la purée avec les gousses (au presse-ail ou au mixeur) et réserver.

3 Saler et poivrer le poulet. Le faire griller (au four ou autre), jusqu'à ce qu'il soit cuit. Réserver au chaud.

4 Verser la crème de soja dans une casserole avec l'ail et le paprika ; la faire tiédir. Ne pas la laisser bouillir, ce qui aurait pour conséquence de la faire coaguler.

5 Servir les morceaux de poulet débarrassés de leur peau avec la sauce à l'ail.

4 PERSONNES

TEMPS DE PRÉPARATION
20 minutes

TEMPS DE CUISSON
1 h 45

INGRÉDIENTS

Pour la viande

2 canards

1/2 tête d'ail, gousses finement hachées

1 bouquet de thym

2 oranges : lever des zestes, en couper une en rondelles et l'autre en deux

1 kg de légumes divers (courgette, oignon, brocoli...)

Huile d'olive

2 cuillerées à soupe de persil frais ciselé

Pour la sauce

6 échalotes finement hachées

2 oranges : lever des zestes puis en exprimer le jus

Huile d'olive

1/2 à 1 cuillerée à soupe de fructose (facultatif)

4 cuillerées à soupe de vinaigre balsamique

200 ml de bouillon de bœuf ou de veau (dégraissé)

Le jus de 1 citron

CONVIENT
AUX DEUX PHASES

Canard rustique à l'orange

Ce plat est en réalité assez simple à préparer. La cuisson du canard à l'étouffée est le secret d'une viande qui garde son moelleux.

1 Préchauffer le four à 180 °C (th. 6). Vérifier que les canards ont bien été vidés. Mélanger l'ail, le thym et les zestes d'orange, puis en glisser sous la peau des canards. Mettre une moitié d'orange dans chaque canard.

2 Disposer deux longues feuilles d'aluminium en croix et y déposer les légumes coupés (en plus ou moins gros morceaux) puis les canards. Arroser d'un filet d'huile d'olive. Entourer les canards avec le papier d'aluminium pour former une « boule » hermétique (la vapeur de la cuisson ne doit pas trop sortir) et enfourner dans un plat ou sur la lèchefrite à mi-hauteur. Laisser cuire environ 1 h 30.

3 Préparer la sauce. Faire revenir les échalotes et les zestes d'orange dans une poêle avec un peu d'huile d'olive. Ajouter le fructose (optionnel) une fois les échalotes dorées et mélanger. Incorporer le vinaigre, le bouillon et le jus d'orange et laisser mijoter à petits bouillons. Une fois la sauce réduite environ du tiers, ajouter le jus de citron. Réserver.

4 Servir le canard (avec ou sans ses légumes de cuisson), nappé d'une partie de la sauce ; présenter le reste dans une saucière et décorer le plat avec les rondelles d'orange. Parsemer de persil.

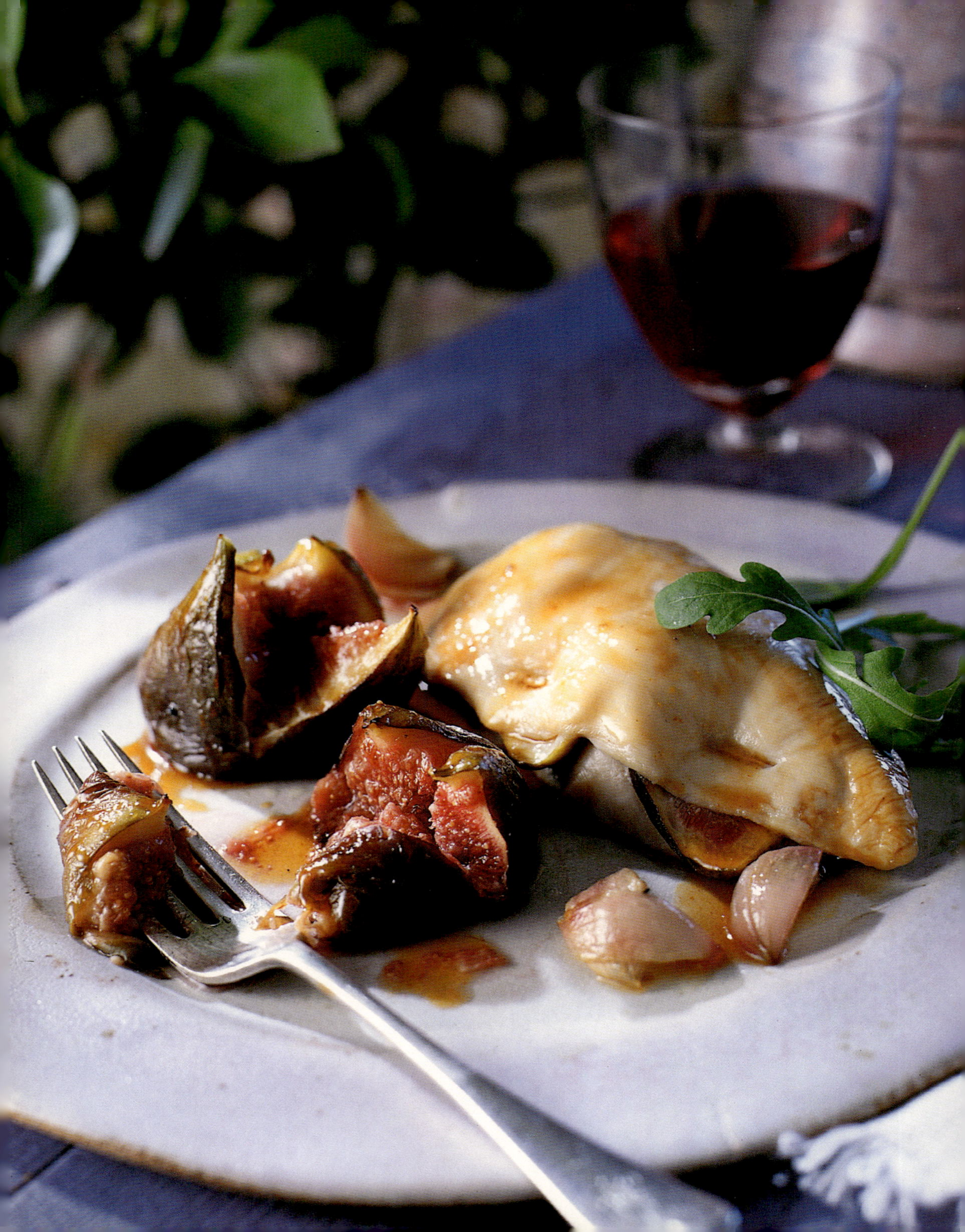

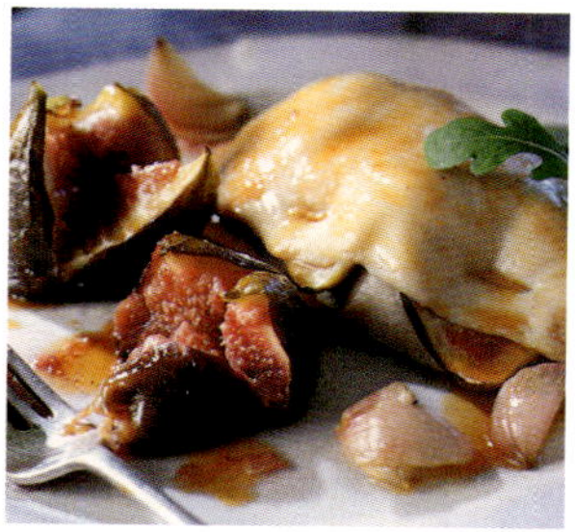

4 PERSONNES

TEMPS DE PRÉPARATION
15 minutes

TEMPS DE CUISSON
25 minutes

INGRÉDIENTS
4 blancs de poulet, sans peau
8 figues fraîches en rondelles
Huile d'olive
3 échalotes finement hachées
100 ml de vin blanc sec
4 figues fraîches entières

CONVIENT AUX DEUX PHASES

Poulet aux figues

Cuire ce plat dans du vin empêche la viande de sécher. Les figues et les échalotes se marient divinement et donnent un goût très doux à cette préparation.

1 Préchauffer le four à 180 °C (th. 6). Huiler un plat à four.

2 Placer les escalopes de poulet entre deux films alimentaires. Les affiner à l'aide d'un rouleau à pâtisserie en appuyant fortement.

3 Enrouler les blancs de poulet autour de morceaux de figues. Faire tenir les rouleaux avec des cure-dents. Disposer le poulet dans le plat à four et l'arroser d'un filet d'huile d'olive.

4 Ajouter les échalotes, le vin blanc et un peu d'eau. Couvrir d'une feuille d'aluminium et enfourner 20 minutes.

5 Couper en croix le dessus des quatre figues entières et en pincer la base pour les ouvrir légèrement.

6 Retirer le poulet du four et y insérer les figues avec un peu d'huile d'olive.

7 Servir les morceaux de poulet décorés avec les figues entières et avec leur sauce dégraissée.

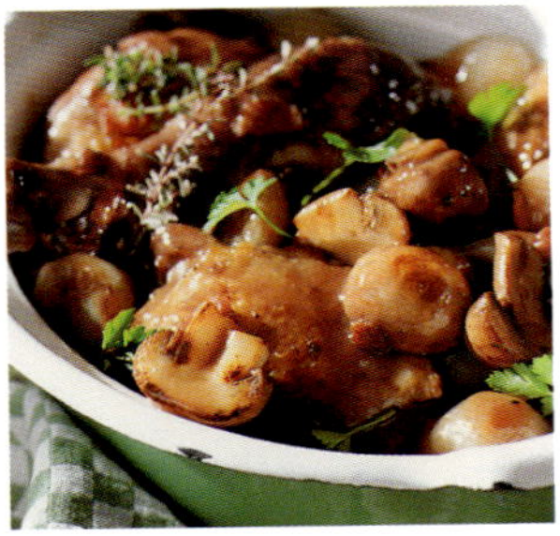

4 PERSONNES

TEMPS DE PRÉPARATION
15 minutes
plus 1 heure de marinade

TEMPS DE CUISSON
50 minutes

INGRÉDIENTS
1 poulet sans peau
1 bouteille de vin rouge épais
Huile d'olive
150 g d'oignons hachés
1 bouquet de thym frais ciselé
1 feuille de laurier fraîche
500 ml de bouillon de bœuf dégraissé
125 g de lardons
150 g de champignons en lamelles
1 bouquet de persil ciselé

CONVIENT AUX DEUX PHASES

Coq au vin

Ce plat est bien entendu un classique. Il n'est pas aussi difficile qu'il pourrait en avoir l'air et le résultat est tout simplement surprenant.

1 Couper les morceaux de poulet et les faire mariner dans le vin au réfrigérateur au moins 1 heure.

2 Sortir le poulet de la marinade et le faire revenir dans de l'huile d'olive durant une dizaine de minutes pour le faire dorer. Réserver.

3 Dans la même poêle, faire revenir les oignons, le thym et le laurier. Une fois dorés, ajouter le vin de la marinade et le bouillon. Placer le poulet dans la casserole et faire cuire 40 minutes.

4 Retirer le poulet et faire réduire le bouillon d'environ un tiers.

5 Faire revenir les lardons dans une poêle, les retirer une fois dorés et faire revenir les champignons dans la même poêle durant 2 minutes.

6 Mélanger les lardons et les champignons à la sauce au vin, servir le poulet nappé de sa sauce et parsemé de persil.

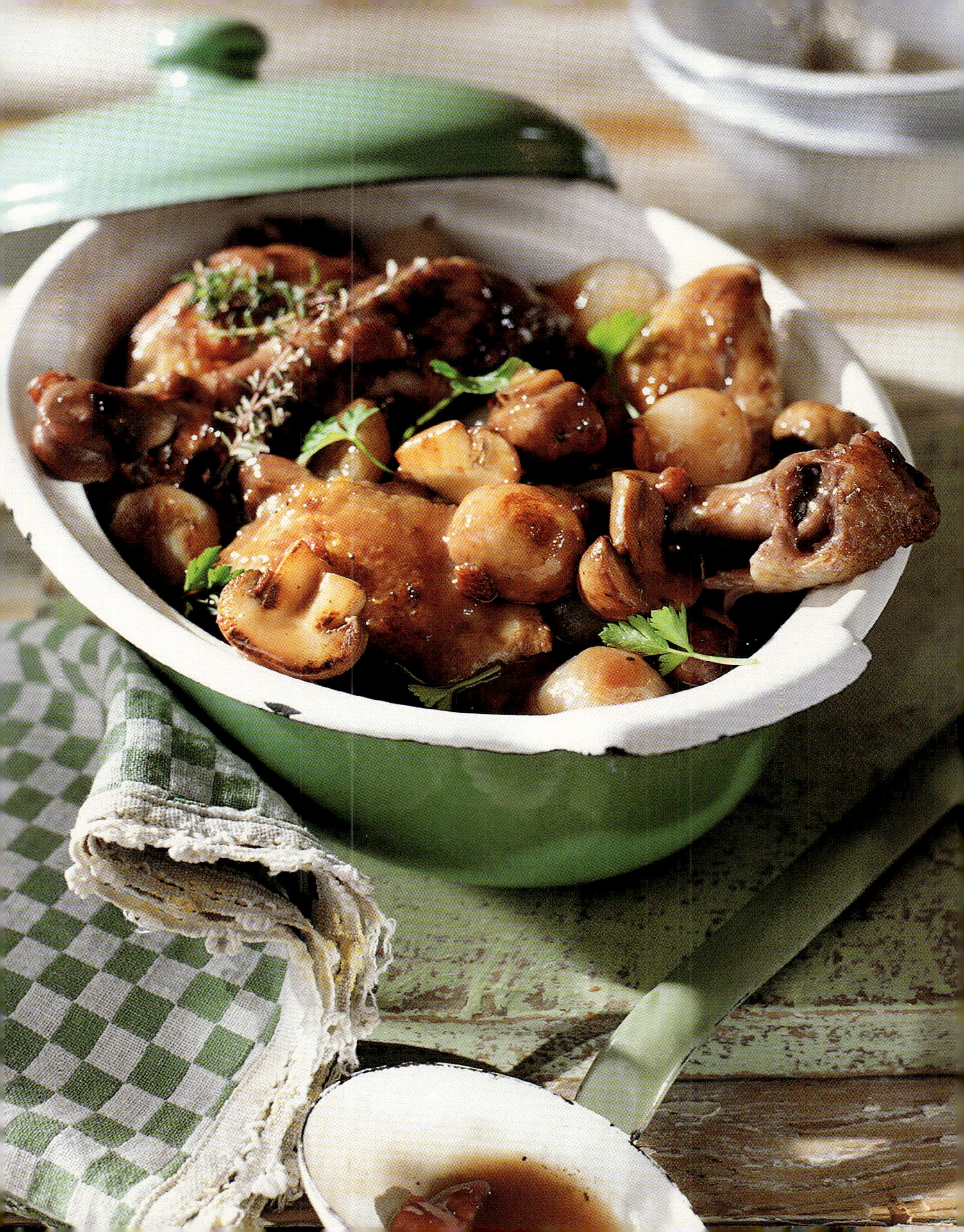

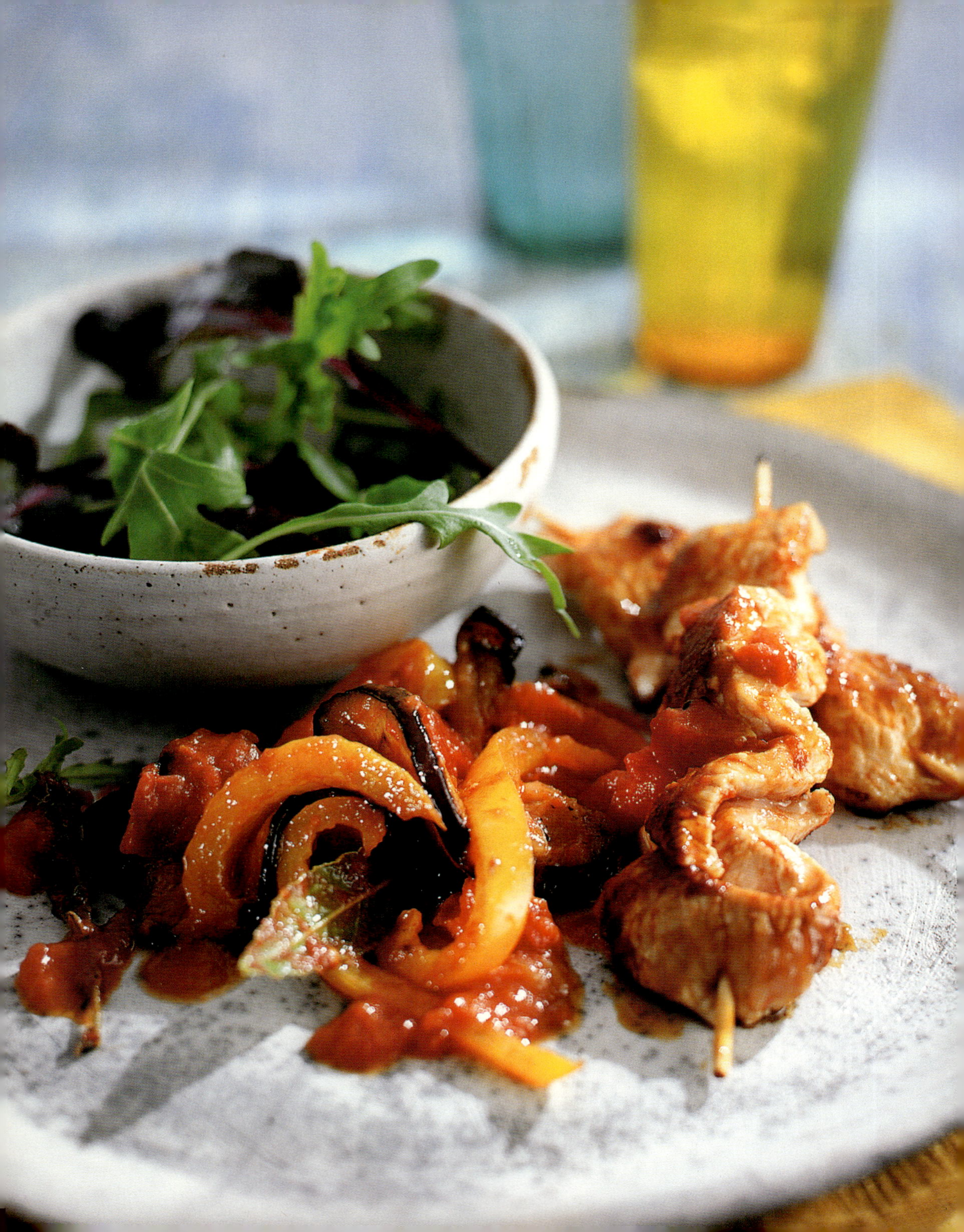

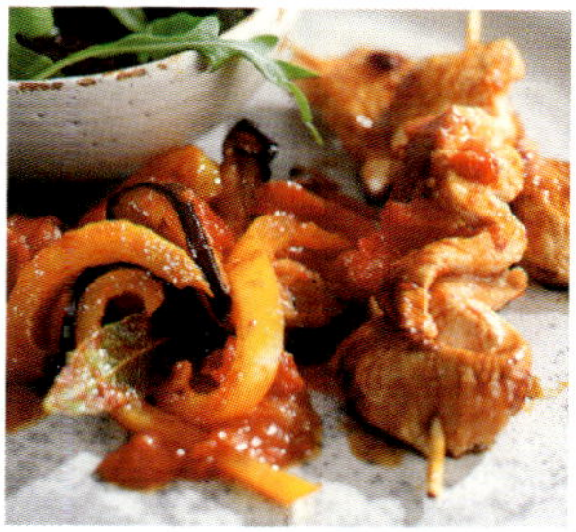

4 PERSONNES

TEMPS DE PRÉPARATION
10 minutes

TEMPS DE CUISSON
15 minutes

INGRÉDIENTS
4 blancs de dinde coupés en lamelles épaisses
Huile d'olive
1 aubergine coupée en rondelles
1 poivron jaune coupé en lamelles épaisses
1 cuillerée à soupe de vin blanc sec
400 g de tomates pelées en boîte
2 feuilles de laurier frais
1 cuillerée et 1/2 à soupe de thym frais
Sel, poivre du moulin

CONVIENT AUX DEUX PHASES

Brochettes de dinde aux légumes à la provençale

Ce plat porte ses origines méditerranéennes dans sa composition : tomates, aubergine, poivron. Il suffit tout simplement d'utiliser les meilleurs ingrédients possibles pour en tirer le meilleur parti.

1 Diviser la viande en quatre portions égales puis monter les brochettes.

2 Chauffer l'huile d'olive dans une poêle et cuire les brochettes 5 minutes à feu fort en les retournant constamment. Réserver.

3 Dans la même poêle, faire revenir les légumes (aubergine et poivron) jusqu'à ce qu'ils dorent.

4 Ajouter le vin, les tomates, le laurier et le thym. Cuire 5 minutes à feu moyen.

5 Remettre les brochettes dans la poêle et cuire 3 minutes. Saler, poivrer et retirer les feuilles de laurier.

6 Pour servir, placer les brochettes dans un plat et les recouvrir de sauce ou la présenter à côté.

4 PERSONNES

TEMPS DE PRÉPARATION
5 minutes, plus 24 heures de macération

TEMPS DE CUISSON
2 h 15

INGRÉDIENTS
4 jarrets d'agneau
1 bouteille de vin rouge
Huile d'olive
1 oignon haché
1,5 l de bouillon de bœuf ou veau dégraissé
1 bouquet de thym frais
1 feuille de laurier fraîche

CONVIENT
AUX DEUX PHASES

Jarret d'agneau braisé

Cette partie de l'agneau profite grandement d'une cuisson lente. La viande en est bien plus tendre. La marinade préalable lui donne par ailleurs un goût inégalable.

1 Faire mariner l'agneau dans le vin au réfrigérateur au moins 24 heures.

2 Faire revenir la viande dans une poêle avec un peu d'huile d'olive. Laisser dorer. Ajouter l'oignon et laisser cuire quelques minutes.

3 Ajouter le vin de la marinade, le bouillon, le thym et le laurier. Cuire 2 heures à couvert.

4 Retirer la viande et faire réduire la sauce d'environ un tiers, remettre la viande, dégraisser et servir.

4 PERSONNES

TEMPS DE PRÉPARATION
15 minutes

TEMPS DE CUISSON
1 h 30

INGRÉDIENTS
20 g de graines de coriandre
20 g de graines de fenouil
20 g de graines de cumin
1 cuillerée à café de piment doux (facultatif)
1 kg de viande d'agneau dégraissée coupée en dés
Huile d'olive
3 oignons hachés
1 cuillerée à soupe de gingembre frais haché
1 cuillerée à café de paprika
100 g de tomates concassées
100 ml de bouillon de bœuf ou veau dégraissé
100 g de pois chiches cuits
3 aubergines coupées en dés
4 grosses tomates
1 cuillerée à soupe de coriandre fraîche ciselée
Sel de mer, poivre du moulin

CONVIENT AUX DEUX PHASES

Ragoût d'agneau nord-africain

Ce plat à cuisson longue est fait à l'étuvée. La viande est ainsi cuite dans très peu de liquide, lentement. Ce procédé est très utilisé en Afrique du Nord ; les saveurs de ce plat proviennent également de cette cuisine traditionnelle.

1 Faire griller les graines de coriandre, de fenouil, de cumin et le piment (facultatif).

2 Saler légèrement la viande. Verser un filet d'huile d'olive dans une grande casserole à fond épais. Y faire dorer la viande à feu moyen. L'égoutter en récupérant le jus de cuisson dans un bol. Faire dorer les oignons dans la même casserole et les réserver avec l'agneau. Enfin, mettre dans la casserole le gingembre, le faire revenir quelques minutes puis ajouter la viande, les oignons et le jus de cuisson. Incorporer toutes les épices (excepté la coriandre fraîche) et graines restantes, les tomates concassées, le bouillon de viande ; saler et poivrer. Couvrir et laisser cuire sur feu doux durant 1 h 30. Ajouter les pois chiches.

3 Vingt minutes avant la fin de la cuisson de la viande, allumer le four à 225 °C (th. 7/8). Placer les dés d'aubergine dans un plat à four, les couvrir d'un filet d'huile d'olive et ajouter un peu de sel de mer. Faire griller au four durant 16 minutes jusqu'à ce que les dés soient dorés.

4 Blanchir les tomates. Les plonger une minute dans l'eau bouillante puis les faire refroidir avec de l'eau froide. Les peler, les couper en deux, les épépiner et les couper en lanières. Verser le jus des tomates coupées dans la casserole de viande.

5 Lorsque la viande est cuite, ajouter la coriandre fraîche. Verser le ragoût dans un plat de service et disposer les dés d'aubergine et les lanières de tomate par-dessus. Servir.

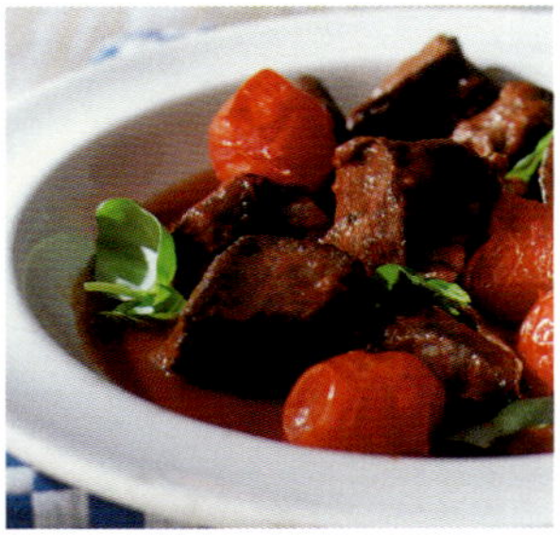

4 PERSONNES

TEMPS DE PRÉPARATION
10 minutes

TEMPS DE CUISSON
55 minutes

INGRÉDIENTS
- 1 kg de viande d'agneau en dés
- Huile d'olive
- 1 verre de vin rouge
- 1 oignon haché
- 400 g de tomates concassées
- 2 cuillerées à soupe d'herbes de Provence
- 200 ml de bouillon de veau ou de bœuf dégraissé
- 120 g de tomates-cerises
- 1/2 bouquet de basilic frais
- Sel, poivre

CONVIENT AUX DEUX PHASES

Agneau à la provençale

Les tomates et le basilic sont un duo classique. Néanmoins, la tomate sera ici utilisée pour la cuisson de la viande alors que le basilic le sera à la fin avec des tomates-cerises pour agrémenter le plat.

1 Assaisonner la viande avec de l'huile d'olive, du sel et du poivre. Faire revenir l'agneau dans une poêle durant 4 minutes en le retournant constamment pour bien le dorer. Réserver dans une passoire pour laisser égoutter l'excès de liquide.

2 Dans une poêle, disposer la viande, le vin, l'oignon, les tomates concassées, 1 cuillerée à soupe d'herbes de Provence et le bouillon dégraissé. Faire mijoter sans couvrir durant 45 minutes à feu moyen.

3 Pour préparer les tomates-cerises, préchauffer le four à 200 °C (th. 6/7) et placer les tomates dans un plat à four avec un filet d'huile d'olive. Saler, poivrer et assaisonner avec le reste des herbes de Provence. Griller 4 à 5 minutes au four. La peau des tomates devrait se craqueler.

4 Lorsque l'agneau est cuit, placer dans un plat de service et parsemer de basilic et de tomates-cerises.

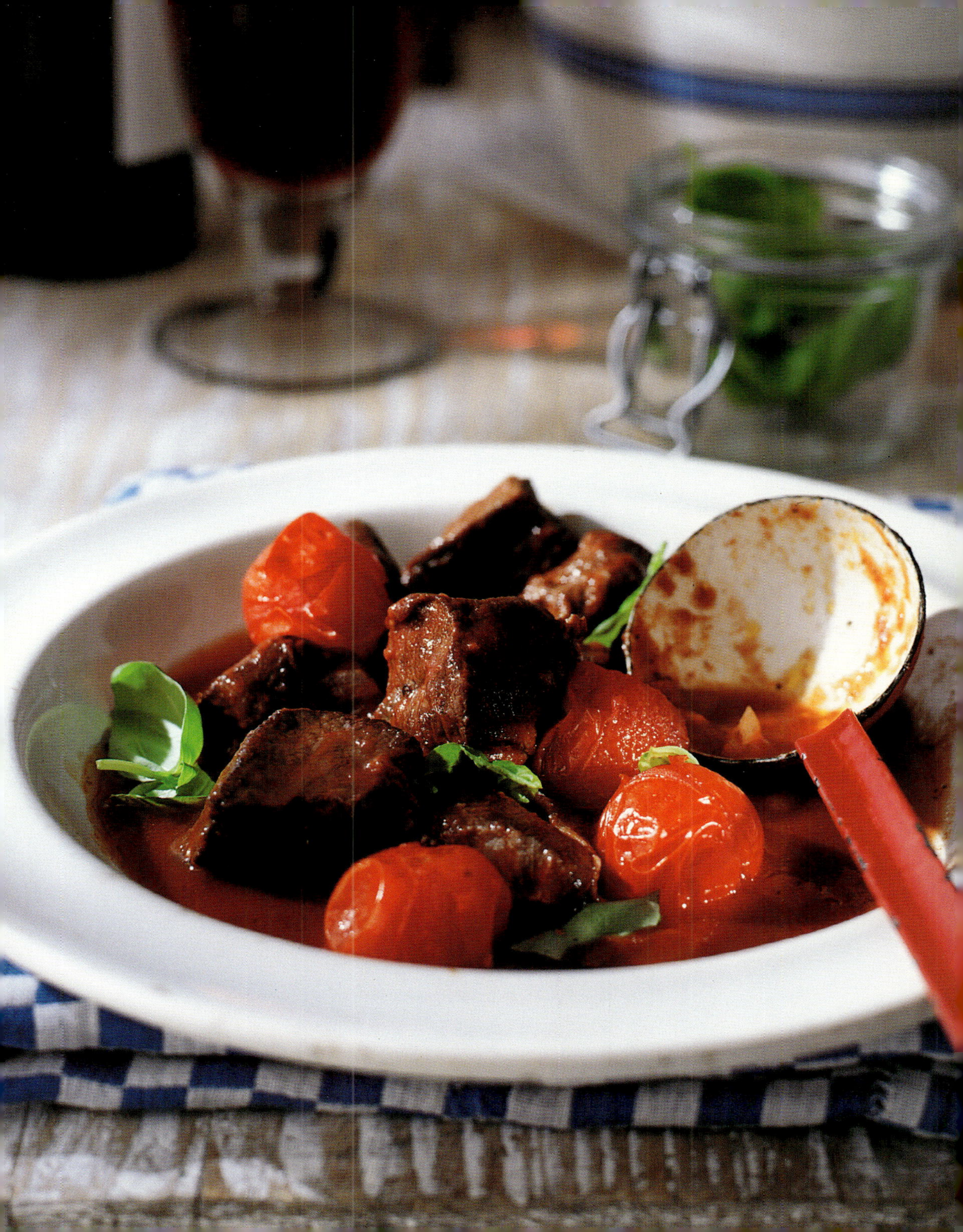

4 PERSONNES

TEMPS DE PRÉPARATION
10 minutes

TEMPS DE CUISSON
10 minutes

INGRÉDIENTS
6 échalotes émincées
1/2 bouteille de vin rouge
3 cuillerées et 1/2 à soupe de vinaigre de vin rouge
250 ml de bouillon de bœuf dégraissé
100 g d'os à moelle (facultatif)
4 entrecôtes
Huile d'olive
100 g de cèpes en lamelles
50 g de persil frais ciselé
Sel, poivre

CONVIENT AUX DEUX PHASES

Entrecôte bordelaise

Ce morceau de viande est extrait entre les neuvième et onzième côtes de l'animal. Cette viande est naturellement très tendre et nécessite une cuisson minime.

1 Préparer la sauce au vin rouge. Faire chauffer une casserole à fond épais et y faire revenir les échalotes avec un peu de vin. Faire suer quelques minutes puis ajouter le vin et le vinaigre. Laisser réduire de deux tiers puis ajouter le bouillon et laisser encore réduire jusqu'à ce que la sauce épaississe.

2 Lorsqu'on utilise l'os à moelle, mettre à bouillir de l'eau salée dans une poêle. Faire revenir les entrecôtes salées et poivrées dans une poêle avec un peu d'huile d'olive. Cuire la viande très rapidement et la retirer de la poêle.

3 Dans cette même poêle, verser les champignons, les faire revenir 3 minutes, puis y ajouter la sauce au vin. Remuer. Enlever du feu et réserver au chaud.

4 Disposer l'os à moelle dans la poêle d'eau bouillante et le laisser 30 secondes (au moment de servir) ; la moelle devrait se séparer très facilement de l'os.

5 Servir chaque entrecôte dans une assiette chauffée nappée de sauce au vin et de moelle. Parsemer de persil.

4 PERSONNES

TEMPS DE PRÉPARATION
20 minutes, plus 12 heures de marinade

TEMPS DE CUISSON
5 heures

INGRÉDIENTS
- 1,5 kg de bœuf (à cuire à l'étuvée) coupé en cubes
- 1 oignon haché
- 2 gousses d'ail hachées finement
- Le zeste de 1 orange
- Romarin frais, persil frais et 2 feuilles de laurier attachés en bouquet garni
- 600 ml de vin rouge
- 120 g de lardons
- 3 branches de céleri
- 1 bouquet de thym frais
- 300 ml de bouillon de bœuf dégraissé
- 60 g d'olives noires dénoyautées
- Sel, poivre

CONVIENT AUX DEUX PHASES

Daube de bœuf

Cette composition est une autre méthode pour rendre la viande aussi tendre que possible, les daubes étant un plat français par excellence. Une daubière peut être utilisée, mais un plat à four épais peut tout aussi bien faire l'affaire.

1 Mettre la viande dans un saladier et y ajouter la moitié de l'oignon et de l'ail, le zeste d'orange, le bouquet garni et le vin. Couvrir et laisser mariner toute la nuit au réfrigérateur.

2 Préchauffer le four à 130 °C (th. 4/5). Retirer le bœuf de la marinade. Dans une casserole à fond épais allant au four (avec couvercle), faire revenir le reste de l'oignon avec les lardons. Ajouter le céleri et laisser suer 2 à 3 minutes.

3 Ajouter le bœuf dans la casserole et faire dorer de tous côtés. Verser ensuite le thym frais, toute la garniture de la marinade et 2 cuillerées à soupe de celle-ci. Laisser cuire quelques minutes en remuant bien, puis ajouter le reste de la marinade et le bouillon. Saler et poivrer.

4 Placer une feuille de papier sulfurisé au-dessus de la casserole puis recouvrir avec le couvercle. Enfourner durant 4 à 5 heures. À la sortie du four, enlever le couvercle et le papier et dégraisser. Ajouter alors les olives et faire réduire la sauce à feu vif sans couvrir. Servir très chaud.

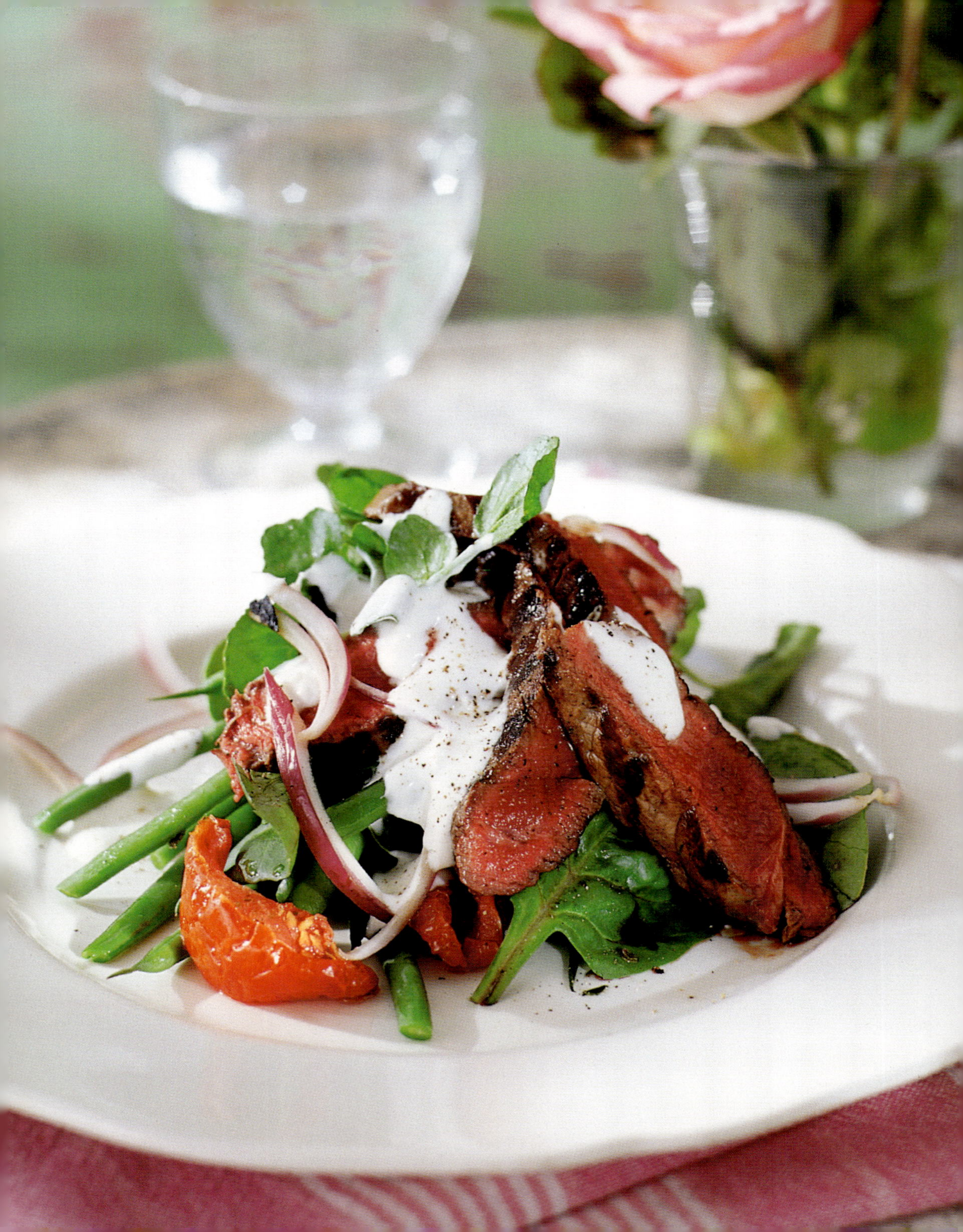

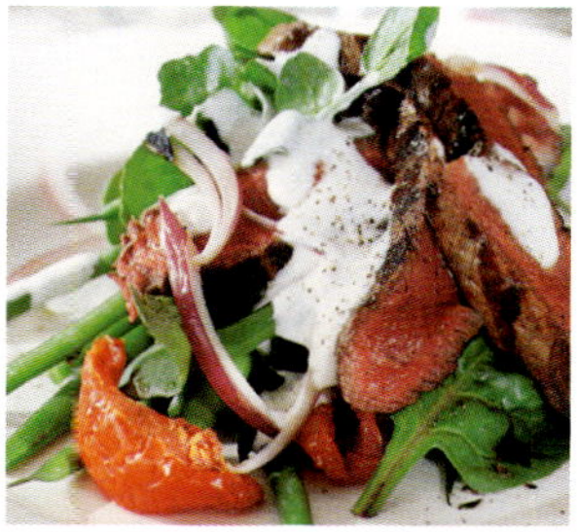

4 PERSONNES

TEMPS DE PRÉPARATION
15 minutes

TEMPS DE CUISSON
11 minutes

INGRÉDIENTS
200 g de haricots verts
500 g de rumsteck
1 oignon rouge coupé en deux
Huile d'olive
85 g de pousses d'épinards
50 g de cresson
200 g de tomates séchées marinées dans l'huile

Pour la sauce raifort
125 ml de yaourt grec à 0 %
1 cuillerée à soupe de crème de raifort
2 cuillerées à soupe de jus de citron
2 cuillerées à soupe de crème de soja
2 gousses d'ail finement hachées
2 ou 3 gouttes de Tabasco
Sel, poivre

CONVIENT AUX DEUX PHASES

Bœuf grillé aux épinards, sauce raifort

De tendres tranches de bœuf sont ici servies avec une salade et une variante de sauce raifort. Pour les amateurs, la sauce est aussi délicieuse relevée de Tabasco.

1 Cuire environ 5 minutes à la vapeur les haricots verts, jusqu'à ce qu'ils soient tendres.

2 Préchauffer le gril. Une fois chaud, huiler le bœuf et l'oignon avec de l'huile d'olive. Griller la viande 2 minutes de chaque côté et réserver. Faire ensuite griller l'oignon durant 3 minutes.

3 Disposer les épinards, le cresson, les tomates séchées égouttées et les haricots dans un plat de service.

4 Préparer la sauce raifort. Battre ensemble le yaourt, la crème de raifort, le jus de citron, la crème de soja, l'ail et le Tabasco. Saler et poivrer.

5 Couper la viande en tranches fines et la disposer sur les légumes. Couper finement l'oignon et le parsemer sur la viande. Napper de sauce raifort.

Filet de veau sauce gorgonzola

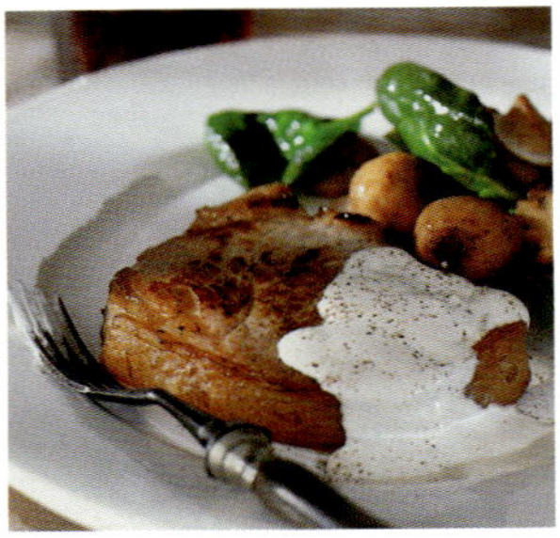

4 PERSONNES

TEMPS DE PRÉPARATION
15 minutes

TEMPS DE CUISSON
20 minutes

INGRÉDIENTS
4 filets de veau
Huile d'olive

Pour la sauce
3 cuillerées à soupe de xérès
2 cuillerées à soupe de bouillon de veau ou de bœuf dégraissé
1 cuillerée et 1/2 à soupe de vinaigre
4 cuillerées à soupe de crème légère
75 g de gorgonzola
Huile d'olive

CONVIENT AUX DEUX PHASES

Le filet de veau est ici l'idéal, cependant il peut être onéreux ; il est possible de le remplacer par un autre morceau. Quel que soit le morceau choisi, la sauce accompagne merveilleusement cette viande.

1 Préchauffer le four à 200 °C (th. 6/7).

2 Préparer la sauce. Faire bouillir dans une casserole le xérès, le bouillon, le vinaigre et 1 cuillerée à soupe de crème. Laisser réduire de deux tiers.

3 Incorporer peu à peu le gorgonzola en utilisant un mixeur plongeant pour bien l'intégrer. Une fois la préparation homogène, passer la sauce au chinois et ajouter le reste de la crème préalablement fouettée. Réserver.

4 Faire dorer le veau dans de l'huile d'olive, des deux côtés, puis disposer dans un plat à four et enfourner 6 à 10 minutes. Laisser tiédir un peu avant de le couper en lamelles épaisses. Il est possible de le laisser entier également.

5 Servir nappé de sauce.

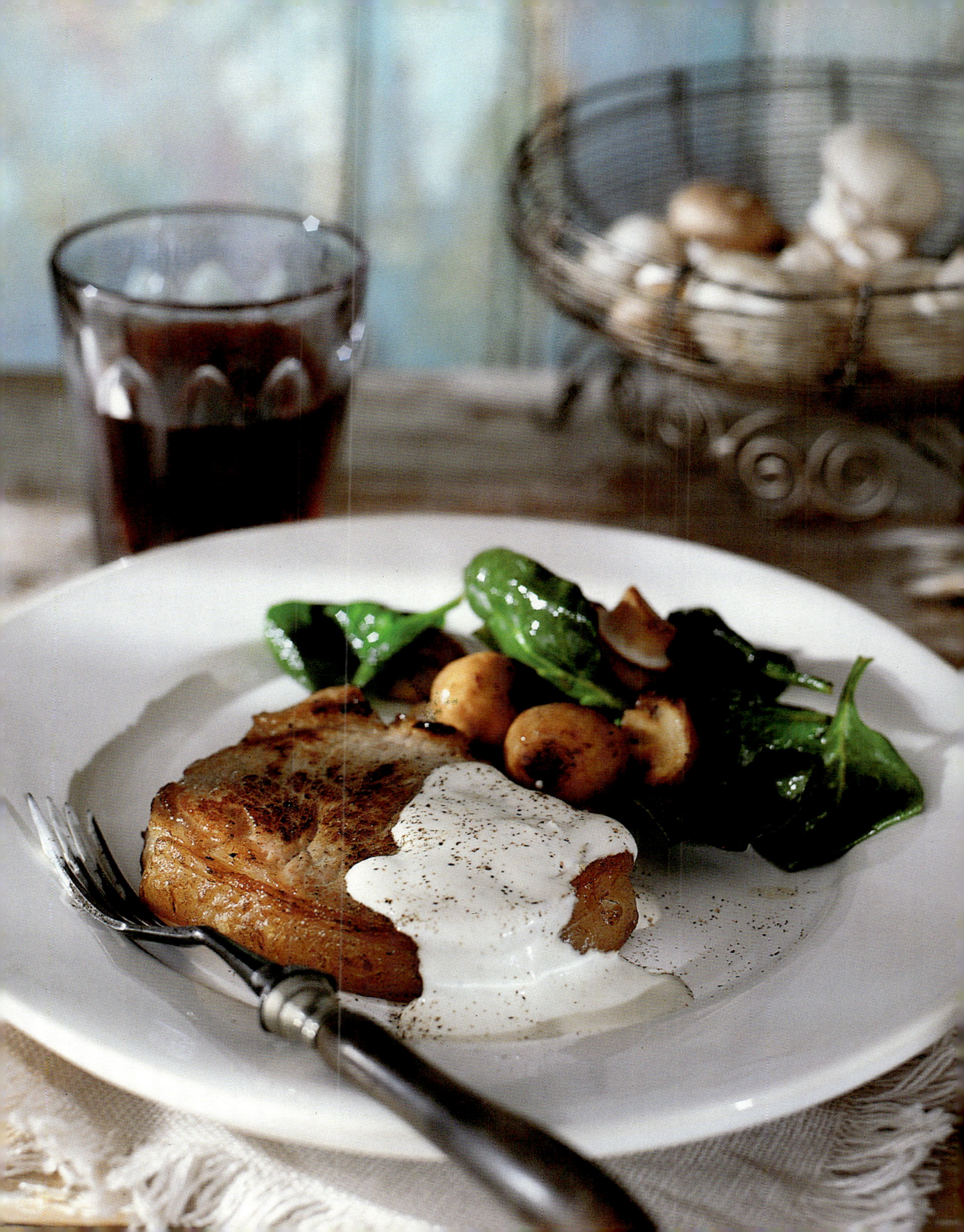

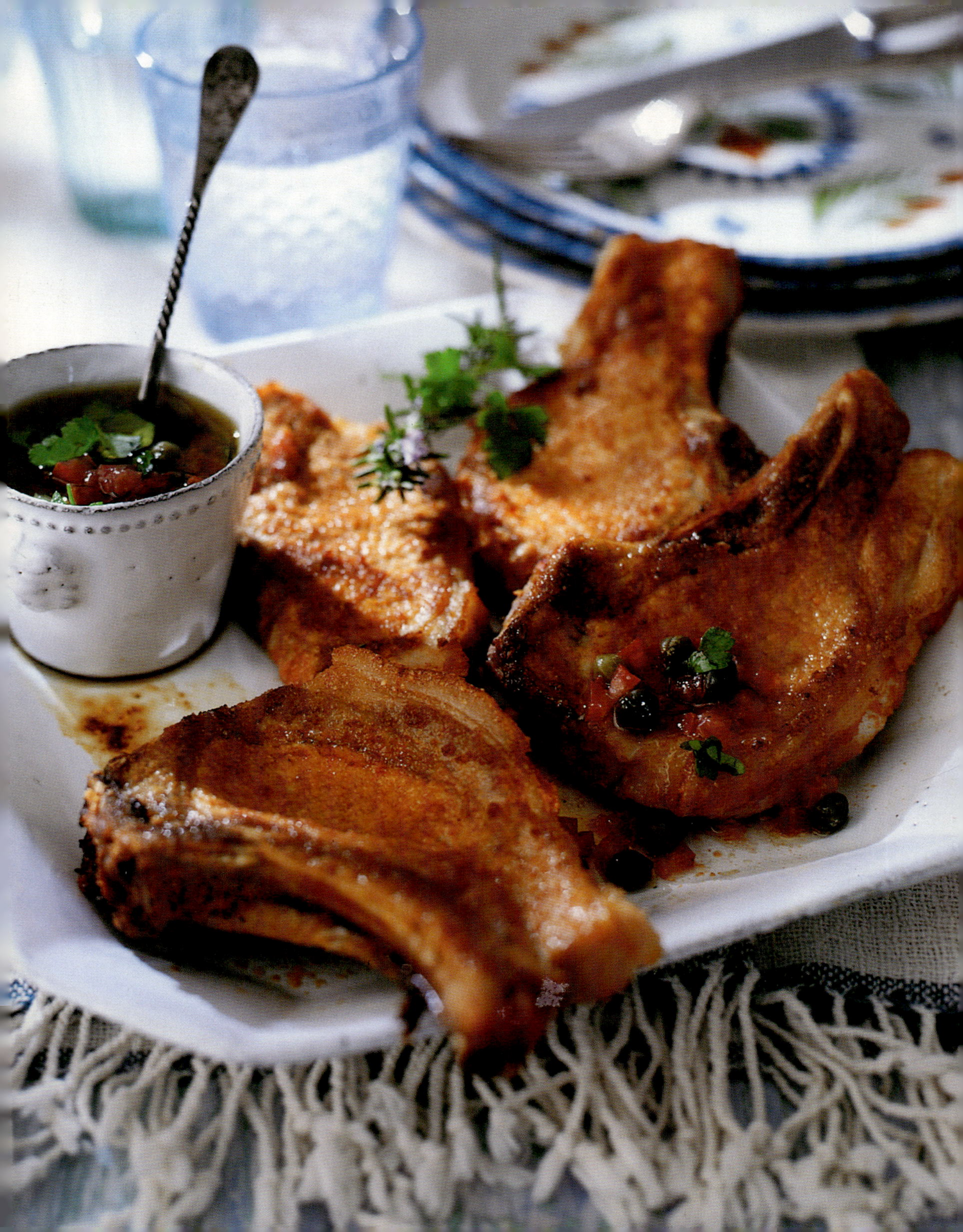

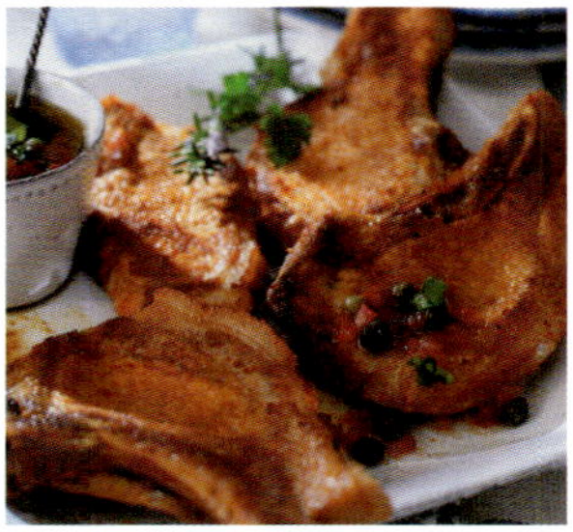

4 PERSONNES

TEMPS DE PRÉPARATION
10 minutes

TEMPS DE CUISSON
15 minutes

INGRÉDIENTS
1 cuillerée à soupe de paprika
2 cuillerées à soupe d'amandes concassées ou de poudre d'amandes
4 côtes de porc
Huile d'olive
1 cuillerée à café de sel
Poivre concassé

Pour la sauce
1 tomate très mûre mondée et coupée en dés
1 cuillerée à soupe de câpres
2 cuillerées à soupe de persil ciselé
3 cuillerées à soupe d'huile d'olive
Le jus de 1 citron
Sel, poivre

CONVIENT AUX DEUX PHASES

Côtes de porc sauce aux câpres

Une simple « couverture » sèche est utilisée pour assaisonner les côtes de porc. Ce plat est particulièrement rapide à préparer et savoureux.

1 Mélanger le paprika, la poudre d'amandes, le sel et le poivre dans un bol. En enduire la viande.

2 Cuire les côtes de porc dans une poêle avec un peu d'huile d'olive.

3 Faire la sauce. Mélanger tous les ingrédients. Saler et poivrer.

4 Servir les côtes nappées de sauce.

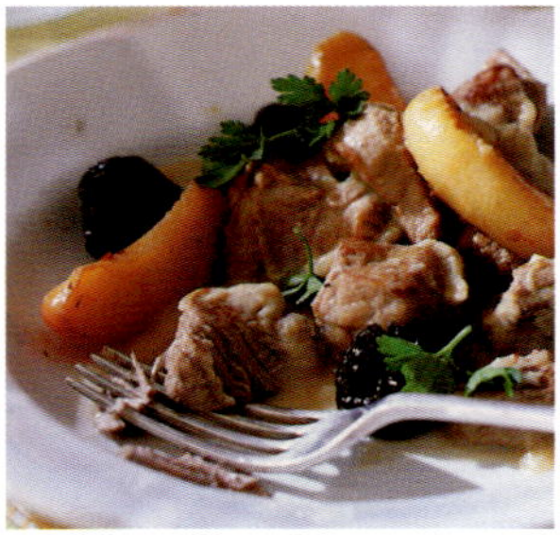

4 PERSONNES

TEMPS DE CUISSON
50 minutes, plus 1 heure de marinade (ou une nuit)

INGRÉDIENTS
- 2 cuillerées à soupe de vin blanc sec
- 2 cuillerées à soupe de vinaigre de vin blanc
- Quelques cornichons
- 2 feuilles de laurier frais
- 1 cuillerée à café de jus de citron
- 1 cuillerée à café de moutarde de Dijon
- 1 kg de viande de porc coupée en dés
- Huile d'olive
- 3 poireaux coupés en rondelles
- 1 oignon haché
- 1 céleri-rave pelé et haché grossièrement
- 250 ml de bouillon de poule dégraissé
- 3 ou 4 pommes coupées en six
- 2 cuillerées à soupe de fructose
- 100 g de prunes
- 2 cuillerées à soupe de persil ciselé

CONVIENT AUX DEUX PHASES

Porc aux pommes et aux prunes

Ce plat se base sur le principe de la fricassée ; néanmoins, les légumes d'accompagnement sont ici réduits en purée à la fin de la cuisson. La touche finale est apportée par la douceur de la sauce aigre-douce.

1 Mélanger le vin, le vinaigre, les cornichons, 1 feuille de laurier, le jus de citron et la moutarde dans un saladier. Y faire mariner la viande au moins 1 heure (le mieux est toute une nuit).

2 Retirer le porc de la marinade et le faire revenir avec un peu d'huile d'olive dans une poêle 3 minutes sur feu vif. Le dorer des deux côtés. Réserver.

3 Dans la même poêle, faire revenir les poireaux, l'oignon et le céleri. Les faire suer 2 à 5 minutes. Ajouter 1 feuille de laurier et le bouillon. Remettre la viande dans la poêle, couvrir et laisser mijoter à feu moyen durant 40 minutes en remuant de temps à autre.

4 Caraméliser les pommes dans une poêle avec le fructose et un peu d'huile. Ajouter les prunes et réserver au chaud.

5 Retirer la viande de la première poêle et réserver. Mixer les légumes dans le jus de cuisson après avoir retiré la feuille de laurier. Réchauffer.

6 Ajouter la viande à la purée de légumes. Servir accompagné des pommes et des prunes, parsemé de persil.

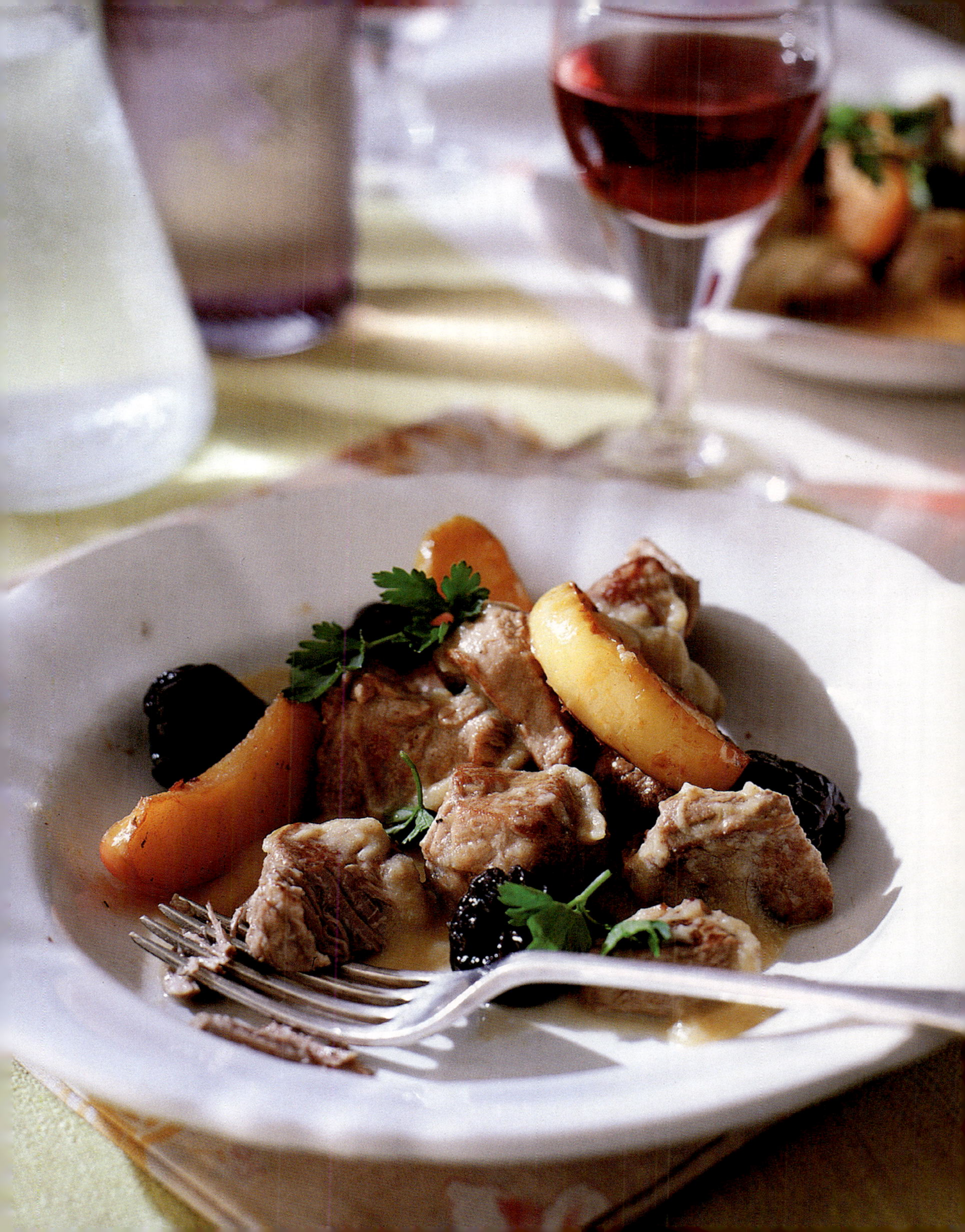

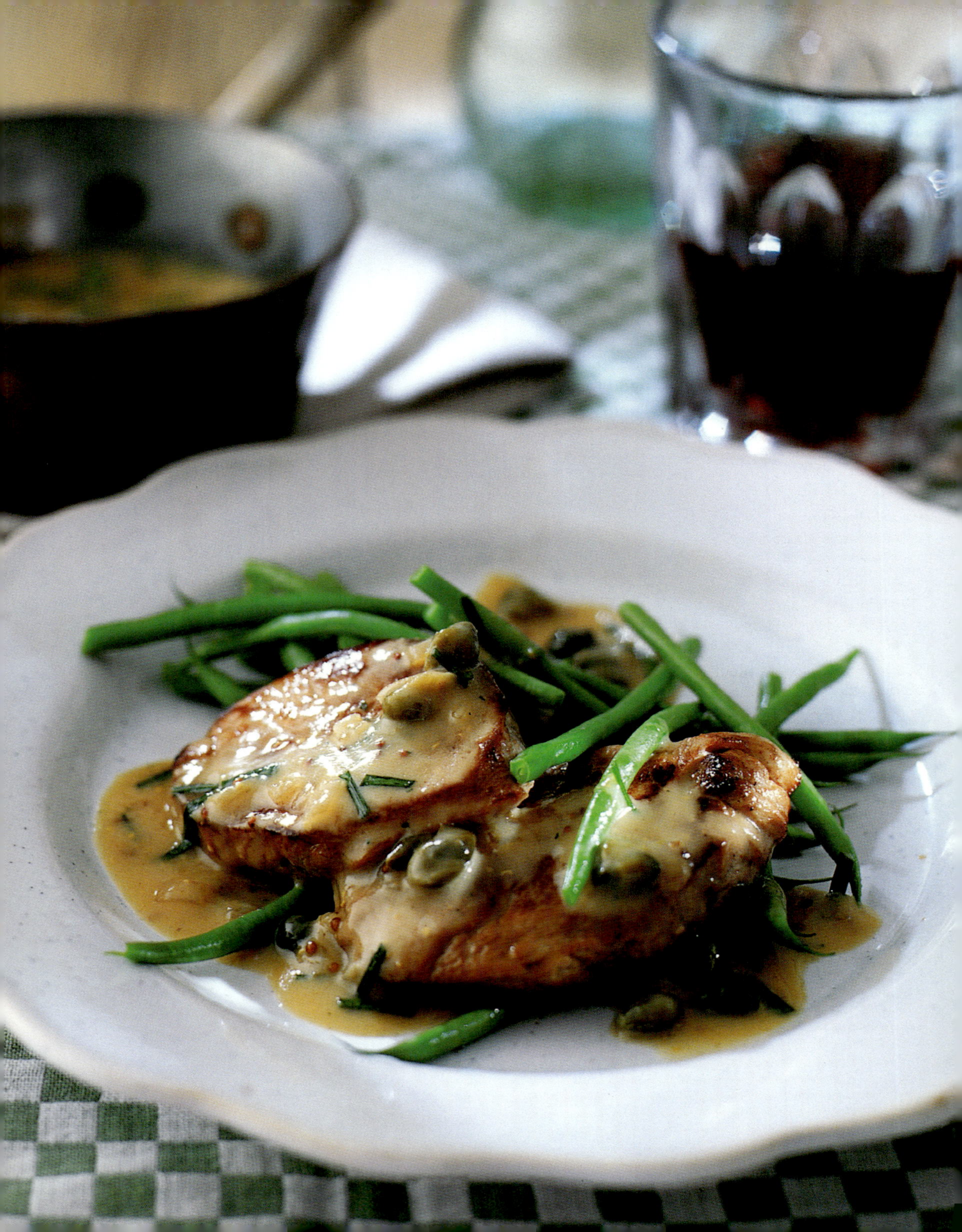

Porc à la moutarde et aux herbes

La sauce crémeuse à la moutarde est utilisée ici pour entourer la viande. Le porc est cuit dans de la graisse d'oie pour l'empêcher de sécher, mais il est possible de la remplacer par de l'huile d'olive.

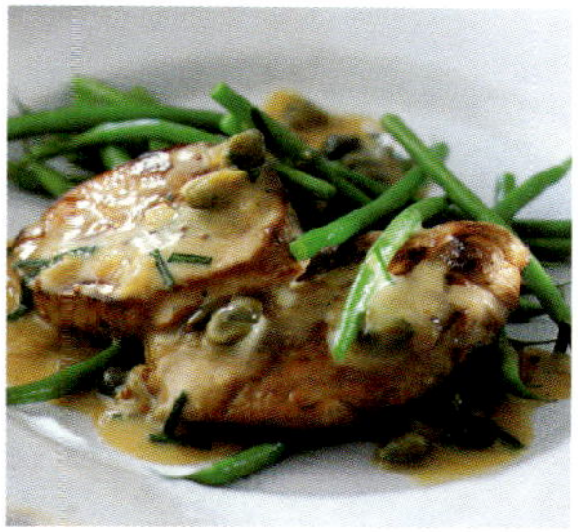

4 PERSONNES

TEMPS DE PRÉPARATION
10 minutes

TEMPS DE CUISSON
20 minutes

INGRÉDIENTS

- 2 cuillerées à soupe de câpres
- 5 échalotes finement hachées
- 1 cuillerée et 1/2 à soupe de vin blanc
- 300 ml de bouillon de bœuf ou de veau dégraissé
- 200 ml de crème allégée
- 1 cuillerée à café de moutarde à l'ancienne
- 1/2 cuillerée à café de moutarde de Dijon
- 1/2 bouquet d'estragon ou de ciboulette (frais, ciselé)
- 1 cuillerée à soupe de graisse d'oie
- 4 côtes ou filets de porc

CONVIENT AUX DEUX PHASES

1 Égoutter les câpres et les presser jusqu'à ce qu'elles soient quasiment sèches.

2 Faire bouillir les échalotes, le vin et le bouillon. Laisser mijoter 15 à 20 minutes jusqu'à ce que le volume ait réduit environ des deux tiers.

3 Fouetter la crème dans la sauce obtenue puis ajouter les moutardes et les herbes aromatiques. Réserver au chaud.

4 Faire fondre la graisse d'oie dans une poêle à feu moyen et y faire revenir la viande. Cuire 6 à 8 minutes jusqu'à ce qu'elle soit dorée.

5 Déposer la viande sur un papier absorbant pour en retirer l'excédent de graisse et servir immédiatement nappé de sauce moutarde.

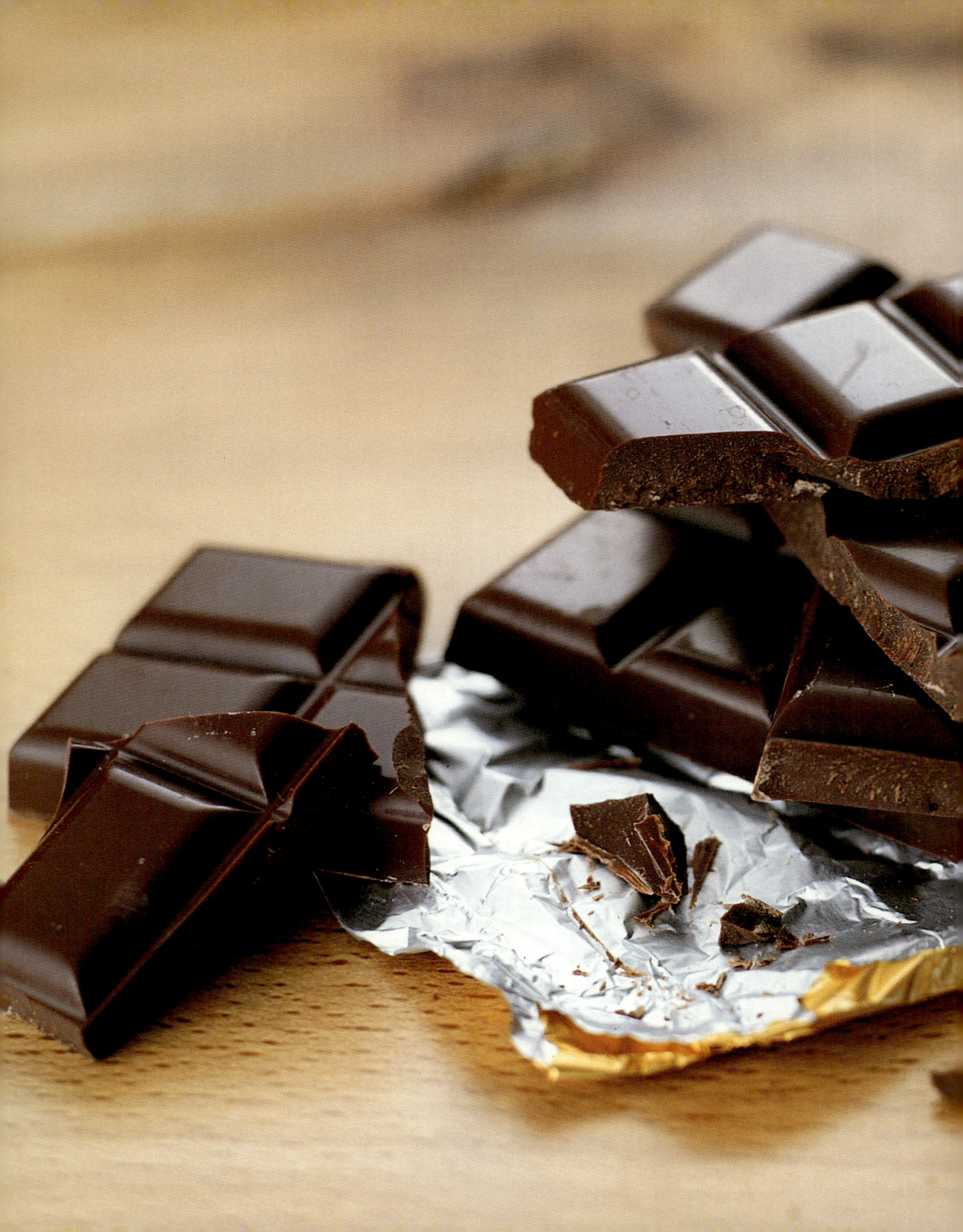

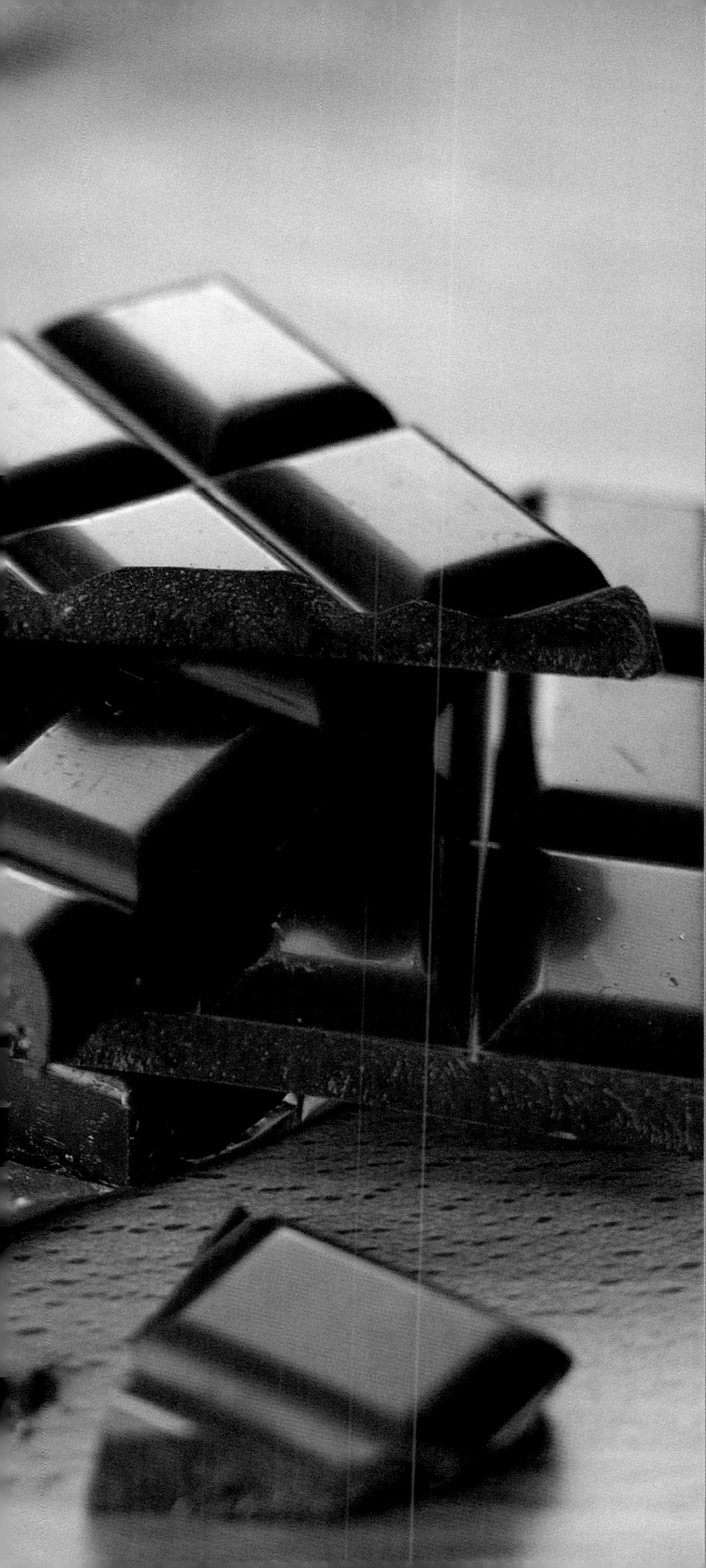

Les desserts

Tous les desserts présentés ici conviennent aux deux phases de la méthode. Le surprenant gâteau au chocolat (recette p. 232) est un des classiques de la *Montignac Food Boutique & Café* à Londres. Pour la première fois, la boutique londonienne partage certaines de ses merveilleuses recettes, nous permettant ainsi de ne pas nous priver de dessert sans pour autant culpabiliser.

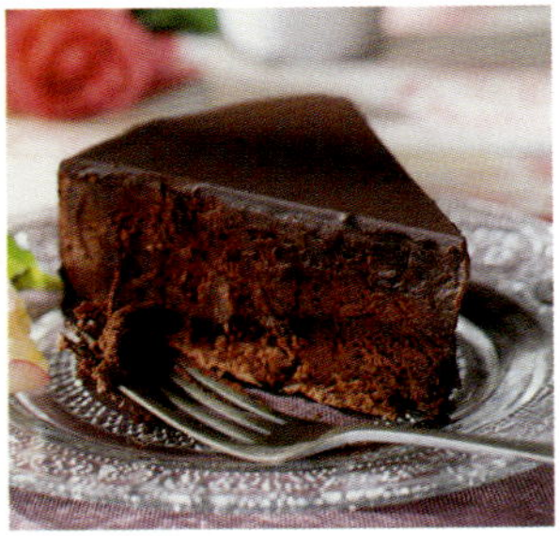

6 À 8 PERSONNES

TEMPS DE PRÉPARATION
30 minutes, plus 12 heures au réfrigérateur

TEMPS DE CUISSON
15 minutes

INGRÉDIENTS
310 g de chocolat noir (70 % de cacao minimum), en morceaux
10 gros œufs, blancs et jaunes séparés
185 g du même chocolat pour la couverture

CONVIENT AUX DEUX PHASES

Gâteau au chocolat

Cette recette illustre parfaitement à quel point il peut être important de choisir des ingrédients de qualité tels que le chocolat. Le secret consiste ici à avoir un four aussi chaud que possible avant la cuisson.

1 Disposer du papier sulfurisé au fond d'un moule à gâteau de 20 centimètres. Le papier doit dépasser de quelques centimètres sur tout le pourtour. Préchauffer le four à 250 °C (th. 8/9).

2 Faire fondre le chocolat au bain-marie en veillant à ce que l'eau ne pénètre pas dans le récipient du chocolat. Mélanger souvent. Faire monter les blancs en neige très ferme.

3 Une fois le chocolat fondu, le retirer du feu et y incorporer les jaunes d'œufs en mélangeant bien. Additionner quelques cuillerées à soupe des blancs en neige et mélanger. Ajouter rapidement mais très délicatement le reste des blancs pour faire une sorte de mousse légère.

4 Verser le mélange au chocolat dans le moule à gâteau et enfourner exactement 8 minutes. Laisser refroidir à température ambiante durant 30 minutes à la sortie du four, puis réserver 12 heures au réfrigérateur.

5 Enfin, sortir le gâteau du réfrigérateur et le retourner sur le plat de service. Faire fondre le reste du chocolat comme à l'étape 2, en recouvrir le gâteau et faire prendre 5 minutes au réfrigérateur. Pour couper le gâteau, plonger la lame du couteau dans de l'eau très chaude.

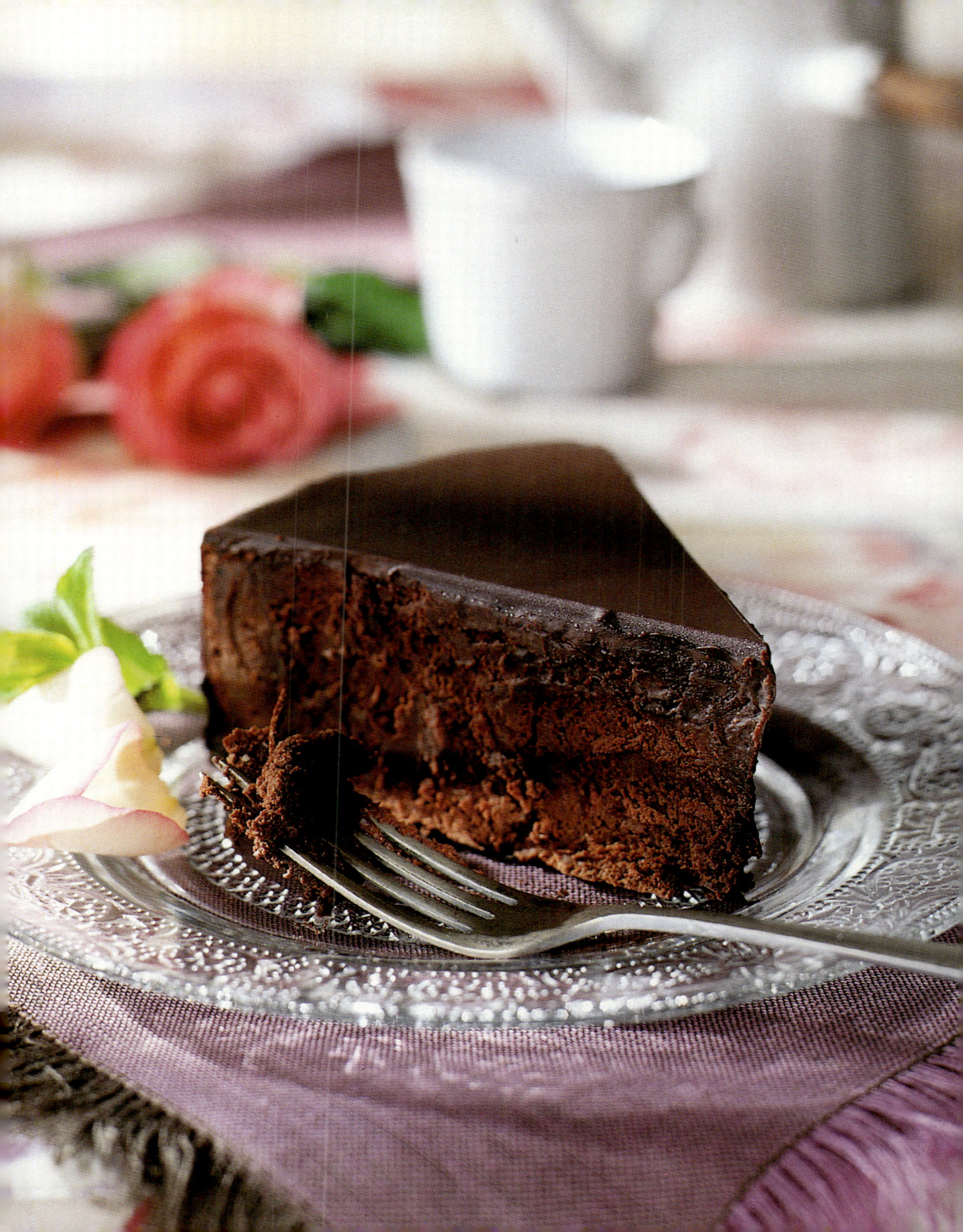

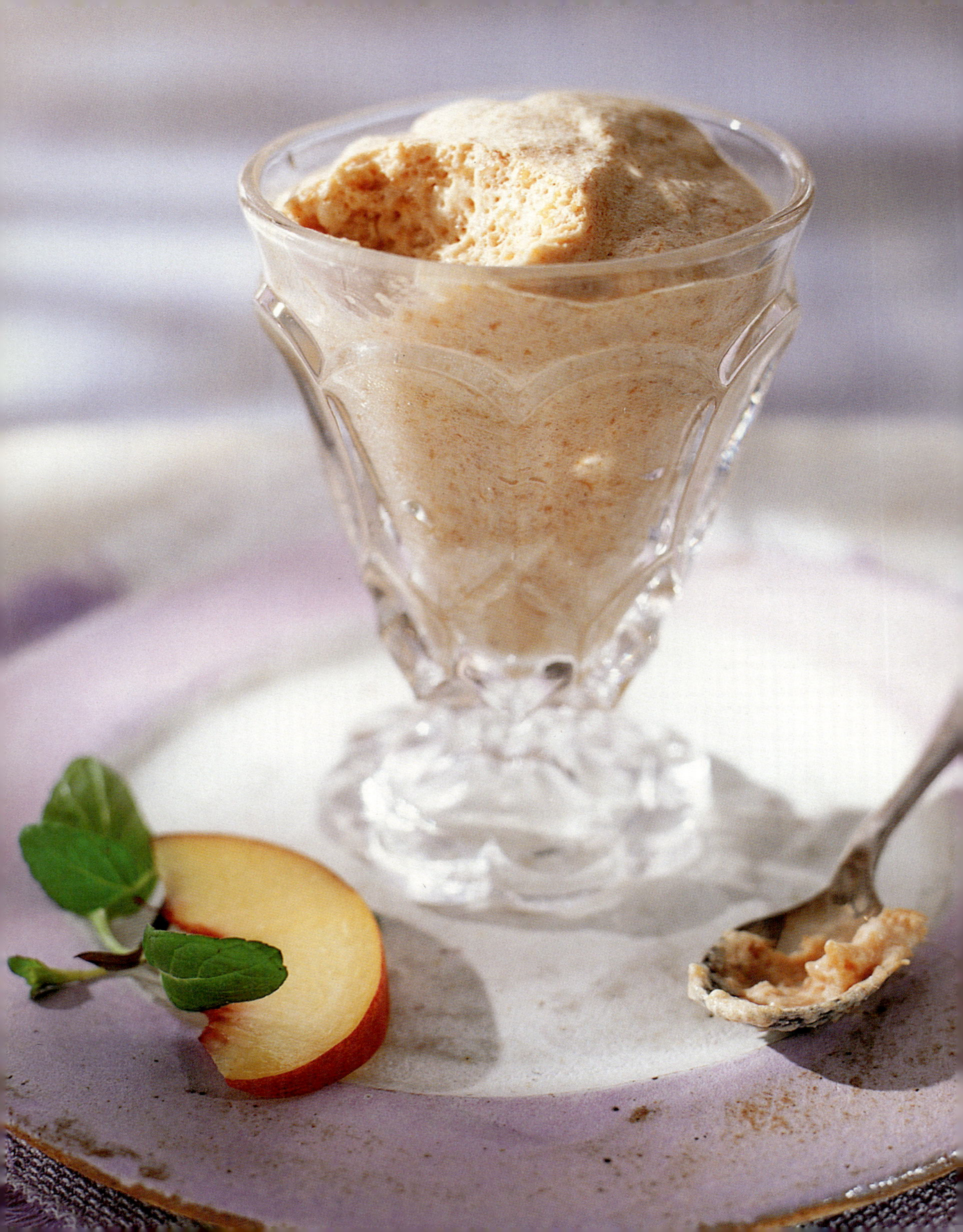

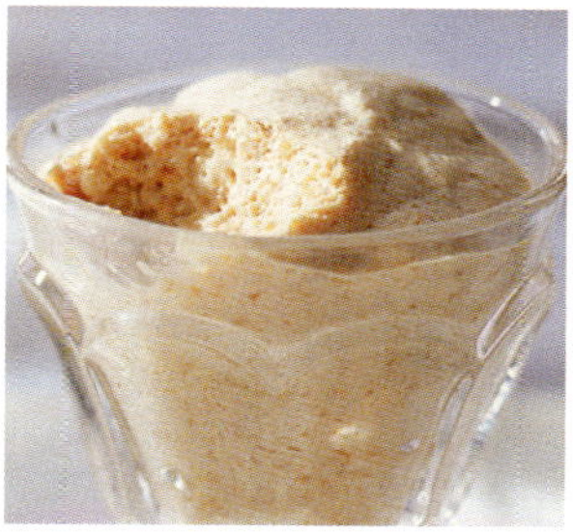

4 PERSONNES

TEMPS DE PRÉPARATION
20 minutes

TEMPS DE CUISSON
5 minutes

INGRÉDIENTS
2 feuilles de gélatine
500 g de pêches pelées, sans noyau, en quartiers
50 g de fructose
Le jus de 1/2 citron
2 œufs (séparer les blancs des jaunes)
1 cuillerée à soupe de crème fraîche allégée
1 cuillerée à café d'extrait de vanille

CONVIENT AUX DEUX PHASES

Mousse de pêche

Choisir les pêches les plus mûres et avec le plus d'arôme possible. Selon la couleur des pêches choisies, la mousse sera plus ou moins teintée.

1 Tremper la gélatine dans de l'eau fraîche.

2 Mixer la chair des fruits, la moitié du fructose et le jus de citron. Passer au chinois pour exprimer le jus des pêches.

3 Fouetter les jaunes d'œufs avec le reste du fructose jusqu'à ce que la préparation fasse le ruban. Faire cuire au bain-marie à feu très doux. Laisser refroidir.

4 Bien égoutter la gélatine puis la faire fondre dans 2 cuillerées d'eau très chaude. Mélanger la gélatine au jus de pêche.

5 Monter les blancs en neige très ferme. Dans un autre bol, fouetter la crème jusqu'à ce qu'elle soit ferme également, en ajoutant la vanille.

6 Mélanger la crème, le jus de pêche et les jaunes refroidis. Additionner alors progressivement (par tiers) les blancs en neige. Faire bien attention à mélanger délicatement de bas en haut avec une spatule ; ne pas « touiller », car cela ferait retomber la mousse.

7 Réserver au réfrigérateur au moins 4 heures avant de servir

4 PERSONNES

TEMPS DE PRÉPARATION
10 minutes, plus 10 heures au réfrigérateur

TEMPS DE CUISSON
15 minutes

INGRÉDIENTS
Crème au chocolat
260 g de chocolat noir (70 % de cacao minimum), en petits morceaux
200 ml de crème légère
75 ml de crème épaisse
2 gros œufs battus

Crème à la vanille
600 ml de crème épaisse
1 gousse de vanille coupée dans la longueur
50 g de fructose
9 jaunes d'œufs

Copeaux de chocolat pour décorer

CONVIENT AUX DEUX PHASES

Petits pots chocolat-vanille

Ce dessert est doublement tentant : par son allure et par son goût.

1 Préparer la crème au chocolat. Disposer le chocolat dans un grand bol ou saladier. Verser les crèmes dans une casserole et porter très légèrement à ébullition.

2 Dès que le mélange de crèmes arrive à ébullition, le verser sur le chocolat et mélanger vigoureusement (il est possible de le faire au batteur électrique). Ajouter les œufs en continuant de battre jusqu'à ce que la pâte soit homogène. Verser la préparation dans des ramequins ou coupes à dessert (remplis à moitié) et réserver au réfrigérateur.

3 Préparer la crème à la vanille. Faire chauffer la crème avec les graines de la gousse de vanille, sans la faire bouillir.

4 Fouetter le fructose avec les jaunes d'œufs. Verser un peu de crème chaude en fouettant bien puis verser les œufs dans la crème et cuire en mélangeant avec une cuillère en bois. Faire épaissir puis passer au chinois. Laisser refroidir et réserver au réfrigérateur au moins 2 heures.

5 Une fois que la préparation au chocolat a pris, verser la crème à la vanille par-dessus. Réserver les pots au réfrigérateur jusqu'à leur service, environ 8 heures après.

6 Parsemer de copeaux de chocolat et servir frais.

4 PERSONNES

TEMPS DE PRÉPARATION
20 minutes, plus 4 heures au réfrigérateur

INGRÉDIENTS
150 g de chocolat noir (70 % de cacao minimum) en morceaux
4 œufs (séparer les blancs des jaunes)
250 g de framboises écrasées

CONVIENT AUX DEUX PHASES

Mousse au chocolat et aux framboises

Comme pour toutes les mousses, le secret est de veiller à mélanger aussi délicatement que possible les blancs en neige. La symbiose entre les framboises et le chocolat est toujours parfaite.

1 Faire fondre le chocolat au bain-marie. Laisser tiédir et y ajouter les jaunes d'œufs en mélangeant bien.

2 Monter les blancs en neige très ferme.

3 Mélanger les framboises au chocolat, puis ajouter progressivement (par tiers) les blancs en neige. Faire bien attention à mélanger délicatement de bas en haut avec une spatule ; ne pas « touiller » car cela ferait retomber la mousse.

4 Verser dans des coupes à dessert individuelles et laisser au réfrigérateur au moins 4 heures avant de servir.

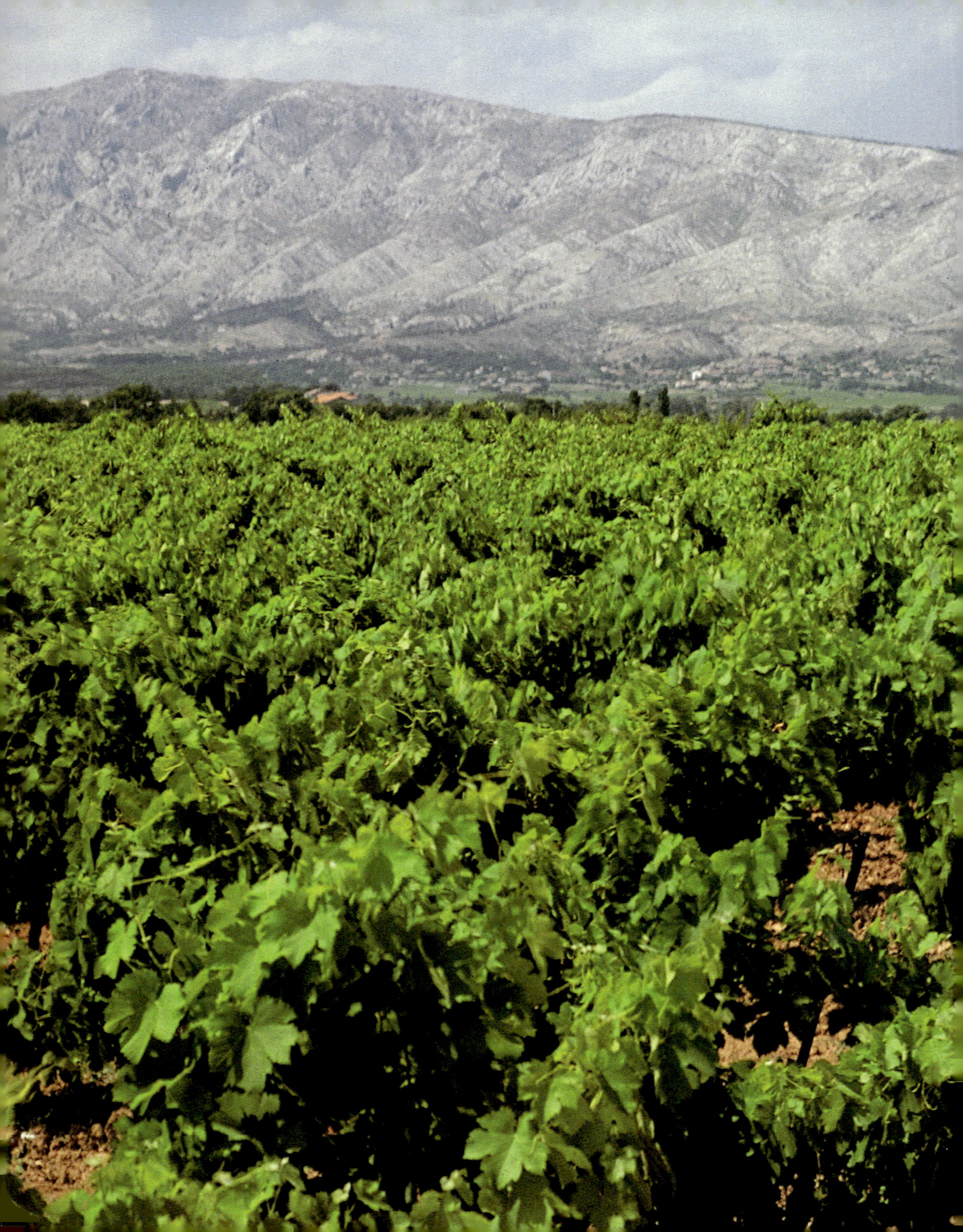

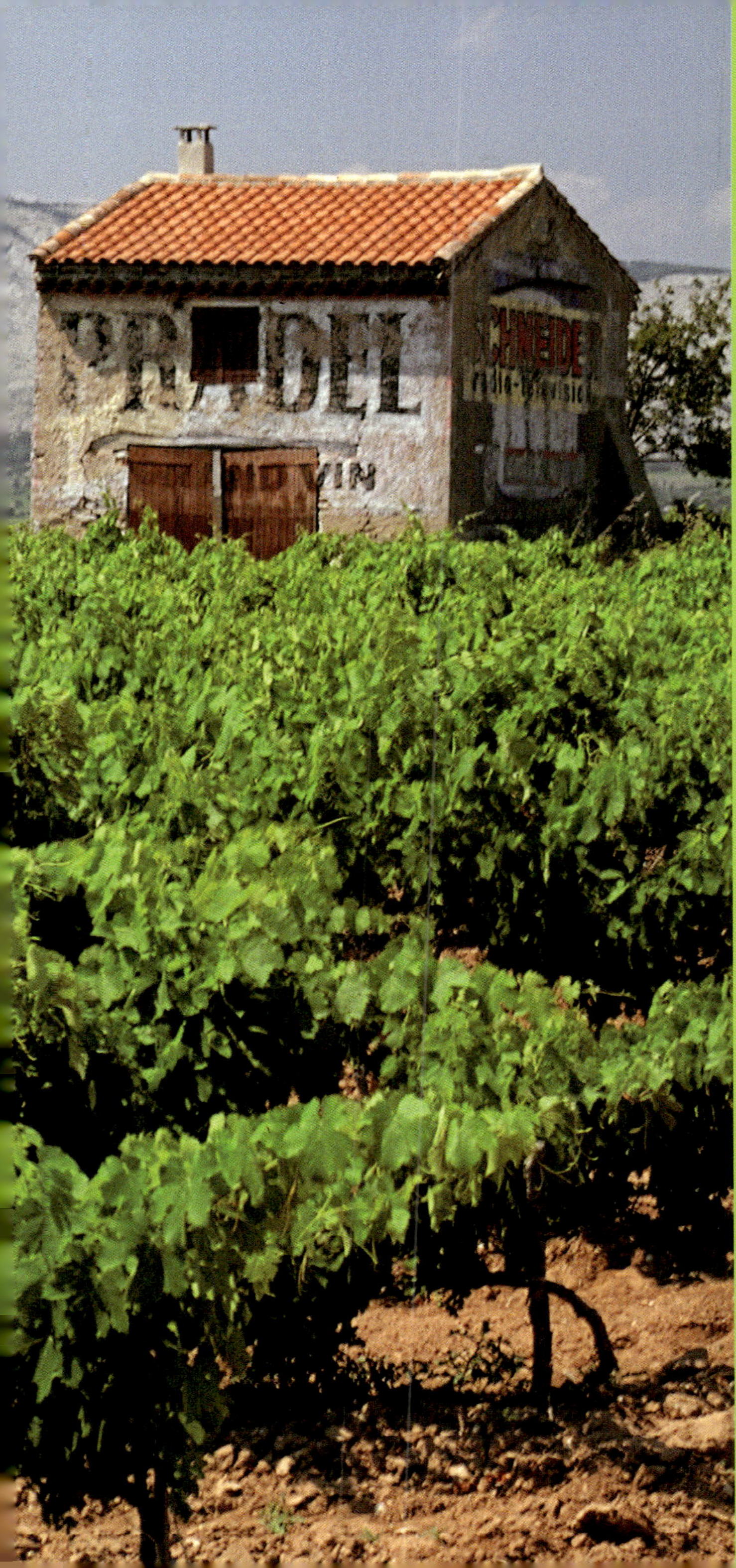

ANNEXES

Tableau des IG (du plus bas au plus élevé)

* Bien qu'ayant un IG élevé, ces aliments ont un contenu en glucide pur très faible (5 % environ) ; leur consommation en quantité normale devrait donc avoir un effet négligeable sur la glycémie.

** Il n'y a pratiquement pas de différence entre les laitages entiers et les laitages allégés en MG. Il faut savoir par ailleurs que bien que les laitages aient un IG bas, du fait de leur contenu en lactosérum (petit-lait), ils ont une forte réponse insulinique.

Avocat	10	Ail	30
Amande, noisette, noix	15	Carotte (crue)	30
Cacahuète, noix de cajou	15	Confiture (sans sucre)	30
Céréales germées	15	Fromage blanc** non égoutté	30
Champignons	15	Haricots verts	30
Myrtille, cassis	15	Lait** (écrémé ou non)	30
Olives	15	Lentilles brunes, jaunes, rouges	30
Soja	15	Mandarine, clémentine, pamplemousse (fruits frais)	30
Artichaut	20	Navet (cru)	30
Cacao en poudre (sans sucre)	20	Orange pressée	30
Chocolat noir (>85 % de cacao)	20	Poire (fruit frais)	30
Fructose	20	Pois chiches	30
Lait d'amande, de soja	20	Tomate	30
Tofu	20	Vermicelles de soja	30
Chocolat noir (>70 % de cacao)	25	Cassoulet	35
Flageolets	25	Céleri-rave (cru, rémoulade)	35
Fraise, cerise, framboise, mûre (fruits frais)	25	Compote, purée de fruits (sans sucre)	35
Groseille, groseille à maquereau	25	Crème glacée (au fructose)	35
Haricot mungo	25	Farine de pois chiche	35
Lentilles vertes	25	Figue (fraîche)	35
Pois cassés	25	Haricots blancs, rouges, noirs	35
Abricot (fruit frais)	30	Maïs ancestral (indien)	35

Orange (fruit frais)	35
Pêche, brugnon, nectarine (blancs ou jaunes, fruits frais)	35
Petits pois (frais)	35
Pomme (fruit frais)	35
Prune (fruit frais)	35
Quinoa	35
Riz sauvage	35
Sauce tomate, coulis de tomates (sans sucre)	35
Graines de tournesol, lin, sésame, pavot	35
Wasa® fibre (24%)	35
Yaourt (nature)**	35
Abricot sec	40
Avoine, flocons d'avoine (crus)	40
Sarrasin, blé noir (intégral, farine ou pain)	40
Épeautre (intégral)	40
Fève (crue)	40
Figue séchée	40
Jus de carotte (sans sucre)	40
Kamut intégral	40
Pain 100 % intégral au levain pur	40
Pain azyme (farine intégrale)	40
Pruneau	40
Pumpernickel (pain noir allemand)	40
Sablé (farine intégrale, sans sucre)	40
Spaghettis *al dente* (cuits 5 minutes)	40
Ananas (fruit frais)	45
Banane (verte)	45
Blé (type Ebly®)	45
Jus d'orange (sans sucre)	45
Pain grillé (farine intégrale)	45
Raisin (fruit frais)	45
Riz basmati complet	45
Seigle (intégral ; farine, pain)	45
All Bran®	50
Biscuit (farine complète ; sans sucre)	50
Jus d'ananas (sans sucre)	50
Jus de pomme (sans sucre)	50
Kiwi*	50
Mangue (fruit frais)	50
Muesli (sans sucre)	50
Orge	50
Patate douce	50
Pâtes complètes (blé entier)	50
Riz basmati	50
Riz complet brun	50
Topinambour	50
Boulgour (blé)	55
Manioc (doux)	55
Papaye (fruit frais)	55
Poudre chocolatée (sucrée)	55

Tableau des IG (du plus bas au plus élevé)

Spaghettis, tagliatelles (bien cuits)	55	Datte	70
Banane (mûre)	60	Nouilles (blé tendre)	70
Crème glacée classique (sucrée)	60	Pomme de terre bouillie pelée	70
Lasagnes (blé dur)	60	Riz blanc standard	70
Melon*	60	Special K®	70
Pizza	60	Sucre blanc et roux (saccharose)	70
Riz long	60	Lasagnes (blé tendre)	75
Betterave (cuite)*	65	Pastèque*	75
Confiture (sucrée)	65	Potiron*	75
Couscous	65	Riz au lait (sucré)	75
Maïs courant en grains	65	Purée de pommes de terre	80
Muesli (avec sucre, miel…)	65	Carotte (cuite)*	85
Pain au chocolat	65	Céleri-rave (cuit)*	85
Pain bis (au levain)	65	Corn flakes, flocons de maïs	85
Pain complet	65	Miel	85
Pomme de terre cuite dans sa peau (eau/vapeur)	65	Navet (cuit)*	85
Raisin sec	65	Pain à hamburger, pain de mie	85
Sorbet (sucré)	65	Pop-corn (sans sucre)	85
Baguette, pain blanc, biscotte	70	Riz à cuisson rapide (précuit)	85
Barre chocolatée (sucrée)	70	Riz soufflé, galettes de riz	85
Biscuit	70	Pomme de terre en flocons (purée instantanée)	90
Brioche	70	Riz glutineux	90
Chips	70	Pomme de terre au four ou frite	95
Cola, boissons gazeuses, sodas (type Coca-Cola®)	70	Glucose	100
Croissant	70	Maltose* (bière)	110

Tableau des IG par ordre alphabétique

* Bien qu'ayant un IG élevé, ces aliments ont un contenu en glucide pur très faible (5 % environ) ; leur consommation en quantité normale devrait donc avoir un effet négligeable sur la glycémie.

** Il n'y a pratiquement pas de différence entre les laitages entiers et les laitages allégés en MG. Il faut savoir par ailleurs que bien que les laitages aient un IG bas, du fait de leur contenu en lactosérum (petit-lait), ils ont une forte réponse insulinique.

Abricot (fruit frais)	30	Carotte (crue)	30
Abricot sec	40	Carotte (cuite)*	85
Ail	30	Cassoulet	35
All Bran®	50	Céleri-rave (cru, rémoulade)	35
Amande, noisette, noix	15	Céleri-rave (cuit)*	85
Amidons modifiés	100	Céréales germées	15
Ananas (fruit frais)	45	Champignons	15
Artichaut	20	Chips	70
Avocat	10	Chocolat noir (>70 % de cacao)	25
Avoine, flocons d'avoine (crus)	40	Chocolat noir (>85 % de cacao)	20
Baguette, pain blanc, biscotte	70	Colas, boissons gazeuses, sodas (type Coca-Cola®)	70
Banane (mûre)	60	Compote, purée de fruits (sans sucre)	35
Banane (verte)	45	Confiture (sans sucre)	30
Barres chocolatées (sucrées)	70	Confiture (sucrée)	65
Betterave (cuite)*	65	Corn flakes, flocons de maïs	85
Biscuit	70	Couscous	65
Biscuit (farine complète ; sans sucre)	50	Crème glacée (au fructose)	35
Blé (type Ebly®)	45	Crème glacée classique (sucrée)	60
Boulgour (blé)	55	Croissant	70
Brioche	70	Datte	70
Cacahuète, noix de cajou	15	Épeautre (intégral)	40
Cacao en poudre (sans sucre)	20	Farine de pois chiche	35

Tableau des IG par ordre alphabétique

Farine de riz	95	Lentilles vertes	25
Fève (crue)	40	Maïs ancestral (indien)	35
Fève (cuite)	80	Maïs courant en grains	65
Figue (fraîche)	35	Melon*	60
Figue séchée	40	Miel	85
Flageolet	25	Muesli (avec sucre, miel…)	65
Fraise, cerise, framboise, mûre (fruits frais)	25	Muesli (sans sucre)	50
Fromage blanc** non égoutté	30	Myrtille, cassis	15
Fructose	20	Navet (cru)	30
Glucose	100	Navet (cuit)*	85
Groseille, groseille à maquereau	25	Nouilles (blé tendre)	70
Haricot mungo	25	Olives	15
Haricots blancs, rouges, noirs	35	Orange pressée	30
Haricots verts	30	Orange (fruit frais)	35
Jus d'ananas (sans sucre)	50	Orge	50
Jus d'orange (sans sucre)	45	Pain 100 % intégral au levain pur	40
Jus de carotte (sans sucre)	40	Pain à hamburger, pain de mie	85
Jus de pomme (sans sucre)	50	Pain au chocolat	65
Kamut intégral	40	Pain azyme (farine intégrale)	40
Kiwi*	50	Pain bis (au levain)	65
Lait d'amande, de soja	20	Pain complet	65
Lait** (écrémé ou non)	30	Pain grillé (farine intégrale)	45
Lasagnes (blé dur)	60	Papaye (fruit frais)	55
Lasagnes (blé tendre)	75	Pastèque*	75
Lentilles brunes, jaunes, rouges	30	Patate douce	50

Pour connaître l'IG d'autres aliments, voir le site internet www.montignac.com

Pâtes complètes (blé entier)	50	Riz basmati	50
Pêche, brugnon, nectarine, (blancs ou jaunes ; fruits frais)	35	Riz basmati complet	45
Petits pois (frais)	35	Riz blanc standard	70
Pizza	60	Riz complet brun	50
Poire (fruit frais)	30	Riz glutineux	90
Pois cassé	25	Riz long	60
Pois chiches	30	Riz sauvage	35
Pomme (fruit frais)	35	Riz soufflé, galettes de riz	85
Pomme de terre cuite dans sa peau (eau/vapeur)	65	Sablé (farine intégrale, sans sucre)	40
Pomme de terre en flocons (instantanée)	90	Sarrasin, blé noir (intégral, farine ou pain)	40
Pomme de terre au four	95	Sauce tomate, coulis de tomates (sans sucre)	35
Pomme de terre bouillie et pelée	70	Seigle (intégral ; farine pain)	45
Pomme de terre frite	95	Soja	15
Pop-corn (sans sucre)	85	Sorbet (sans sucre)	40
Potiron*	75	Sorbet (sucré)	65
Poudre chocolatée (sucrée)	55	Spaghettis *al dente* (cuits 5 minutes)	40
Pruneau	40	Spaghettis, tagliatelles (bien cuits)	55
Prune (fruit frais)	35	Special K®	70
Pumpernickel (pain noir allemand)	40	Sucre blanc et roux (saccharose)	70
Purée de pommes de terre	80	Tofu	20
Quinoa	35	Tomate	30
Raisin (fruit frais)	45	Topinambour	50
Raisin sec	65	Graines de tournesol, lin, sésame, pavot	35
Riz à cuisson rapide (précuit)	85	Wasa® fibres (24 %)	35
Riz au lait (sucré)	75	Yaourt (nature)**	35

Tableaux de repas protido-lipidiques de phase I

ENTRÉES

CRUDITÉS	POISSONS	CHARCUTERIES*	AUTRES
RECOMMANDÉS			
Asperges	Saumon fumé	Saucisson sec	Mozzarella
Tomates	Saumon mariné	Jambon cru	Chèvre chaud
Concombres	Sardine	Jambon blanc	Ris de veau
Artichauts	Maquereau	Chipolata	Cuisses de grenouille
Poivrons	Hareng	Saucisse sèche	Escargots
Céleri	Anchois	Museau	Omelette
Champignons	Thon	Pâté de tête	Œufs durs
Haricots verts	Foie de morue	Viande des Grisons	Œufs brouillés
Poireaux	Crevettes	Frisée aux lardons	Œufs mimosa
Cœur de palmier	Coquilles St-Jacques	Salade de gésiers	Aspic d'œufs
Chou	Gambas	Rillettes d'oie	Soupe de poisson
Chou-fleur	Scampi	Pâtés de foie	
Cornichons	Langouste	Foie gras	
Avocats	Homard		
Germes de soja	Caviar		
Quinoa	Coques		
Laitue	Praires		
Endives	Bigorneaux		
Mâche	Crabe		
Pissenlit	Bulots		
Scarole	Calmar		
Cresson	Seiche		
Brocolis	Pétoncles		
Radis	Huîtres		
Carottes crues	Langoustines		
Lentilles			
Haricots secs			
Pois chiches			
À PROSCRIRE			
Carottes cuites		Boudin blanc	Feuilletés
Betteraves		Quenelles	Bouchées à la reine
Maïs		Terrines contenant de la farine	Quiches
Taboulé			Crêpes
Pommes de terre			Soufflés
Pâtes			Blinis
			Toasts
			Croûtons
			Pizzas
			Beignets
			Fondue savoyarde

PLAT PRINCIPAL

POISSONS	VIANDES	VOLAILLES	CHARCUTERIES, ABATS, GIBIERS
RECOMMANDÉS			
Saumon	Bœuf	Poulet	Lièvre
Maquereau	Veau	Poule	Lapin de garenne
Thon	Porc	Chapon	Chevreuil
Sardine	Mouton	Pintade	Sanglier
Hareng	Agneau	Dinde	Andouillette
Bar	Cheval	Oie	Boudin noir
Cabillaud		Canard	Jambon
Colin		Caille	Cœur de bœuf
Lieu		Faisan	Ris de veau
Sole		Pigeon	Rognons
Limande			Pieds de porc
Saumonette			Lapin
Lotte			
Merlan			
Morue			
Sandre			
Rouget			
Truite…			
En général, tous les poissons de mer et de rivière			
À PROSCRIRE		**À ÉVITER**	
Poisson pané	Morceaux de gras	La peau	Consommation trop fréquente

ACCOMPAGNEMENTS

RECOMMANDÉS

Lentilles, pois chiches, pois cassés, haricots secs (blancs), haricots verts, brocolis, aubergines, courgettes, épinards, champignons, salsifis, céleri, bettes, oseille, endives, poireaux, tomates, oignons, poivrons, ratatouille, chou-fleur, chou, choucroute, salades vertes, mousse de légumes (sans p. de t.), artichauts

À PROSCRIRE

Couscous, châtaignes, pommes de terre, carottes cuites, navets, panais, fèves cuites, potirons, rutabagas, gnocchi, maïs, millet, pâtes, nouilles (macaronis), ravioles, lasagnes

* Dans un but de prévention des risques cardiovasculaires, les charcuteries devront être choisies en fonction de leur faible concentration en graisses saturées.

Références scientifiques

- Adrian F. Heini, « Divergent trends in obesity and fat intake patterns: the American Paradox », *The American Journal of Medicine*, 1997.
- Björck IME, « Low glycemic index foods », *Br J Nutr* 2000 ; 353 : 1045-8.
- Brand-Miller J.-C., « Glycemic index and obesity », *Am. J. Clin. Nutr.*, 2002 ; 76 : 28 I S-5S.
- Brownell K. D., « The effect of repeated cycles of weight loss and regain in rats », *Phy. Behaviour*, 1986 ; 38 : 459-464.
- Crapo P. A., « Postprandial plasma-glucose and insulin response to different complex carbohydrates », *Diabetes*, 1977 ; 1178-1183.
- Dumesnil J. G., « Effect of a low-glycemic index-low-fat-high protein diet (Montignac) on the atherogenic metabolic risk profile of abdominally obese men », *British Journal of Nutrition*, 2001 nov ; 86,557-568.
- Foster-Powell K., « International table of glycemic index and glycemic load values », *Am. J. Clin. Nutr.* 2002 ; 76 : 5-56.
- Holt S.H.A, « Interrelationships among postprandial satiety, glucose and insulin responses and change in subsequent food intake », *Eur. J. Clin. Nutr.*, 1996 ; 50: 788-797.
- Jeanrenaud B., « Insulin and obesity » *Diabetologia*, 1979 ; 17 : 133-138.
- Jenkins D., « Glycemic index of foods : a physiological basis for carbohydrates exchange », *Am. J; Nutr.*, 1981 ; 34, 362-366.
- Jenkins D., « Dietary carbohydrates and their glycemic responses », *J.A.M.A.* ; 1984, 2, 388-391.
- Jenkins DJA, « Starchy food and glycemic index », *Diabetes Care*, 1988 ; 11 : 149-59.
-Ludwig D. S., « Dietary glycemic index and obesity" ; *The Journal of Nutrition*, 2000.
- Ludwig D. S., « The glycemic index at 20 years » *Am. J. Clin. Nutr.*, 2002 ; 76.
- Ludwig D. S., « High glycemic index foods, overeating and obesity », *Pediatrics*, vol. n° 3 March 1999, p.e. 26.
- Nilsson M., « Glycemia and insulinemia in healthy subjects after lactose-equivalent meals of milk and other food proteins : the role of plasma amino acids and incretins », *Am J Nutr*, 2004 ; 80 : 1246-53.
- Östman E. M., « Inconsistency between glycemic and insulinic responses to regular and fermented milk products », *Am J Nutr.*, 2001 ; 74 : 96-100.
- Paulak D. B., « High glycemic index starch promotes hypersecretion of insulin and higher body fat in rats... », *Am. J. Clin. Nutr.*, 2001 ; 99-104.
- Pereira M. A., « Dairy consumption, obesity, and the insulin resistance syndrome in young adults : the CARDIA study », JAMA 2002 ; 287 : 2081-9.
- Pi-Sunyer F. X., « Glycemic index and disease », *Am. J. Clin. Nutr.*, 2002 ; 76 : 290S-298S.
- Rolland-Cachera M. F., « No Correlation between adiposity and food intake », *Am. J. Clin. Nutr.*, 1986, 44 : 779-787.
- Schenk S., « Different glycemic indexes of breakfast cereals are not due to glucose entry into blood but to glucose removal by tissue », *Am. J. Clin. Nutr.* 2003, oct. vol. 78, n° 4 742-748.
- Wahlqvist M. L., « The effect of chain length on glucose absorption and the related metabolic response », *Am. J. Clin. Nutr.*, 1978 ; 31 : 1998-2001.
- Willett W., Nutritional Epidemiology, Second edition, *New York, Oxford University Press*, 1998.
- FAO/WHO, « Carbohydrates in human nutrition » : an increased consumption of low-glycemic index is strongly advocated, *FAO Food Nutr Pap* 1998 ; *66* : 1-140.

Vous trouverez une liste plus complète sur le site Internet : www.montignac.com

Informations utiles

Visitez sur Internet le portail officiel de la méthode Montignac
www.montignac.com

Vous pourrez y consulter de nombreux dossiers et notamment :
- les fondements scientifiques de la méthode Montignac ;
- les facteurs de modification des index glycémiques ;
- des informations sur les livres et les produits Montignac.

Souscrivez gratuitement à la newsletter !

Posez vos questions et obtenez une réponse personnalisée.

Recherchez l'IG d'un aliment qui ne figure pas dans ce livre.

Si vous désirez entrer en contact avec Michel Montignac :
info@montignac.com

Si vous allez à Londres, visitez la *Montignac Food Boutique & Café*
160 Old Brompton Road
London SW 5 OBA
Tél.: 00 44 207 370 2010
www.montignac.co.uk

Les produits Michel Montignac®

« POUR UNE GASTRONOMIE NUTRITIONNELLE® »

Plus de 180 produits pour manger sain quotidiennement et se faire plaisir sur le plan gustatif.
Michel Montignac a créé une gamme de produits alimentaires exclusifs, spécialement conçus pour mettre en œuvre sa méthode.
Tous sont riches en fibres, sans sucre ajouté, conçus à partir de farine intégrale biologique et ont en commun des glucides à index glycémique bas. Ils sont, en outre, sans colorants ni additifs ou amidons modifiés.
Parmi ceux-ci, les spécialités 100 % fruits, les crackers et les pains grillés, les sablés, les chocolats à forte teneur en cacao (70 % et 85 %), les pâtes, les compotes et les coulis.
Les produits Michel Montignac sont diffusés dans plus de 1 000 magasins en France, notamment les épiceries fines, les magasins diététiques et biologiques. Mais on les trouve aussi à l'étranger notamment dans la plupart des pays européens.

ADRESSES UTILES

• Service consommateurs et points de vente :
NATURGIE
BP 250
92602 Asnières Cedex
Tél. : 01 47 93 59 59
Email : newdiet@michelmontignac.tm.fr

• Boutique Michel Montignac
14, rue de Maubeuge
75009 Paris
Tél. : 01 49 95 93 42

AUTRES LIVRES DE MICHEL MONTIGNAC CHEZ FLAMMARION :

Je mange, je maigris et je reste mince !
La méthode Montignac pour les femmes
Prévenir et combattre l'obésité chez l'enfant
Recettes et menus Montignac, Tome I
Recettes et menus Montignac, Tome II
Restez jeune en mangeant mieux
Bien manger pour prévenir les maladies du cœur

Index

Index des recettes

Les entrées

Les plats

Les desserts

Remerciements

Michel Montignac aimerait remercier particulièrement sa femme Suzy pour son abnégation pendant l'écriture de ce livre au cours de la période estivale 2005, mais aussi son assistante Mónica Lalinde dont l'expertise en informatique a permis de compenser largement ses incurables faiblesses dans ce domaine. Il adresse aussi un grand merci à Ernest Hilton, le propriétaire de la *Montignac Food Boutique & Café* à Londres (160 Old Brompton Road SW5), qui depuis le début des années 1990 est devenu un expert dans l'application de la méthode Montignac sur le terrain et qui a contribué à mettre au point, avec son chef, la plus grande partie des recettes de cet ouvrage.

BIOGRAPHIE DE MICHEL MONTIGNAC

Petit, Michel Montignac était un enfant obèse comme son père.

Après des études de sciences politiques, il mène une carrière de cadre supérieur dans l'industrie pharmaceutique.

À la fin des années 1970, il entreprend des recherches dans le but de résoudre son problème de poids.

À partir des informations scientifiques auxquelles il a accès dans son milieu professionnel, il élabore les bases d'une méthode originale, non restrictive, pour perdre du poids et se déleste ainsi d'une quinzaine de kilos en trois mois.

En 1986, il publie à compte d'auteur son premier livre : *Comment maigrir en faisant des repas d'affaires ?* qui est un best-seller. Ce succès inattendu encourage M. Montignac à approfondir ses recherches en s'entourant d'une solide équipe scientifique.

En 1987, il publie *Je mange donc je maigris*, la version grand public de sa méthode. Le succès de ce livre est sans précédent. Traduit en 25 langues et publié dans 42 pays, cet ouvrage bat tous les records de vente dans son domaine : plus de 17 millions d'exemplaires !

Avec le livre *Je mange donc je maigris*, Michel Montignac est le premier auteur nutritionniste au monde à avoir introduit le concept des index glycémiques dans l'amaigrissement, dont il est resté aujourd'hui un des meilleurs experts. C'est ainsi qu'il est depuis devenu un spécialiste reconnu de l'investigation scientifique dans le domaine de la nutrition.

Crédits photographiques
Laurie Evans, pages : 10-11, 25, 30-31, 33, 47, 58-59, 68-69, 238-239.
Corbis, pages : 27, 76-77, 98-99, 134-135.
DK Images : toutes les autres illustrations.
Photographies de couverture DK Images sauf le verre de vin : Getty Images/FoodPix.